U0935734

· 科文医学文库 ·

美国最新临床医学问答
——外科学

（第三版）

SURGICAL SECRETS

〔美〕阿尔登·H·哈肯（Alden H.Harken）
欧内斯特·E·穆尔（Ernest E. Moore）主编

许怀瑾 等译

北京科文国略信息公司供稿

海洋出版社

著作权合同登记图字:01-1999-1193号

图书在版编目(CIP)数据

外科学/(美)哈肯(Harken,A. H.),(美)穆尔(Moore,E. E.)主编;许怀瑾等译.—北京:海洋出版社,2005.8

(美国最新临床医学问答)

ISBN 7-5027-4789-3

Ⅰ.外… Ⅱ.①哈… ②穆…③许… Ⅲ.外科学-问答 Ⅳ.R6-44

中国版本图书馆CIP数据核字(1999)第31147号

责任校对:俞丽华
责任印制:严国晋

美国最新临床医学问答——外科学(第三版)
出版:海洋出版社
发行:海洋出版社/北京科文剑桥图书公司
北京安定门外大街208号三利大厦四层
邮政编码:100011 电话:64203023
购书网址:www.beijingkewen.com
印刷:北京京东印刷厂 经销:新华书店
2005年8月第1版第2次印刷
开本:850×1168 1/32 印张:15.5
字数:420千字
定价:36.00元

《美国最新临床医学问答》丛书专家委员会

本书著、译者名单

原著主编： Alden H. Harken 医学博士
Ernest E. Moore 医学博士

译者：（按姓氏笔划排序）

毛　羽　许怀瑾　许　媛　李志霞　郁正亚

校订：

常用量和单位换算表

非标准单位	符　号	换算系数	标准单位名称
微(米)	μ	$1\mu = 1\mu m$	微米
达因	dyn	$1dyn = 10^{-5}N$	牛[顿]
千克力	kgf	1kgf = 9.806 65N	牛[顿]
吨力	tf	1tf = 9.806 65kN	千牛[顿]
标准大气压	atm	1atm = 101.325kPa	千帕[斯卡]
工程大气压	at	$1at = 9.806\ 65 \times 10^4 Pa$	帕[斯卡]
毫米汞柱	mmHg	1mmHg = 133.322Pa	帕[斯卡]
毫米水柱	mmH_2O	$1mmH_2O = 9.806\ 65Pa$	帕[斯卡]
托	torr	1torr = 1mmHg = 133.3224 Pa	帕〔斯卡〕
巴	bar	$1bar = 10^5 Pa$	帕[斯卡]
西西	cc	1cc = 1ml	毫升
卡	cal	1cal = 4.186 8J	焦[耳]
大卡	kcal	1kcal = 4.186 8kJ	千焦[耳]
度		1 度 = 1kW·h	千瓦·时
〔米制〕马力		1 马力 = 735.499W	瓦[特]
英马力	hp	1hp = 745.7W	瓦[特]
英尺	ft	1ft = 0.3048m	米
英寸	in	1in = 0.0254m	米
磅	lb	1lb = 0.4535923 kg	千克
克当量	Eq	1Eq = 1mol	摩[尔]
盎司	ounce, oz	1oz = 28.3495g	常衡盎司
		1oz = 31.1035g	药衡盎司（金衡盎司）
国际单位	IU	$1IU = 1\mu mol/min$	
原子质量单位	U	1U = 1u	
渗透克分子	osmol	1osmol = 1osm = 1mol	

前　言

我们估计在过去的5年中,有超过一半的医学院学生购买了本书。这就坚定了我们的想法,也就是对于多数学生来说,学习医学知识更好的方法是采用问答的形式。与阅读大型教科书不同,最新外科临床实用问答中同样章节的知识就像带有胶水一样,能牢固地印在读者的脑海里。

当我们重新温习这本书时,被其中所蕴涵的丰富知识所惊讶。尽管编辑和作者们已经多次编辑和阅读了各章节,但仍然可从中提出甚至连我们也不能回答出的问题。如对本书内容有何建议请不吝赐教。像所有好的外科医师一样,我们会不断努力,不断提高本书的水平。

阿尔登·H·哈肯　医学博士

科罗拉多州、丹佛市、

科罗拉多大学医学保健

中心外科学系教授、主任

欧内斯特·E·摩尔　医学博士

科罗拉多州、丹佛市、

丹佛市综合医院、外科主任

科罗拉多大学医学保健中心

外科学系教授、副主任

目　录

第一章 总 论

第一节 心肺复苏和出血性休克的初期治疗

Michael Grosso 医学博士 Alden H. Harken 医学博士

气道和呼吸

1. 最重要的指标是什么,为什么?

没有机械通气的病人如呼吸暂停 40～90s,则血氧饱和度将降至 85%。以后会进一步迅速下降。

2. 是否需要立即建立口、鼻咽部气道或插入 S 型导气管

不用。虽然这样可以维持病人的呼吸道通畅并有助于吸引,但也可能引起昏迷或半清醒病人的呕吐或声带痉挛。

3. 什么方法清除气道内异物最有效(有争议)?

曾针对许多技术进行过讨论。对无意识病人伴完全性气道阻塞,拍背可使气道产生 35mmHg 的压力,挤压腹部可产生 15mmHg 的气道压。建议进行 4 次有效的背部排击和 4 次有效的腹部挤压。对部分气道阻塞(病人能发出声音),腹部挤压可使气道产生 2200ml/s 的流量,而拍击背部仅能产生 200ml/s 的流量。

4．无意识病人气道阻塞最常见的原因是什么？

舌跟部后坠，贴近咽后壁（头后仰，托起下颌或将其偏向左侧，可消除舌后坠引起的气道梗阻）。

5．对怀疑颈部外伤的病人如何建立通畅的呼吸道？

在三种基本方法（头后仰，托起下颌或将其偏向左侧）中，托起下颌可使颈部伸展最小。

6．是否对所有呼吸停止的病人都需要进行气管内插管？

不是。口对口复苏可获得足够的潮气量并输送16%～18%的氧供病人吸入，并且只需要经过少量的技术训练。使用氧气袋和面罩可提供95%～100%的氧。这些都是相对安全有效的通气支持法。仅有当技术熟练的人员到场时才能进行气管内插管。

7．非气管插管方法进行呼吸支持的不利因素是什么？

正压呼吸（如口对口呼吸或使用氧气袋和面罩）可将空气吹入胃内。胃扩张后影响膈肌运动，限制了呼吸。此外，压力增加可引起反流，进一步限制了吸气。可通过合适的气道位置和限制潮气量进行预防。

8．如何处理胃扩张？

不要直接在腹部加压。这样可引起胃内容物的反流和吸入，也可引起胃破裂。正常胃内压力为7cmH_2O。反流时胃内压很可能超过20cmH_2O。插入鼻胃管并进行吸引可迅速缓解胃扩张。

9．如果你决定进行气管插管，应选择多大直径？

对于70kg成人来说，气管插管的内径应为8.0mm或8.5mm。可根据以下方法选用：气管插管内径约等于病人拇指指甲的宽度。

10．如何判断气管插管位置是否恰当？

插管后需立即判断其位置是否合适。有4种相对简单的技术：①听诊双肺呼吸音应一致，②每次通气时胸廓运动是否对称，③通气时在上腹部听不到呼吸音，④观察粘膜和末梢循环，应为粉红色而没有紫绀。上述标准都是非正式的。应尽可能拍摄胸片定位。

11．经口插管还是经鼻插管？

经口插管较好。导管在直视下经过声带，可保证进入气管。经鼻插管属于"盲插技术"。其相对禁忌证为颌面部外伤(导管有从颅前窝进入颅内的危险)以及怀疑病人有凝血功能障碍时(鼻粘膜内有丰富的血管，插管可能引起大量鼻出血)。但如怀疑病人有颈椎损伤，则适合经鼻插管，可保持颈椎固定不发生移动(除非病人窒息)。

12．食管堵塞导气管(EOA)的作用是什么？

没有作用。使用EOA以减少胃扩张，有利于通气的调节。其插管过程迅速。成功率96%～99%。主要副作用是并发食管穿孔的危险(较低，0.2%～2%)和不适当的导管位置阻碍通气。没有证据表明该装置对颈部脊髓损伤是安全的，对于损伤病人不提倡使用。此外，该技术对于医院内复苏是无用的，因为有其他控制呼吸道的方法可以选用。目前，EOA使用已日趋减少，而转为其他更安全有效的技术(面罩或气管内插管)。

循　　环

13．如何进行正确的胸外挤压？

救援人员位于患者胸旁，按压点在胸骨－剑突交点偏向头侧2指宽处。用一手掌跟部压住该处，另一手掌跟部复于前者之上。保持上臂伸直，双肩位于患者胸骨上方。按压幅度应达到4～5cm。手的位置应始终保持不变。单人救援时，每15次挤压后加2次人工呼吸，重复进行。双人救援时，5次挤压加1次人工呼吸。挤压速度：

单人救援,80 次/min,双人救援,60 次/min。监测颈动脉搏动以了解心肺复苏(CPR)的效果和自主脉搏的恢复。

14. 胸外挤压的基础是什么?

CPR 起效的关键是使血液流动。正确的胸外挤压可产生脉搏和收缩压。除产生血流外,为使组织得到灌注,需延长挤压相的时间。挤压相时间延长 30%~50%可使血流量加倍。相比之下,挤压速度并不重要。40 次/min 和 80 次/min 可产生同等量的血流。

15. 胸外挤压的并发症是什么?

CPR 的并发症较多,肋骨和胸骨骨折发生率 40%~80%。心脏或心脏周围损伤虽然少见但仍可发生(如撕裂伤)。骨髓和脂肪栓塞也常见,在一组报告中高达 80%。腹腔内脏器损伤也有报告,包括肝、脾、肾脏、结肠、胃、膈肌的撕裂伤、挫伤和破裂。严格限定挤压点的位置和挤压幅度可减少并发症。

16. 中心静脉插管是最好的静脉循环途径吗(有争论)?

中心静脉导管指颈内静脉或锁骨下静脉的插管。粗看起来,应该是所有成功复苏过程的组成部分之一。也是外科医师较早掌握的技能。但它在复苏过程中所起的作用值得怀疑。大量的液体同样可通过周围静脉导管输注。5cm 长的 14 号导管(周围静脉)输液量 2 倍于 16 号,20cm 长(中心静脉)的导管。中心静脉插管可伴有严重的并发症,包括气胸、气栓和穿入大动脉。插管过程也会打断 CPR。因此,恰当的静脉开放方法应是经皮穿刺或切开进行周围静脉插管,操作简单易行。当然,中心静脉插管可为我们提供中心静脉压(CVP),确定是否存在心包填塞。休克病人,特别是低血容量病人,周围静脉塌陷,周围静脉穿刺会十分困难。

17. 如何使用军用抗休克裤(有争论)?

军用抗休克裤(MAST)是一种可膨胀的、由三部分组成的服装。包围在腹部和双下肢外。充气膨胀后,该装置可增加周围静脉阻力(TPR)。因而增加了中心静脉压、每搏输出量和心输出量(CO)(BP=CO×TPR,即使用MAST可增加TPR和CO)。使用MAST的指证为创伤后由于低血容量性休克造成收缩压低于80mmHg,由于骨盆骨折造成的腹膜后出血,出血需要迅速进行外压性止血,股骨干骨折需要制动时。禁忌证为肺水肿、腹内容物膨出、妊娠和肺功能不全(气胸)。关于创伤后深度昏迷时是否使用MAST,目前尚有争议,理论上讲MAST对此应该是敏感的。然而,此类病人常有快速失血、张力性气胸或心包填塞,因此,在安放MAST的同时,应迅速将病人转运到急诊室进行抢救。

18. 复苏时使用胶体液还是晶体液(有争论)?

都需要。支持输注胶体液者认为胶体液主要停留在血管内,能有效提高血容量。晶体液支持者则认为休克状态下毛细血管会有白蛋白的漏出。大量研究显示复苏时采用晶体液是安全的,特别是怀疑有肺部并发症时。由于晶体液具有易得、价廉、安全等特点,目前被认为是初期复苏时的选择。

19. 什么时候应该输血?

失血性休克的病人,如果输入2L晶体液后方能维持收缩压稳定,则应该开始输血。在等待交叉配血时应注意特殊血型的相配。输全血可以增加血容量,因此更为适宜。应记住库存血缺乏因子V、因子Ⅷ和血小板。多数作者建议每输5~10单位的血后应给予新鲜冰冻血浆以防止稀释性凝血障碍。库存血中的枸橼酸盐可结合循环中的钙,每输血4单位应给予500mg氯化钙或葡萄糖酸钙。冷的(4℃)库存血应加温或经滤器输注,防止由于血小板聚集引起的微循环凝血。

20. 采用开放式挤压心脏还是闭合式挤压(有争论)?

非创伤性心跳停止的病人应立即进行闭合式心脏挤压。这样相对安全,如果手法正确,可为组织提供足量的灌注。开胸直接对心脏进行挤压需要有对开胸手术和开放挤压有经验的医生进行。开放挤压并发症多,包括肺、心脏和冠状动脉撕裂伤,膈神经损伤和严重感染。大部分情况下,胸外挤压、药物和人工呼吸无效时进行胸内挤压同样无效。开胸术的指证见本节问题26。

21. 什么是机-电分离(EMD)? 如何治疗?

EMD指存在规律的心电节律但测不到血压。对于心跳停止的病人,初期治疗应静脉给予氯化钙(见本节问题24)。应牢记引起EMD的常见原因:①张力性气胸(诊断:叩诊高度鼓音、呼吸音减弱、胸片),应立即使用大号针头刺入肺塌陷侧胸腔;②心包填塞(诊断:Beck三联征-心音遥远、颈静脉扩张/CVP升高和低血压),应进行心包穿刺术或开胸术(争议见本节问题26)。EMD常合并低血容量(即使已经纠正)、心室破裂(外伤或继发于心肌梗死)、肺栓塞和继发于大面积心梗的肺功能衰竭。

22. 机械辅助循环可行吗?

目前,用于循环衰竭的机械辅助装置有主动脉球囊反搏(IABP)和左心室辅助装置(LVADs)。后者目前正在进行临床实验。心源性休克病人对于液体治疗和加压治疗无效,可对其进行辅助循环。这种装置可增加舒张期冠脉血流(气囊膨胀40ml时,主动脉舒张压和冠脉灌注压增加)。收缩期减轻左室的负荷(气囊回缩,在主动脉中留出40ml空间,因而减轻了后负荷)。IABP广泛用于冠脉或瓣膜手术后,它在心源性休克中的应用仍在研究中。LAVDs有多种类型,提供全部或部分的临时性心脏转流。目前这方面正在进行大量的研究。

监　测

23．心跳停止的病人，监测其潮气末 CO_2 的重要性是什么？

肺呼出的二氧化碳量大致等于氧的消耗量(由呼吸商决定)。在心肺系统正常的情况下，CO_2 呼出量(测得的潮气末 CO_2)可反映心肺系统的功能。如果 CO_2 检测器未能探测到 CO_2，可能是 CO_2 未能弥散到肺内(循环不良)或检测器探头位置错误(例如在食管中)。因此，潮气末 CO_2 可以确定气管插管是否位于气管内。其次，潮气末 CO_2 在低流量状态是依赖于循环的。因此可以评价经胸或胸外心脏挤压的效果。该指标可用便携式设备检测。

药物治疗

24．常用复苏药物的种类和剂量

氧：纠正低氧血症；36h 内不会对肺造成毒性损害。

碳酸氢钠：纠正酸中毒(低氧造成无氧代谢，酸性产物聚集，通气障碍导致二氧化碳潴留——酸中毒)。初始剂量 1mEq/kg。1 支(50ml)含碳酸氢钠 50mEq。碳酸氢盐可结合氢离子，形成二氧化碳和水。因此，应用碳酸氢盐治疗时应充分通气，以达到最好的效果。过量使用可引起低钾血症(钾离子与钠离子进行细胞内外交换)和高渗性高钠血症(每个碳酸氢根可结合一个钠离子)。

肾上腺素：α、β 受体阻滞剂。1∶10 000 的肾上腺素静脉用剂量为 5～10ml。必要时 5min 后可重复给予。碱性环境可减弱其作用，因此，不要与碳酸氢钠合用。尽管肾上腺素可以增加心肌做功，但也增加了心肌耗氧量。

阿托品：副交感神经阻滞剂。增加窦房节发放冲动的速率。用于治疗因窦性心动过缓导致的血液动力学障碍。剂量为0.5mg静脉注射，每 5min 重复一次，直到心率达到预期值(60 次/min)。可提供的剂型有 0.1mg/ml——5nl 或 0.5ng/ml——1ml。增加心率的同时也增加了心肌氧耗,因此,阿托品仅在因心动过缓引起的血液动力学障碍中使用(心率低于 60 次/min)。

利多卡因:局麻药。抑制室性心率失常(自主性或折返性)。静脉用药剂量 1mg/kg。速度 2~4mg/min。如心律失常无缓解,10min 后可追加 1 次。总量不超过 500mg 时对中枢神经系统的毒副作用很小。其副作用包括局部的或全身癫痫发作(用安定 5mg 治疗)。

溴苄铵:节后肾上腺素能阻断剂。具有正性肌力作用和抗心律失常作用。提高室颤阈值(与利多卡因作用相同)。但同时又具有 α 受体阻滞作用,可使血压下降。用于室性心动过速。用量为 500mg 8~10min 内静脉推注。其有效性的争论见本节问题 25。

异搏定:慢通道(钙离子)阻滞剂。阻断房室结间的传导。用于治疗引起血液动力学障碍的阵发性室上性心动过速。剂量 0.1mg/kg。用 10ml 生理盐水稀释后以 1ml/min 的速度输注,直至室上性心动过速终止。无效者 30min 后可重复一次。异搏定可降低全身血管阻力,因此应该在治疗过程中监测血压变化。此药尚可直接抑制心肌收缩力,但由于交感神经反射,心输出量不会发生变化。

氯化钙:正性肌力药。钙离子可与调节蛋白结合。正常情况下该蛋白可阻碍肌收缩纤维的交联。但与钙离子结合后,减弱了这种阻碍作用,形成肌纤维交联,肌纤维收缩。用于治疗有电节律而无有效射血的情况(机-电分离,见本节问题 21)。剂量:氯化钙(或葡萄糖酸钙)250~500mg 静脉注射。不要与碳酸氢钠合用,以免发生沉淀。

腺苷:是由血管内皮细胞合成的一种激素。可以扩张血管。能够显著减慢房室结的传导。因此对室上性心动过速有效。剂量为 6mg 静脉快速注射(可重复)。腺苷在静脉内的半衰期仅 12s,很快被代谢。因此,仅有不到 2%的病人可能发生全身性低血压。

25．用溴苄铵还是用利多卡因治疗室性心律失常(有争议)?

治疗室颤和室性心动过速的金标准是电复律和利多卡因联合治疗。溴苄铵在治疗室性心动过速时起效较慢，约20min或更长。利多卡因是室性心动过速的首选药物。对于难治性或复发性心动过速，可试用溴苄铵。治疗室颤方面利多卡因和溴苄铵同样有效。治疗室颤时起效时间约几分钟。剂量为5mg/kg静脉注射，随后进行电除颤。

外科紧急治疗

26．何时应行急诊开胸术?

急诊开胸术是挽救生命的手术，但应严格掌握指征。适合于下列情况的病人：①心脏停搏仍然存在；②输入足量液体后仍有低血压；③有大量腹腔内出血的体征，且对输血反映不良。也适合于有胸壁畸形不能施行胸外心脏挤压的病人。开胸后可直接进行心脏挤压，直接进行除颤，控制心脏或胸腔出血，解除心包填塞和张力性气胸。阻断主动脉以制止胸腔外出血。尽管有少量报道经开胸术后存活的病例，但对于终末期才送至急诊室的病人来说，开胸术应慎重考虑。在对一组400例钝性外伤的病人研究中显示，病人生命体征已经消失后，进行开胸术抢救者无一存活。

参考文献

1 American College of Surgeons: Textbook of Advanced Trauma Life Support. Chicago, American College of Surgeons, 1993.

2 Brown CG. Werman HA: Adrenergic agonists during cardiopulmonary resuscitation. Resuscitation 19:1, 1990.

3 Emergency Cardiac Care Committee: Guidelines for cardiopulmonary resuscitation and emergency cardiac care. JAMA 268:2171~2274, 1992.

4 Girardi LN. Barie PS: Improved survival after intraoperative cardiac arrest in non-cardiac surgical patients. Arch Surg 130:15~18, 1995.

5 Lowenstein SR: Cardiopulmonary resuscitation in noninjured patients. In Wilmore DW,

Cheung L, Harken AH, et al(eds):Scientific American Surgery, vol 1. New York, Scientific American, 1995, pp 1～24.

第二节 休 克

Alden H. Harken 医学博士

1. 何谓休克?

休克不仅仅是血压下降,不仅仅是外周灌注减少以及全身氧输送降低。本质上讲,休克是组织呼吸下降。出现细胞水平上的氧耗二氧化碳排出降低。

2. 休克是否与心排血量有关?

当然有关。但休克时心排血量的分配发生了改变。一个健康的医学生在休克时体内血液重新分配从而优先保证重要脏器的组织灌注。就像我们中许多人遇到过的,一个21岁肝脏损伤病人,血压为60mmHg,但此时脑组织的灌流量可达正常的4倍之多,从而保证脑组织得到充足的血液供应。这便是休克时有限的心排出量的最佳利用。

3. 休克时脏器的灌注是否是平均的?

当然不是。有限的循环血量总是流向颈动脉和冠状动脉。外周血管收缩,窃流的血液依次来自于肠系膜、骨骼肌、肾脏和肝脏。

4. 所有病人的血管自身调节能力是否都是相同的?

不相同。由于年龄的增长和动脉粥样硬化,一些病人丧失了对有限的血容量的重新分配能力。如果这样,心排量降低20%(或收缩压降至90mmHg),可使一位最高法院大法官致命,但对一个铁人三项运动员来说则可能并未察觉。

5. 为了便于诊断及治疗，能否将休克分为几种类型？

可以。

(1) 低容量性休克：需要进行容量复苏治疗。

(2) 心源性休克：需要通过药物的，甚至是机械的手段刺激心肌。

(3) 周围血管衰竭性休克：需药物维持外周血管张力(并治疗引起血管扩张的原因，尤其是全身严重感染(sepsis)时)。

6. 本节问题1～5的分类是否适用于同一类中的不同种休克？

从根本上讲是这样。当一位银行家不论是发生上消化道出血(低容量休克)还是胸骨后压榨性疼痛(心源性休克)，外科医生都应遵循如下步骤治疗：

(1) 维持最佳血容量状态；补充容量，直到右心(中心静脉压)和左心(肺毛细血管嵌入压)的前负荷进一步增加，从而改善心排出量或血压。(这是遵循 Starling 定律——让病人的心脏置于 Starling 曲线的顶点)。

(2) 如果增加前负荷，但心排出量、血压和组织灌注仍然不足，则表明病人泵的功能有问题(心源性休克)。应用影响心肌收缩力的药物(β受体激动剂)，至中毒剂量(典型的心脏中毒表现是心律失常——多是危及生命的室性期前收缩)。对于药物难以纠正的心源性休克，可放置主动脉内球囊反搏泵(IABP)。

(3) 如果病人显示心排异常增高但血压反而降低，即高排低阻现象，应给予外周血管收缩药物(α受体激动剂)。这种异常的血管自身调节能力丧失尤其与全身性严重感染(sepsis)相关(但也并非全都如此)。

7．补充容量的更好的途径是哪种？

流量有赖于导管的长度与半径。经5cm长、14号规格的外周静脉导管输液流量可达到正常的两倍，相同于16号规格、20cm长的中心静脉导管(见第一章)，如果病人对早期容量复苏无明显反应，中心静脉压(和左心充盈压)的监测可能是必要的。

8．如何选择输注的晶体液、胶体液或血液？

如果补液目的是为了增加前负荷，纠正心排出量与血压，补充晶体液即可。对于是否补充胶体液以利于维持血管内容量是有争议的。如果治疗目的是提高氧输送，红细胞则比血浆携带更多的氧。(见第四节)

9．当前负荷充足时，应选择哪些正性肌力药？

所列举的正性肌力药物多的令人吃惊。此时适合的药物有几种可供选择。多巴酚酊胺，肾上腺素和去甲肾上腺素。这三种药物就像是32种调味剂种中的巧克力、香草和草莓，均是外科医生常选择的。

10．多巴胺与多巴酚酊胺是否相同？

不相同。多巴胺激动肾上腺多巴胺能受体，小剂量多巴胺2μg/(kg·min)可以拮抗休克导致的肾小动脉收缩。在增加心肌收缩力方面多巴胺无直接的正性肌力作用。

11．关于应用多巴酚丁胺，肾上腺素和去甲肾上腺素的讨论意见

多巴酚丁胺：β－1受体兴奋剂(影响心肌收缩力)，但同时也有一些(轻度)β－2效应(外周血管扩张)。

开始剂量：5μg/(kg·min)，酌情增加用量，在出现中毒症状(异位节律出现)之前停药。

说明：用量以达到预期效果为标准(而没有预定用量)。因为多巴酚酊胺有一定的血管扩张作用，对于典型的低血压休克病人使用可能会有一定困难。

肾上腺素：作用于β及α肾上腺素能受体，小剂量时以β受体兴奋为主。

开始剂量：0.05μg/(kg·min)，逐渐增加，在出现中毒症状(异位节律出现)之前停药。

说明：与多巴酚丁胺相同，调整用量至达到预期效果。

去甲肾上腺素：作用于α及β肾上腺素能受体，任何剂量对α受体均有激动作用。

说明：单纯外周血管收缩并不是通常的应用指征，仅在外周血管衰竭性休克时用于调节外周血管紧张性。

12．何时应用主动脉内球囊反搏(IABP)治疗?

当左右心前负荷(CVP 和 PCWP)达到最佳状态，室性期前收缩使心脏兴奋性药物用量高限时，是机械性的循环支持的指征(则有通过机械装置进行循环支持的指征)。

13．IABP 的作用是什么?

舒张期压力增高和收缩期负荷降低。

14．什么是舒张期压力增高?

于股动脉处经皮穿刺置入一容量 40ml 的软气囊导管至降主动脉。气囊不予充气，且应不触及主动脉壁。气囊充气时，相当于向主动脉内注入 40ml 血液，充气开始相当于 ECG 的 QRS 波终末(任何导)。在舒张期球囊充气状态以增加舒张期血压和增加冠脉血流量(CBF)，使舒张期冠脉血流量达 80%。

15. 什么是收缩期负荷降低?

球囊放气是一主动过程(不是被动的),氦气迅速从气囊内抽出,消除了球囊在主动脉内占据的 40ml 空间。左室将首先搏出血的 40ml 注入到原球囊占据的空间,使心脏做功明显降低。因此,主动脉内球囊增加了冠状动脉氧输送(CBF)且降低了心肌的耗氧量。

16. 什么是 IABP 的禁忌证?

主动脉瓣关闭不全:舒张期压力增高使左室扩张及功能受损。

心房纤颤:球囊充气与放气的时间难以适时的触发

参考文献

1 Abrams JH, Cerra F, Holcroft JW: Cardiopulmonary monitoring. In Wilmore DW, Brennan MF, Harken AH, et al(eds): Scientific American Surgery. New York, Scientific American, 1995.

2 Holcroft JW, Robinson MK: Shock. In Wilmore DW, Cheung L, Harken AH, et al(eds): Scientific American Surgery. New York, Scientific American, 1995.

第三节 肺功能不全

Alden H. Harken 医学博士

1. 何谓肺功能不全?

如果病人动脉氧分压(PaO_2)低于 50mmHg,动脉二氧化碳分压($PaCO_2$)大于 50mmHg 则表示其肺所拥有的巨大面积的肺泡-毛细血管网未能有效地工作。这称为 50∶50 诊断标准。此外,活动时难以维持在适当的 50∶50 诊断标准边界的病人,可能很快回出现能量耗竭。

2．呼吸作功时需要多少能量？

对一个健康的医学生，大约为总的氧耗量的3%（能量利用）用于呼吸做功。创伤后特别是严重烧伤病人用于呼吸做功的能量消耗增加，约增加20%。

3．什么手术切口对病人肺活量的威胁最大？

直观上，四肢手术切口或损伤对肺活量的影响最小，其后依次排列为下腹部手术，胸骨正中切口，胸廓手术切口，上腹部手术切口。一个上腹部手术切口对肺活量的影响比胸廓切口还要严重。

4．胸部X光检查是否有助于评价呼吸衰竭？

当然是的。但胸片一定要严格评价。

5．对将要发生呼衰病人的胸片上应寻找哪些改变？

(1) 双肺是否能充分地膨胀？

(2) 是否存在局部浸润，局限性的肺不张，或实变？

(3) 是否有大面积浸润，大面积的肺不张或实变？

6．为什么肺局限的病变与大面积病变的区别在评价呼吸衰竭中是重要的？

一个限局病变可通过气道分泌物抽吸或支气管镜检查做出肺炎或肿瘤的诊断，大面积多肺叶的浸润看起来更像存在一弥漫的肺泡－毛细血管渗漏综合征。

7．何谓ARDS？

承认急性呼吸窘迫综合征（ARDS）是一弥漫性的、多肺叶毛细血管内液体渗漏到肺间质，从而使肺泡通气（Va）与灌注（Q）失衡。

8．什么因素决定液体穿透毛细血管？

Starling最初描述了血管内静水压(Pc)，将血管内液体推送到血管外的压力与胶体膨胀压(COP)使液体穿过毛细血管内皮屏障(K)被拉回到血管之间存在的平衡。如此

$$液体流动 = K(Pc - COP)$$

9．什么是导致ARDS的原因？

任何使肺湿变从而导致肺功能障碍的原因。具体如下：

(1) 心衰使肺血管内静水压(Pc)升高，从而迫使液体进入肺间质；

(2) 营养不良与肝功能衰竭使血浆蛋白降低，从而使COP降低，导致液体不能从肺组织内回收进入血管；

(3) 全身性严重感染(sepsis)，使毛细血管内皮屏障(K)破坏，从而允许水与蛋白渗漏到肺组织中。

10．何谓高压力与低压力ARDS？

讲究语言确切的人恰如其分地指出由于心衰所继发的血管内静水压升高，从而导致的肺瘀血其实并不是原发的呼吸窘迫综合征。因而，如果肺毛细血管嵌入压(PCWP)高于18mmHg，诊断应为高压性肺水肿而不是ARDS。

11．什么是正常的胶体渗透压(COP)？

COP正常标准是20～22mmHg。

12．如何计算COP？

75％胶体渗透压正常状态下产生于血清白蛋白以及球蛋白和纤维蛋白。因而

$$COP = 2.1(总蛋白)$$

如果在计算渗透压时，输注血浆代用品(hetastarch)，将影响计

算结果。

13. 什么是低压力 ARDS?

低压力 ARDS 是一个多余的名称。在做 ARDS 的诊断时，PCWP 必须低于 18mmHg;更进一步(更好地讲)纯理论上的 ARDS 诊断往往是 PCWP 高于 4mmHg 而低于 COP。

14. 如果 COP 大于 PCWP,如何怎样导致肺毛细血管渗漏?

目前的观点认为感染时中性粒细胞可表达 CD11 和 CD18 粘附分子受体,其与肺血管内皮细胞间粘附分子(ICAM)结合。此外,感染刺激粘附的中性粒细胞释放血管内蛋白酶和氧自由基。从而导致血管内皮损伤并使毛细血管内膜屏障破坏,尽管静水压是低的,仍可导致血管内液体向肺内渗漏出。

15. 什么是速尿三明治?

许多外科医生先给予病人 25g 白蛋白,20min 后再静脉给予速尿 20mg。他们的理由是白蛋白将肺内浸透的水分拉回到血管内,再通过速尿把这些多余的水分经尿排出体外。这一治疗的概念或许仅适合于并不十分危重的病人,对于较重的病人,较快地输注白蛋白可通过损伤的血管内膜内皮屏障漏出并达到内外平衡。这样,仅较少的水分通过利尿由受损伤的肺中吸出。观察——你将看到一些外科医生试图达到这一目的。他们相信这种奇迹,但从事危重病医学的外科医生却很少赞同他们。

16. 什么是 ARDS 的治疗目标?

(1) 减少肺水肿;

(2) 减少氧中毒(吸入氧浓度小于 60%是安全的);

(3) 减少肺气压伤(避免吸入气峰压超过 40cmH_2O);

(4) 促进通气(Va)与灌流(Q)相匹配;

(5) 保证周身氧输送。

17. 肺的灌注(Q)是怎样分配的?

最重要的部位,即肺的下垂部位得到较好的灌注。

18. 什么是缺氧性肺血管收缩(HPV)?

大多数学生认为,在进入医学院第二学年后对于嗜铬细胞瘤和缺氧性肺血管收缩(HPV)可以忽视,但是至少对 HPV 并不应如此。一例行颈动脉内膜切除术的病人,有发生 HPV 倾向。当病人全麻清醒时,血压 200/120mmHg,吸纯氧状态 PO_2 为 500mmHg,病人面临着颈动脉吻合口破裂,外科医生紧急给予静脉输注硝普钠,血压于 20min 后降至 120/80mmHg,仍吸纯氧状态下,PO_2 降至 125mmHg。

这是否是因检验员进行的血气分析检测有误?不是——这就是 HPV 的特征性的临床表现,此时肺动脉调节将未氧合血由肺内通气较差的区域送至通气较好的肺泡。通过这种调节来使 PO_2 达到 500mmHg。但所有的降压药物(如硝普钠)和大多数全麻药物阻断了 HPV,而 HPV 使 PO_2 由 125mmHg 提高至 500mmHg。它完美调节了肺通气部位的灌注。

19. 肺内通气的分配是怎样进行的?

胸腔压力从上到下有较大幅度的改变(肺顶部胸腔压更低,达 -20cmH_2O),从而使下部肺的气体在每次呼气相时最先被压出。故下肺部的顺应性要比上肺部好的多,因上肺部在呼气末仍处于充气膨胀状态。因此,下肺部的灌流与通气通常优先达到二者接近状态。上帝聪明地创造了人类,使其通气/灌流比例(V/Q)接近于 1。

20. ARDS 时如何使肺功能遭到损害?

气管因有的软骨环使其保持开放状态,但支气管终端部并非如此。湿肺使终末支气管发生塌陷,从而使其远端肺泡发生萎陷。

21. 肺动脉血(未进行氧交换的血)**充分地进入萎陷的肺泡需要多长时间?**

大约 0.75s。灌注后的血中并未加氧的含量,亦未使所含的高浓度二氧化碳释放出。

22. 当肺血管内血液流行肺脏而未进行氧与二氧化碳的交换时称为什么?

此时称为“分流”——或通气/灌流比(Va/Q)=0。

23. 对于 ARDS 时发生的气道终末端(P)**关闭以及由此导致的分流应如何治疗?**

呼气末正压通气(PEEP)可使终末支气管保持开放,从而使萎陷的肺泡充气,并减少肺血分流。

24. ARDS 病人何时可以脱机和安全地拔除气管插管?

要小心地保护病人的气道,吸入氧浓度低于 40%(FiO_2 小于或等于 0.4),脱机后经 T 管呼吸无不适感,呼吸频率低于 20 次/min,分钟通气量小于 10L。病人吸气趋动力大于 $-20cmH_2O$。最后,在经 T 管吸氧 1h 后,氧饱和度超过 85%,且无呼吸性酸中毒发生。(见第四节)

参考文献

1 Baue PS, Hudo LJ, Fischer E: Comparison of Apache Ⅱ and Apache Ⅲ scoring systems for mortality prediction in critical surgical illness. Arch Surg 130:77~82, 1995.

2 Demling RH, Goodwin CW: Pulmonary dysfunction. In Wilmore DW, Cheung L, Harken AH, et al(eds): Scientific American Surgery. New York, Scientific American, 1995.

3 Holcroft JW, Robinson MK: Shock. In Wilmore DW, Cheung L, Harken AH, et al(eds): Scientific American Surgery. NewYork, Scientific American, 1995.

4 Ishaaya AM, Nathan SD, Belman MJ: Work of breathing after extubation. Chest 107:204~209, 1995.

5. Shapiro BA, Peruzzi WT: Changing practices in ventilator management: A review of the literature and suggested clinical correlations. Surgery 117:121～133, 1995.

第四节 动脉血气分析

Alden H. Harken 医学博士

1. Mr. O'Flaherty 刚刚在局麻下行腹股沟疝修补术，恢复室护士询问能否给予病人镇静药物，因病人意识模糊，并难以控制的要离开病床。此时给予病人镇静药物是否安全？

当然是不安全的。一位意识模糊、情绪激动，收住于恢复室或外科 ICU(SICU)的病人必须考虑是否存在低氧血症，直到证实存在其他方面问题。

2. Mr. O'Flaherty 被送到 SICU，凌晨 2 时 SICU 电话报告面罩吸氧时 Mr. O'Flaherty 的 PO_2 为 148mmHg。是否病人已没有什么问题而且医务人员可以回去休息了？

当然不行。还需要更多的临床资料。

3. 一杯要倒掉的咖啡中的 PO_2 是多少？

148mmHg。

4. Mr. O'Flaherty 的血氧分压怎么与这杯咖啡的氧分压相同？

这杯要倒掉的咖啡有充分的时间与大气之间达到平衡。海平面的大气压力为 760mmHg。计算咖啡中的氧的压力：大气压减去水蒸气压(47mmHg)再乘上大气中氧的浓度(20.8%)。由此得出

$$PO_2 = (760 - 47) \times 20.8\% = 148\text{mmHg}$$

5. Mr. O'Flaherty 的氧分压与咖啡所含的氧分压有什么不同?

没什么不同。二者均反应液体中的氧分压。必须进行全面的血气分析检测。

6. 什么是一个全面的血气分析结果?

氧分压(PO_2),二氧化碳分压(PCO_2),酸碱度(pH),血红蛋白饱和度,血红蛋白浓度。

7. 如果 Mr. O'Flaherty 的动脉血和咖啡中的氧分压相同,能否给 Mr. O'Flaherty 输注咖啡?

这是致命的。

8. 为什么?

尽管二者氧张力相同,但血中氧的含量是非常高的。

9. 如何测定血中氧气的含量?

动脉血氧含量(CaO_2)是测定每 100ml 血中所含氧的量(注意:几乎所有其他的浓度值均以每毫升或每升为单位而不用每 100ml 为单位)。因为在 100ml 血中,1ml 氧为 1 个容积,故这些单位常常被简写为 vol. %。

10. 为什么血液中氧的密度比咖啡(或葡萄酒)要高?

因为血红蛋白结合了巨大量的氧气。10g 充分氧合的血红蛋白(红细胞压积大约 30%)结合 13.4ml 的氧气。而 100ml 血浆在 PO_2 为 100mmHg 时仅含 0.3ml 的氧气。

11. 氧解离曲线的位置能否发生改变?

PCO_2 升高

氢离子浓度升高(不是 pH)

体温升高

均使氧合血红蛋白曲线右移；即是氧更容易在组织中释放。Mae West 所言或许在生理范围内最好："并不像想得那么复杂"。

12．外科医生是否真正想知道病人动脉氧含量(CaO_2)或最佳的氧输送($CO \times CaO_2$)值，为什么护士在凌晨 2 点时只报告 Mr. O'Flaherty 的 PO_2 而不说他的 CaO_2？

没人知道。

13．什么是提高 Mr. O'Flaherty 的动脉氧含量的最快和最可行的方法？

输注红细胞。通过输血使血红蛋白由 8g% 上升至 10g% 时，其动脉氧含量增加 25%。当病人动脉氧含量分压(PO_2)由 100mmHg 至 200mmHg，可忽略其动脉氧含量受的影响(在这两种情况下，血红蛋白达到充分饱和)。

14．什么是输血的指征？

病人的红细胞压积决定是否输血。这并不是一个实用的(有价值的)观念。NIH 协调委员会根据来自耶稣见证人组织，肾功能衰竭病人以及猴子的数据资料认为：在红细胞压积降至 21% 前并不需要输血。而外科传统的教条规定红细胞压积要达到 30% 以上。然而，在疾病状态，外科重症治疗又要求输血以达到红细胞压积为 45% 从而保证最佳的周身氧输送。

15．什么因素控制呼吸的趋动？

根据 Henderson - Hasselbach 公式 PCO_2 与 pH 是密切相关的。把这一公式用于山羊脑脊液(CSF)检测，很明显其 CSF 中氢离子浓度(不是 PCO_2)控制呼吸的趋动。然而，这一差别在临床上并非重要。重要的是病人是否存在酸中毒而且合并有代谢性硷中毒或快爬一层楼梯，其分钟通气量(V_E)则会增加。

16．呼吸是怎样受严格控制的？如果屏住呼吸一分钟后你想呼吸多少次？

很多次。

17．窒息 60s 后，$PaCO_2$ 会发生什么变化？

$PaCO_2$ 仅由 40mmHg 升高至 47mmHg，PCO_2(和 pH)的轻微改变对呼吸产生的刺激却较强。正常情况下，代谢性酸中毒时呼吸的代偿是非常迅速的。

18．什么是剩余碱？

剩余碱(Base excess，BE)是代谢性酸碱物质失衡的指标。在调整 PCO_2 达 40mmHg 后，剩余碱或碱缺乏坐位一个间接的血清乳酸测定的指标，虽然许多快速直接的参数常用于指导休克时的容量复苏(见第二节)，碱缺乏一直被视为是有助于指导治疗的。剩余碱或碱缺乏是根据血气检查列图通过 Sigaard－Anderson 公式计算所得。当然在正常情况下，没有剩余碱或碱缺乏，酸碱平衡状态“恰到好处”。

参考文献

1 Bartlett RH: Critical Care Handbook, 13th ed. Ann Arbor, MI, University of Michigan Press, 1995.

2 Davis JW, Shackford SR, Mackensie RC, Hoyt DB: Base deficit as a guide to volume resuscitation. J Trauma 28:1464～1467, 1988.

3 Messmer KFW: Acceptable hematocrit levels in surgical patients. World J Surg 11:41～46, 1987.

4 Perioperative red cell transfusion. National Institutes of Health Consensus Conference Statement, vol 7, no 4. Bethesda, MD, U.S. Department of Health and Human Services, 1988.

第五节　水、电解质平衡

Alden H. Harken 医学博士

1. 1mg 钠相当于多少毫克当量(mEq)?

被钠的原子量除。由此:

Na:1g(1000mg)÷23=43.5mEq

2. 一茶勺食盐含多少毫克当量钠?

一勺盐含 2400mg 或 104mEq 的钠。

3. 40lb 盐的价格是多少?

商店里售价为 3.40 美元。

4. 静脉输注的液体中含有哪些电解质?

静脉输注液体中电解质成分

溶液(mEq/L)	钠	钾	氯	碳酸氢盐/乳酸
生理盐水(0.9%NaCl)	154		154	
乳酸林格氏液	130	4	109	28*
1/2 张 5%葡萄糖盐水	77		77	

* 乳酸较快的转化为碳酸氢盐。

5. 上述液体的浓度与体液及其电解质成分相比,相关性如何?

体液中电解质浓度

体液成分	钠	钾	氯	碳酸氢盐
血浆	142	4	103	27
细胞内液	144	4	114	30
细胞外液	10	150		10

6. 一体重为70kg的医学生每日分泌物中液体(ml/24h)与电解质含量(mEq/L)是多少?

机体每日分泌液中液体与电解质含量

	ml/24h	钠*	钾	氯	碳酸氢盐
唾液	+1500	10	25	10	30
胃液	+1500	50	10	130	
十二指肠液	+1000	140	5	80	
回肠液	+3000	140	5	104	30
结肠液	-6000	60	30	40	
胰液	+500	140	5	75	100
胆汁	+500	140	5	100	30
汗*	+1000	50			
运动饮料 (Gatorade)		21		21	

*见问题7。

7. 汗腺对醛固酮是否有反应?能够训练具有这种反应吗?

汗腺对于醛固酮分泌产生反应,并且这种反应是可以训练的。体力活动少的人汗液中钠的含量为100mEq/L,而一名奥林匹克马拉松长跑运动员却有着储钠的能力,他们汗液中钠的含量低到20~30mEq/L。

8. 运动饮料(Gatorade)真符合运动员汗液的特点吗?

是的。

9. 对于一体重70kg的学生,其每日保存的液体量与电解质需要量是多少?

液体总量　　2500ml

钠　　70mEq/L(1mEq/kg)

钾 35mEq/L(0.5mEq/kg)

10. 手术后病人常规需要静脉补充钠和钾吗？需要常规行血清电解质检测吗？

均不需要。

11. 除了给予最不恰当的液体与电解质治疗外，心肾功能良好的病人能够完全恢复吗？

可以。

12. 给一医学生静脉输注5%葡萄糖液，100ml/(kg·h)是否能导致充血性心衰？

不能。但可以导致利尿。

13. 什么是丢失性碱中毒？

给病人较强的胃肠减压使大量消化液与胃酸丢失，从而导致碱中毒。

14. 在治疗代谢性碱中毒合并低钾血症时，什么是最有效的电解质？

氯化物。

15. 哪些是病情观察的最好的指标？

心律、血压、尿量、拇趾温度。

16. 拇趾温暖是否是病人血流动力学稳定的指标？

大多数情况下是的。一个既往体健的年轻病人，其血管自身调节能力较强。直到临终之前都始终保持着颈动脉及冠状动脉的血液循环。相反，只有当病人的拇趾温暖和充盈较好，病人才处于稳定状态。

17. 手术后允许的最少尿量是多少?

0.5ml/(kg·h)。

18. 手术后尿钠的特征是什么?

低于 20mEq/L。

19. 为什么?

手术应激使肾上腺盐皮质激素(醛固酮)分泌,从而使正常肾脏储钠。

20. 什么是自相矛盾的酸性尿?

手术后病人,由于胃肠减压(胃酸丢失),多次输血(枸橼酸在血中转化为碳酸氢盐),高通气状态(PCO_2 下降)均导致典型的碱中毒。病人亦处于应激状态,其肾脏保钠储水。由于钠的潴留,肾小管必需交换其他一些阳离子,如进行氢钾交换。由此,手术后,甚至在碱中毒时,肾脏重吸收钠和排泌氢离子,产生相矛盾的酸性尿液。

21. 何谓第三间隙?

低血压与感染启动了中性粒细胞(CD11 和 CD18 受体复合物)与血管内皮细胞粘附。进而,粘附的中性粒细胞激活释放蛋白酶和氧自由基,使血管内膜层损伤,水分和血浆蛋白通过破损的内膜漏出。进入组织间质和空腔脏器(肠腔)即第三间隙增多,造成相关的容量降低并需要增加液体的补充。

22. 何谓速尿三明治?

静脉输注 25%白蛋白,之后静脉给予 20mg 速尿。如果病人存在水肿,理论上静脉内白蛋白通过渗透作用将水分由第三间隙吸出。

由于过多的水分进入到血管,故应用速尿进行利尿,这对病人是有益的。然而在大多数重症监护病人,输注的白蛋白迅速地穿过受损的血管内皮,并达到血管内外平衡。因此并没有过多的水分由第三间隙拉回血管内。尽管外科医生常常使用速尿三明治,但这或许只在一般情况较好的病人有效,而他们却并不需要它。

参考文献

1 Hanson AS, Linas S: Hypokalemia and hyperkalemia. In Parsons PE, Wiener-Kronish JP (eds): Critical Care Secrets. Philadelphia, Hanley & Belfus, 1992.

2 Lowry SF, Brennan MF: Life-threatening electrolyte abnormalities. In Wilmore DW, Brennan MF, Harken AH, et al(eds): Scientific American Surgery. New York, Scientific American, 1995.

3 Sahn SA, Heffner JE: Critical Care Pearls. Philadelphia, Hanley & Belfus, 1989.

4 Shires GT, Canizaro PC: Fluid and electrolyte management of the surgical patient. In Sabiston DCJr (ed): Textbook of Surgery. Philadelphia, W.B. Saunders, 1991.

第六节 营养状态评定与肠内营养支持

Kathleen M. Teasley Frederick A. Moore 医学博士

营养状态评定

1. 哪些是营养支持的指征?

影响病人对营养支持需求的因素,包括病人的年龄,病情危重状况,以及存在着营养不良的严重性。一般情况下,婴幼儿比成人易于发生与营养支持相关的并发症,因为他们的脏器储备能力有限,并且需有维持其继续生长发育的需要。早期营养支持亦能使以往营养状态良好的病人获益。在疾病的危重时期,存在着高代谢、高分解代谢反应,如果不补充外源性营养物质,将迅速导致蛋白质营养不良,从而使机体免疫功能降低及出现亚临床的多脏器功能障碍。对于非重症病人,短时期(5~7d)内不给予这种积极的干预治疗可以承受。然而,在严重营养不良时,非常需要及早地给予营养支持,从而阻止由这种营养不良可导致的其他不良后果。

2. 什么是营养状态评估?

临床评估应包括:

(1) 病史,即存在有可能导致病人发生营养不良的因素,如体重丢失、厌食、呕吐、腹泻以及食物摄入减少或异常。

(2) 躯体测量:重点在于评价体内无脂组织群改变(肌肉组织消耗),皮下脂肪丢失以及微营养素缺乏(如:皮炎、舌炎、唇干裂)。

(3) 实验室指标:包括内脏蛋白质含量(见本节问题4)和微营养素的含量(当临床征象表明其可能缺乏时)。

其他实验室指标包括,免疫功能测定(如总淋巴细胞计数,迟发皮肤超敏反应),通过肌酐实际排泌值与根据病人性别年龄计算的预测值之比计算的肌酐-身高指数,已用于确定无脂组织群(LBM)含量,人体测量粗略的估计了体细胞群数量(见本节问题5),因此反应了体细胞蛋白质(肌肉组织)含量和脂肪储存情况。

3. 如何进行营养不良分类?

有三个名称用于描述蛋白质——能量营养不良(PCM):

(1) 蛋白质——能量营养不良(Marasmus)。由于慢性病程导致总能量摄入不足,逐渐消耗肌肉组织与储存的脂肪,而内脏蛋白质的产生维持正常。免疫机能与肌肉功能通常受损。肿瘤病人常发生此类营养不良。

(2) 蛋白质营养不良(Kwashiorkor)。能量摄入虽充足,但内脏蛋白质缺乏所造成。内脏蛋白质量与脂肪贮存量耗竭。当存在分解代谢应激的病人(如创伤、感染、烧伤)可迅速发生此种类营养不良,常伴有免疫功能受损(异常)。

(3) 上二者混合型营养不良。它们是一类严重的 PCM，表现为内脏蛋白合成下降，以及肌肉组织与皮下脂肪消耗。免疫应答能力与伤口愈合能力受损。此类营养不良易发生于慢性疾病及由于高代谢应激导致饥饿状态的病人。

4. 如何评定内脏蛋白的水平？

通过测量血清中由肝脏合成的蛋白质量来判定内脏蛋白水平及营养状态。这类蛋白通常包括：白蛋白、转铁蛋白、前白蛋白、视黄醇结合蛋白。并根据其含量分为轻度、中度及重度营养不良。

蛋白质	正常浓度	轻度营养不良	中度营养不良	重度营养不良
白蛋白(mg/dl)	3.5～5.0	2.8～3.5	2.1～2.7	<2.1
转铁蛋白(mg/dl)	200～400	150～200	100～150	<100
前白蛋白(mg/dl)	10～40	10～15	5～10	<5
视黄醇蛋白(mg/dl)	2.7～7.6	*	*	*

* 未确定(定标)。

其他可能影响这些血清蛋白浓度的因素包括：体液含量，肝脏功能和经消化道与肾脏的异常丢失。还必须强调的是肝脏在应激反应中通过降低上述正常结构蛋白质的产生，而优先合成较多的急性相蛋白。

5. 什么是人体测量？如何应用？

人体测量包括身高、体重、肢体测量。由于这些指标不能较敏感地反应急性的营养状态改变，因此常用于长时期接受营养支持治疗时的监测指标，如家庭肠外营养支持。体重是最常用的人体测量指标，实际的体重应考虑到体液的含量，与理想体重比较或与通常的体重(如患病前或体重丢失前的)标准相比进行判断。肢体测量包括上臂中点肌肉周径(MAMC)，其反映骨骼肌储存状态；三头肌皮肤折褶厚度(TSF),用以衡量皮下脂肪储存情况。

6. 为什么进行尿氮测定？怎样评定其结果？

尿尿素氮(UUN)可间接地反映蛋白质的分解代谢率,用以判断机体氮平衡状态(见本节问题 7)。UUN 量表示尿中排出的 60%～90%氮量,因此大致上接近于总尿氮排出量(TUN)。随着应激水平的提高,与蛋白质分解代谢增加相伴行,出现了尿氮排出升高。不同的尿氮量反映不同程度的应激状态,如下所示:

临床情况	尿氮丢失量(g/d)
非应激状态下饥饿	<8
轻度应激(如择期手术)	8～12
中度应激(如多发创伤)	13～18
重度应激(如全身性感染 Sepsis)	>18

7. 何谓氮平衡?

氮平衡系指氮入量与排出氮量之差。氮入量由每日摄入氮量决定(氮(g)=蛋白质(g)÷6.25)。氮排出量根据每日 24h 尿的排氮量加上 4g/d,即其他途径的氮丢失量。因此,

氮平衡=(蛋白质摄入量 g/d÷6.25)-UUNg/d-4g/d

传统上的营养支持的较理想目标是达到正氮平衡。

8. 代谢车的作用是什么?

代谢车又称间接测热仪,通过测量吸入气体与呼出气体的浓度、分钟通气量(VE)以计算出氧耗量(VO_2, L/min)和二氧化碳产生量(VCO_2, L/min)。再通过 Weir 公式计算出静息能量消耗(REE):

$$REE=[(3.9\times VO_2)+(1.1\times VCO_2)]1.44-(2.8\times UUN)$$

其他派生的参数包括呼吸商(见本节问题 9)和(VE_{CO_2})。VE_{CO_2} 系指每呼出 $1LCO_2$ 所需要的等价通气 E 量。对于一个高分钟通气量者,该指标有助于鉴别高代谢状态还是肺功能障碍。

9. 何谓呼吸商? 如何理解这一指标?

呼吸商(RQ)是营养物质的净氧化的指标,且进一步为其利用提供能量。RQ 的数学表达方式为单位时间产生的二氧化碳量(VCO_2, L/min)除以其消耗的氧量(VO_2, L/min)。一般来说,RQ 小于 0.7 表示纯脂肪氧化,RQ 大于 1.0 表示脂肪储存。RQ 的价值在于反映营养物质的利用比例或混合的能量氧化。

10. 如何确定营养的需要量?

美国推荐的食物允许量(RDAs)可以为给大多数人提供指导,但不包括危重病人和有营养补充需要者,因一般来说,危重病人对蛋白质和能量的需要量增加。以往应用 Harris - Benedict 公式来估算静息能量消耗,再乘以应激系数(1.3~2.0),从而计算出最初的营养支持的目标。以后则根据 UUN 测定值和间接测热仪的测定结果来确定实际能量需要。当营养素摄入量较高时,需要监测其耐受情况以避免出现代谢性并发症(如葡萄糖补充过量可加重葡萄糖不耐受)。总之,这类病人营养的需要量要比用于维持营养状态者明显增高。

肠内营养支持

11. 何谓肠内营养支持? 何时应用?

肠内营养系指消化道被动接受营养素的方法。其途径有鼻肠途径(如鼻胃导管、鼻十二指肠导管、鼻空肠导管)或肠造口喂养(如胃造口术、穿刺置管空肠造口术),后者可经手术方式或非手术方式(如经皮经内窥镜置管的方法)。总的讲,凡不适合经口进食者均有行胃肠内营养支持的指征。这些病人存在着发生与营养相关的并发症的危险,以及一个有功能的可接受肠内营养支持的消化道。这些应用肠内营养支持的临床例子包括严重吞咽困难,烧伤,低漏出量的肠瘘,厌食以及肠功能状态允许的危重病人。

12．可用于肠内营养支持的产品有哪些？

肠内营养食品品种很多，大体可分为以下三类：

(1) 多聚物配方(polymeric formulas)：所含营养素的分子量大，需要肠道保持正常的消化吸收功能。

(2) 易消化配方(predigested)：含有一种或多种部分消化的营养素或营养素的化合物，其能够在消化功能受损的情况下被吸收。

(3) 标准配方(modular)：由多种单一营养素或其化合物组成，但这种配方所含的营养素是不完全的，作为一种附加的食品或与其他产品联合使用。

许多因素决定不同配方的选择，包括病人的营养需要，对其耐受力，肠道喂养的通路，疾病状态和临床情况。此外，上述配方的价格也不相同，总的讲，疾病特需配方或要素饮食配方的产品价格较高。

13．如何进行肠道喂养？

肠道喂养有几种方式。不同方法的选择依赖于各种肠内营养产生的特性，病人消化道状态以及肠内营养管顶端的位置。具体方式包括：

一次性投给(bolus feeding)：用注射器将配好的肠内营养食品于10min内注入。这种喂养方式引起的并发症的发生率较高，如恶心、腹痛和呕吐。

间歇性喂养(intermittent feeding)：分次给予肠内营养食品，常常是重力滴注，每次30～40min，间隔3～4h给一次。这种喂养方式造成的并发症比一次性喂养时少。一次性投给与间歇性滴注仅用于胃内置管喂养者。

连续输注(continuous feeding)：通常借助输液泵24h连续输注。应用这种方法大多数病人耐受较好，对于空肠喂养时常需用此方法。

循环输注(cyclic feeding)：循环输注也需要在输液泵的控制下，在规定的一段时间内持续泵入，输注时间通常在夜间。这种方法常用于白天能够活动的病人或作为口服饮食的补充。在开始接受肠内营养、营养液渗透压较高以及肠内输注时，应将肠内营养液浓度稀释为1/2或1/4，并以缓慢速度输注(如25ml/h)。6～24h后，可根据病人对初始阶段肠内营养液浓度等的耐受情况，逐渐增加输注的速率。

14．与肠内营养相关的并发症有哪些？

肠内营养可引起的并发症一般分为三类：机械并发症、胃肠道并发症和代谢性并发症。

机械并发症：它与肠内营养管的放置有关。包括咽部的刺激和粘膜损伤、管腔阻塞、导管易位。

胃肠道并发症：包括恶心、呕吐、腹胀、肠痉挛、肠蠕动过强、腹泻、胃潴留和便秘。这些并发症可能与不适当的肠内营养液输入或不适当的选择营养配方有关；也可能因为不能接受肠道喂养和表示胃肠功能存在问题。

代谢性并发症：包括葡萄糖不耐受、电解质失衡和某些营养素过剩或缺乏。

15．肠内营养支持的监测应遵循什么标准？

监测指标包括营养支持的效果，及其相关的并发症。实验室检查项目包括营养状态判定(见本节问题2、4、5)，尿尿素氮(UUN)、电解质、血糖和肝肾功能测定，根据病人情况确定检查次数，一般每周测定一次为宜。此外，还应经常检查营养管的位置和通畅情况，胃内灌注者应检查其胃内残余量。还应评价病人出现胃肠并发症的症状与体征。

16．比较胃肠内营养与胃肠外营养哪个更好？

关于营养底物的最佳供给途径存在争论。传统上认为胃肠内营养支持在安全、舒适及价格便宜方面存在优势，而对手术应激的病人由于不适当担心其胃肠功能不能耐受而不鼓励对此病人提供肠内营养。然而目前基础研究结果证实了肠内营养在生理上的优势。此外,完全胃肠内营养(TEN)与完全胃肠外营养(TPN)相比,在防止肠粘膜萎缩,降低创伤后的应激反应,维持免疫活性和保持肠道正常菌群等方面存在优势。一些前瞻性的随机临床研究一致显示,严重创伤病人早期给予全胃肠内营养支持比 TPN 支持更有助于降低感染性并发症的发生率。

17. 新的"免疫增强"配方在临床上是否显示更多的益处?

近来的基础与临床研究提示,通过在肠内营养配方中提供药理上能产生免疫增强作用的特殊营养素,可改善肠内营养支持的效果,其产生的药理影响远超过对急性蛋白质营养不良的预防。这类营养素包括:谷氨酰胺、精氨酸、Ω-3 聚不饱和脂肪酸(PUFA)以及核酸。近年来,至少已有三种可提供的强化免疫配方的肠内营养产品(富含上述营养素的化合物)。此外,5 项前瞻性随机研究提示:营养的免疫调节策略对于应激后的外科病人可提供更多的益处。然而还需进一步的研究以肯定这一发现。

参考文献

1 American Society of Parenteral and Enteral Nutrition, Board of Directors: Guidelines for use of parenteral and enteral nutrition in adult and pediatric patients. J Parent Ent Nutr 17(4): 1SA~52SA, 1993.

2 Cerra FB, Shronts EP, Raup S, Konstantinides N: Enteral nutrition in hypermetabolic surgical patients. Crit Care Med 17:619~622, 1989.

3 Dempsey DT, Mullen JL, Buzby GP: The link between nutritional status and clinical outcome: Can nutritional intervention modify it? Am J Clin Nutr 47:352~356, 1988.

4 Feurer I, Mullen JL: Bedside measurement of resting energy expenditure and respiratory quotient via indirect calorimetry. Nutr Clin Pract 1:43~49, 1986.

5 Moore FA, Feliciano DV, Andressy RJ, et al: Early enteral feeding, compared to parenteral, reduced postoperative septic complications. Ann Surg 216:172~184, 1992.

6 Moore FA, Moore EE, Kudsk KA, et al: Clinical benefits of an immune-enhancing diet for early postinjury enteral feeding. J Trauma 37:607~615, 1994.

7 Teasley KM: Assessment, prevalence and significance of malnutrition. In DiPiro, Talbert, Hayes, et al(eds): Pharmacotherapy: A Pathophysiologic Approach. New York, Elsevier, 1989.

8 Zaloga GP: Nutrition. In Zaloga GP(ed): Critical Care. St. Louis, Mosby, 1994.

第七节 胃肠外营养

Kathleen M. Teasley Frederick A. Moore 医学博士

1. 何谓胃肠外营养?

胃肠外营养(PN)系指经过静脉系统补充营养素(如蛋白质、碳水化合物、脂肪、电解质、维生素、微量元素和体液)的营养支持形式。当作为唯一的营养补充形式时,此治疗为完全胃肠外营养支持(TPN)。

2. 什么是胃肠外营养支持的指征?

胃肠外营养(PN)作为常规支持治疗的一部分,其应用指征包括:①消化道丧失了吸收能力的病人,如大范围的肠切除后、放射性肠炎、严重的炎性肠道疾病、严重腹泻、顽固性呕吐、接受大剂量化疗、放射的病人以及骨髓移植病人;②中重度胰腺炎;③严重分解代谢的病人,因胃肠道功能丧失而导致严重营养不良者。

可以选择 PN 支持的情况包括:大手术病人伴有中等度应激的肠瘘,肠梗阻和妊娠剧吐病人。

对于营养支持不能改善预后者不宜采用 PN 支持。

3. 如何进行胃肠外营养支持?

胃肠外营养支持时其营养液可通过外周或中心静脉途径输注。决定输注途径的几个因素是:病人的营养需求,预测的 PN 支持时间,外周静脉的生存力;中心静脉置管的危险和营养液的情况。经外周静脉输注的肠外营养液渗透压应小于或等于 600mOsm，以避免对静脉造成损害。因此，经外周静脉的营养液配方要相应的稀释（如每升营养液中含氨基酸 40g、葡萄糖 50g 及电解质浓度适量），由于低热卡密度要求，使达到总的营养需要的营养液的体积较大。如果病人可耐受的液体总量大于或等于 2000ml/d，那么经外周静脉给予短时间（少于 10d）的胃肠外营养或肠营养添加治疗是可以实现的。对于长期 PN 支持，输注的液体量受限以及营养需求较高的病人应选择经中心静脉的 PN 支持。

4. 通常胃肠外营养支持方案中营养素的组成有哪些？

营养成分包括有非蛋白质热量、蛋白质、必需脂肪酸、电解质、维生素、微量元素和体液。

非蛋白质热量由碳水化合物和脂肪平衡提供。羟基葡萄糖是碳水化合物，热卡密度为 3.4kCal/g。脂肪乳剂，不论是由大豆油制成（如 Intralipid）还是由大豆油与红花油混合制成（如 LiposynⅡ），提供脂肪热量为 9kCal/g，还是必需脂肪酸（亚油酸、亚麻酸、花生四烯酸）的来源。蛋白质由结晶氨基酸提供，提供热量为 4kCal/g，标准氨基酸溶液含有平衡的必需氨基酸与非必需氨基酸（如 FreamineⅢ，Travasol，Novamine，Aminosyn），特殊氨基酸液用于特殊疾病状态下的氨基酸补充（见本节问题 5）。阳离子电解质包括 Na^+，K^+，Mg^{2+}，P^- 和 Ca^{2+}，与某一种阴离子结合后加入到 PN 溶液中。补充含钠、钾化合物时的氯与乳酸含量可影响溶液的酸碱度。钙、磷补充的浓度有一定限制，以免形成磷酸钙沉淀。美国医学会推荐的多种维生素产品包含有维生素 A、维生素 C、维生素 D、维生素 E 及 B 族维生素。包括叶酸但不含维生素 K，维生素 K 必须单独补充。补充的多种微量元素制剂增加了铜、铬、锰、锌和硒的补充。

5. 何谓特殊氨基酸液？何时补充？

特殊氨基酸配方是根据病人的年龄或疾病所需而设计的，包括应激状态下应用的高支链(HBC)强化氨基酸液,肝功能衰竭时应用的低芳香族氨基酸溶液,用于肾功能衰竭的高必需氨基酸液,和小儿配方的氨基酸液。虽然用于小儿的氨基酸配方得到了肯定,但其他特殊配方氨基酸液仍有争议。应激状态下应用高支链强化/复方氨基酸液与标准氨基酸液比较的研究显示,前者有利于改善氮平衡,提高内脏蛋白水平,改善免疫功能,但在降低发病与死亡率方面未得到证实。用于脏器功能衰竭病人(肝衰、肾衰)的氨基酸配方亦未显示出比标准氨基酸配方能更好地改善病人的营养状态或愈后。

6. 什么是"混合能量"应激配方的 PN 支持?

为了适应应激病人物质利用的变化,胃肠外营养支持随之进行了改进。危重疾病导致高分解代谢状态。动员体内储存的蛋白质从而为糖异生和蛋白质合成提供氨基酸,以及为三磷酸腺苷的合成提供基质。为了减弱体内储存蛋白质的自噬代谢,于 PN 支持时增加外源性氨基酸补充量。已证实富含支链氨基酸的氨基酸液的补充可增加氮的潴留,但支链氨基酸消耗增加并不能表示其可常规用于应激病人。高血糖表明葡萄糖不耐受和胰岛素抵抗。同样,脂肪不耐受时可出现高甘油三酯血症,严重应激病人降低非蛋白质热量(NPC)与氮(N)之比(热氮比)降至(80～100)kCal∶1gN。非蛋白质热量以碳水化合物和脂肪混合提供,如 60%～80%的非蛋白质热量由碳水化合物提供,20%～40%的非蛋白质热量由脂肪提供。

7. 哪些是胃肠外营养支持(PN)的监测客观指标?

监测分为三个方面:

(1) 确定 PN 支持的效果;

(2) 确定代谢状态(应激水平);

(3) 观察有否与 PN 相关的并发症发生。

对于营养支持(PN)效果的监测(见第二节)在疾病的急性期包括体重、内脏蛋白水平(如白蛋白、转铁蛋白、前白蛋白和视黄醇蛋白)、氮平衡状态和伤口愈合情况。在临床观察中应首先了解病人的代谢状态,病人是否存在全身性感染(sepsis)的迹象？病人是否处于高动力状态？(如分钟通气量是多少?)进一步的代谢状态可通过实验室一些指标的变化来判断,这些指标包括有营养物的耐受(如血糖和血清甘油三酯)以及蛋白分解率(测 24h 的 UUN)。代谢车判断能量消耗量,呼吸商和通气做功(见第六节问题 8)。

8. 与 PN 治疗相关的合并症有哪些？

这些并发症分为三类:①营养性并发症。如过度喂养,特殊营养素缺乏或中毒;②代谢性并发症。如高葡萄糖血症,水、电解质与酸碱平衡失调,肝功能异常;③感染性并发症。如菌血症。上述并发症的观察包括监测血糖浓度,血电解质(包括钙、镁、磷)水平,肾功能、肝功能、体液状态和血清甘油三酯水平。中心静脉导管相关性感染最好的预防原则是强调确保无菌操作和定期更换静脉导管。体温、白细胞计数和导管穿刺部位也应观察。

9. 病人为何在 PN 支持期间常发生高血糖？如何处理？

病人在 PN 支持期间出现血糖升高有不同的原因,包括应激导致的葡萄糖不耐受,同时应用糖皮质激素,胰腺炎,既往有糖尿病以及过量输注葡萄糖。葡萄糖静脉输注速度应在 1～5mg/(kg·min),过快输注将超过葡萄糖的氧化能力,因此出现高血糖和肝脏脂肪变性。对于存在易使血糖升高因素的病人,葡萄糖输注速度应限制在 2mg/(kg·min),并且缓慢增加速度[每 24h 增加 0.5～1.0mg/(kg.min)]以保持血糖于 200～250mg/dL 水平,不要超过 5mg/(kg·min)。胰岛素可能是需要的。此外,用脂肪取代部分非蛋白质热量,在重度葡萄糖不耐受病人,脂肪提供量可达 60％的非蛋白质热量。

10．胃肠外营养的费用如何?

胃肠外营养的费用差别较大，与其用量及特殊的营养制品的应用有关。例如特殊的氨基酸液比标准氨基酸液的价格高出1.5～5倍，脂肪乳剂要比葡萄糖液贵得多。因此，提供的热量中脂肪所含比例较高者的费用亦将较高。PN支持的费用也包括实验室检查的花费，放置导管和维护导管的费用，以及液体输注装置的耗资。估计全天PN支持的总费用约在150～500美元左右。关于PN费用一直存在争议，但是，对于有指征者给予PN支持效果比较好，因为它可降低与营养不良相关的并发症的发生率和死亡率。

争 论

11．手术前PN支持

赞同：赞同术前PN支持的意见列举了PN不良与术后转归的关系。营养不良病人感染性并发症发生的危险增加，伤口愈合不良，住院时间延长并死亡率增加。

反对：关于评价术前PN支持的效果及其对愈后影响的研究结果是不一致的。对术前PN支持尚存有争议。此外，近期的二项临床研究提示围手术期TPN支持事实上可能增加了术后感染性并发症的发生。

12．肿瘤病人的PN支持

赞同：营养不良是恶性肿瘤病人的常见并发症，故常需要给予治疗。对于不能接受肠内喂养的病人采用胃肠外营养作为化疗、放疗以及手术的辅助治疗。对于营养状态良好的病人，亦能够较好的耐受化疗、放疗，很少出现放、化疗及手术后并发症。除此以外，由于营养状态改善后病人感觉良好，体力亦有增强。

反对：动物实验研究显示在某些类型的肿瘤，其荷病状态下给予肠外营养则促进肿瘤的生长，因此，对荷病状态下的病人给予营养支持，其肿瘤组织亦将得到营养而加速其生长速度。此外，与PN支持相关的并发症亦是肿瘤病人发生合并症的潜在根源。特别是对于有免疫抑制的肿瘤病人，可能是由于PN支持导致的感染性并发症发生的危险增加的缘故。

13. 脂肪乳剂在危重病人，特别是感染病人的应用

赞同：危重病人出现的代谢改变有葡萄糖不耐受与胰岛素抵抗，所以，要满足分解代谢时的热量需要是非常困难的，并可进一步导致由于血糖难以控制而产生的并发症。以脂肪提供一部分非蛋白质热量以达到期望的能量摄入值而不增加分解代谢的"应激"。

反对：脂肪颗粒于网状内皮系统沉积有剂量依赖的特征。当脂肪补充量较大[大于25g/kg·d]或输注单位时间过短(小于10h)时，网状内皮系统(RES)达到饱和，因此就丧失了清除细菌及其他颗粒物质的能力，这可能是导致全身性感染(sepsis)易感性增加的原因。[亚油酸(占脂肪酸重量的49%～66%)是合成前列腺素和其他炎症反应介质的前体，]而且，通常提供的是含长链脂肪酸的脂肪乳剂。这些长链脂肪酸可能是免疫抑制剂。已证实过量摄入亚油酸可抑制免疫系统功能，促进炎症反应，以及损害机体的抗感染能力。这些观点的临床争议目前正在调查中。

参考文献

1 American Society of Parenteral and Enteral Nutrition, Board of Directors: Guidelines for use of total parenteral nutrition in the hospitalized adult patient. J Parent Ent Nutr 17(4): 1SA ～52SA, 1993.

2 Brennan WF, Pisters PW, Posner M, et al: A prospective randomized trial of total parenteral nutrition after major pancreatic resection for malignancy. Ann Surg 220: 436～444, 1994.

3 Buzby GP, Williford WD, Peterson OL, et al: A randomized clinical trial for total parenteral nutrition in malnourished surgical patients: The rationale and impact of previous clinical trials and pilot study on protocol design. Am J Clin Nutr 47: 357～365, 1988.

4 Cerra FB, Alden PA, Negro F, et al: Sepsis and exogenous lipid modulation. J Parent Ent

Nutr12(Suppl):63S～68S,1988.

5 Cerra FB, Mazuski JE, Chuter E, et al:Branched chain metabolic support:A prospective randomized double blind trial in surgical stress. Ann Surg 199:286～294,1984.

6 Fan ST, Lo C, Lai E, et al:Perioperative nutritional support in patients undergoing hepatectomy for hepatocellular carcinoma. N Engl J Med 331:1547～1552,1994.

7 Jensen G, Seidner D, Mascioli E, et al: Fat emulsion infusion and reticuloendothelial system(RES) function in man [abstract]. J Parent Ent Nutr 12:4S,1988.

8 Venus B, Smith RA, Patel CB, et al:Hemodynamic and gas exchange alterations during Intralipid infusions in patients with adult respiratory distress syndrome. Chest 95:1278～1281,1989.

9 Veterans Affair Total Parenteral Nutrition Cooperative Study Group:Perioperative total parenteral nutrition in surgical patients. N Engl J Med 325:525～532,1991.

10 Wolfe RR, Allsop JR, Burke JF:Glucose metabolism in man: Response to intravenous glucose infusion. Metabolism 28:210～218,1979.

11 Zaloga GP:Nutrition. In Zaloga GP (ed):Critical Care. St. Louis, Mosby,1994.

第八节 手术后发热

Alden H.Harken 医学博士

1. 何谓发热?

正常人体内脏温度在36～38℃之间,由于夜间有点像冬眠,我们的体温在凌晨恰恰处于升高之前较低状态,36℃;机体就像发动机在一天加速运转之后,夜晚的体温是升高的,达38℃,发热是对全身性炎症过程发生反应的病理状态,内脏温度超过38℃,但很少超过40℃。

2. 何谓恶性高热?

恶性高热发生较少,是机体对吸入麻醉或一些肌松剂的致命反应。内脏体温升高至40℃,骨骼肌内钙的代谢异常、酸中毒、低钾血症、肌肉痉挛、凝血性疾病和循环衰竭,使热的产生增加。

3. 如何治疗恶性高热?

停止麻醉;

给予碳酸氢钠;2mEq/kg Ⅳ

给予钙通道阻滞剂(dantrolene),(2.5mg/kg Ⅳ);

持续给予 dantrolene,剂量:每 6h1mg/kg,应用 48h;

酒精棉和冰块物理降温。

4. 发热的原因是什么?

巨噬细胞被细菌和内毒素激活。激活的巨噬细胞释放 IL-1、TNF,这些物质作用于下丘脑体温调节中枢。

5. 发热能被控制吗?

阿司匹林、对乙酰氨基酚、布洛芬是环氧化酶抑制剂,可阻断下丘脑前列腺素(PGE_2)的形成,从而有效地控制体温。

6. 发热时应该处理吗?

对发热的治疗存在争议。无证据表明控制发热后可改善病人的预后,但是病人在退热后感觉较为舒适,外科医生也能较少的接到护士再打来的电话。

7. 发热可以预测吗?

当然可以。发热表示体内正在发生着什么(这常常是可以治疗的)。体温高度的预测有赖于病人的具体情况。一个体温 38℃ 的接受移植治疗的病人需要仔细检查,而一个健康的医学生在阑尾切除术后 24h 同样出现 38℃ 的体温则可以不用处理。

8. 发热时应做哪些检查?

血培养,尿液革兰氏染色和培养,痰标本革兰氏染色及培养;

检查手术部位;

检查静脉穿刺部位(现在的和以前的),以寻找血栓性静脉炎的依据(了解有否血栓性静脉炎);

如果呼吸急促,应拍胸部X光片检查。

9. 什么是术后早期(1~3d)最常见的发热原因?

以往的回答是肺不张。然而,一侧全肺受压的气胸病人并不引起发热,那么一个小区域的肺叶不张如何引起发烧而一个大范围的肺不张(气胸)却不发烧呢?最可能的解释是这种无菌的肺不张(和手术后早期肺萎陷是典型的非感染性病变)是不会引起发热的。

10. 手术部位影响自主呼吸的形式吗?

当然影响。一大组不同手术后病人的肺活量测定的研究显示:上腹部手术后肺活量最差,其他依次是下腹部手术、胸廓切开手术、胸骨正中切开手术和肢体手术。

11. 肺不张可以通过鼓励增加肺呼吸量得到治疗吗?

可以。但并不能避免发热。

12. 何谓伤口感染?

其定义为:感染伤口的每克组织内含病原菌超过 10^5 个。

13. 是否某些伤易发生感染?

人的每毫升唾液含有需氧的、厌氧的革兰氏阳性与阴性细菌高达 10^8 个,这样,所有的人咬伤必须视为有细菌污染。令人奇怪的是动物的咬伤部位却较少的含有细菌。所以与你养的狗接吻比与未婚妻/夫接吻还要安全。

14. 术后早期伤口会发生感染吗?

如病人在术后12h内出现体温变化较快的发热(高达39℃),必须对手术切口部位进行检查。观察腐烂的气味，伤口特别是疼痛伤口的引流液是否伴有捻发音。伤口渗液行革兰氏染色寻找革兰氏阳性杆菌以确定或排除梭状芽孢杆菌的诊断。

15. 什么是(梭状芽孢杆菌)气性坏疽的治疗?

立即敞开伤口，给予液体复苏。治疗主要在于对坏死组织(皮肤、肌肉、筋膜)进行侵袭性的外科清创术。清创范围与深度要足够大，不要担心能否闭合。

青霉素 1200 万 U/d, IV 应用一周。

高压氧舱治疗，其治疗效果并不令人信服。

16. 溶血性链球菌坏疽、特发性阴囊坏疽和革兰氏阴性菌协同的坏死性蜂窝织炎是特殊类型的坏疽，属于坏死性筋膜炎的特殊范畴，它们的早期治疗是相同的。

(1) 液体与电解质复苏;

(2) 应用广谱抗生素(抗生素三联);

(3) 对所有坏死组织进行侵袭性的外科清创术(局部堵塞止血)。

17. 什么是抗生素三联?

抗生素三联是对有严重疾病及外科医生高度重视的病人，针对其潜在的致命的感染进行强有力的抗感染治疗：

(1) 覆盖革兰氏阳性菌的抗生素(如氨苄青霉素);

(2) 覆盖革兰氏阴性菌的抗生素(如庆大霉素);

(3) 覆盖厌氧菌的抗生素(如灭滴灵);

要注意避免霉菌的过度生长以及耐药菌的产生，一旦有细菌培养的阳性结果则应针对致病菌选择抗生素。

18. 哪种类型的外科手术易发生伤口感染?

胃肠道手术,特别是结肠开放的手术。

19. 伤口感染典型的发生时间是什么?

一般在术后 5~7d。

20. 对伤口感染如何进行治疗?

开放伤口并给予充分引流。

21. 是否需要对感染伤口进行冲洗?

自来水冲洗使局部细菌数量减少并促进愈合。酒精对于组织是有毒性作用的,Dakin's 液——次氯酸钠消毒液和过氧化氢可杀死成纤维细胞并减慢上皮形成。凭经验而言,就像你不会放任何东西在眼睛里一样,什么也不要放在伤口内。

22. 尿路感染发生于何时?

长时间的放置导尿管易于发生感染。术中使用的泌尿科器械对其感染发生的影响亦值得考虑,病菌可沿输尿管外壁向上爬行,术后 5~7d 大多数病人就存在着感染的尿液。

23. 尿路感染(UTI)如何诊断?

尿培养细菌数 10^5 时,即为尿路感染(UTI)。尿液分析中白细胞增多时应高度怀疑。

24. 什么是引起手术后期发热的最常见原因?

感染性血栓性静脉炎(来自于一根静脉)和隐性脓肿(通常是腹腔内脓肿)常发生于术后 2 周或更长时期。

参考文献

1 Lawrence WT, Bevin AG, Sheldon GF: Acute wound care. In Wilmore DW, Cheung LY, Harken AH, et al (eds): Scientific American Surgery. New York, Scientific American, 1993.

2 Lewis RT: Soft tissue infection. In Wilmore DW, Cheung LY, Harken AH, et al(eds): Scientific American Surgery. New York, Scientific American, 1993.

3 Rodeheaver G: Controversies in wound management. Wounds 1:19, 1989.

4 Wilmore DW: Fever hyperpyrexia and hyperthermia. In Wilmore DW, Cheung LY, Harken AH, et al(eds): Scientific American Surgery. Nwe York, Scientific American, 1994.

第九节 氧输送与持续血氧监测

Frederick A. Moore 医学博士 James Heanel

1. 脉搏血氧测定仪是如何工作的?

血氧仪的原理相当简单,是根据光在还原血红蛋白(R Hb)、氧合血红蛋白(O_2 Hb)、正铁血红蛋白(Met Hb)和碳氧血红蛋白(CO Hb)吸收不同的特性。一个常规实验室(普通的)的多功能氧合血红蛋白仪传送多种窄谱光带通过血样本,并测量其不同波长的光谱的衰减,从而确定相关的不同等份的血红蛋白浓度,氧合血红蛋白被称为“成分”血红蛋白饱和度

$$成分血红蛋白饱和度=[(O_2Hb/RHb+O_2Hb+Met\ Hb+COHb)]\times 100$$

相反,脉搏血氧测定仪测量的是“功能”血红蛋白饱和度:

$$功能血红蛋白饱和度=[O_2Hb/(RHb+O_2Hb)]\times 100$$

目前的脉搏血氧测定仪仅传送两种波长的光,红光(波长680nm)与红外光(波长940nm),使氧合血红蛋白较好的从还原血红蛋白中区分出来。其探头一侧含有两个发光二极管,另一侧有一个光电探测器,通过光体积描记器,当动脉搏动时脉搏血氧仪测定着血

红蛋白的饱和度。

2. 脉搏血氧仪测量的准确性如何?

当血红蛋白氧饱和度在70%~95%以上时是非常准确的。

3. 临床医生如何通过可视血氧仪准确的确定动脉血不饱和状态?

临床医生在这方面做的并不很好。1947年Comroe和Botello使用一种新开发的血氧仪证实在氧饱和度降至75%以下之前并不能通过视觉观察到紫绀的变化(不管临床技术水平如何)。以往对于脉搏与呼吸频率的监测容易产生变化,对判断低氧状态不敏感。如果有怀疑时,应使用血氧仪。

4. 成人所含的四种常见的循环血红蛋白是什么? 脉搏血氧仪如何对异常血红蛋白做出反应?

(1) 还原血红蛋白(RH b);
(2) 氧合血红蛋白(O_2Hb);
(3) 正铁血红蛋白(Met Hb);
(4) 碳氧血红蛋白(CO Hb)。

要讨论的一个问题是:一个脉搏血氧仪是测定相关RH b和O_2 Hb的含量,而并不能区别存在的Met Hb和CO Hb含量(各自光吸收率不同)。一氧化碳或氰化物中毒时,血氧仪显示的是作为O_2Hb与RHb结合体的异常血红蛋白含量,从而出现一个氧饱和度较高的错误结果,这是由于人造光谱的关系。如果怀疑异常循环血红蛋白存在时(碳氧血红蛋白或正铁血红蛋白)应通过常规实验室的多功能氧合血红蛋白仪进行排除。

5. 还有其他的环境或临床情况可以导致脉搏血氧仪结果不准确吗?

脉搏血氧仪的可靠性有赖于动脉搏动的强度及较好的光传导。

因此,当低血压(MAP 小于 50mmHg),低体温(小于 35℃),血管性疾病和应用血管加压药物时均可出现不准确的结果。此外,光线的亮度,静脉内染色剂和在信号传递时活动过多。

6. 血氧饱和度(SaO_2)与氧分压(PaO_2)的关系是什么?

恰当的使用脉搏血氧仪需要回顾一下氧解离曲线所表达的 SaO_2 与 PaO_2 的关系。低温、碱中毒或输血可使用解离曲线左移而造成同样的 SaO_2 状态下 PaO_2 下降。例如:一脑损伤而导致高通气状态病人,$PaCO_2$ 22mmHg,pH 7.50,SaO_2 将维持于 90%以上,直到 PaO_2 降至 50mmHg 以下。当 PaO_2 超过100mmHg 后,氧解离曲线实质上是呈水平状的。这常见于在早期复苏和转送危重的外伤病人途中为了保证高的 PaO_2 水平而提供 100%纯氧所致。结果可造成当 PaO_2 明显下降时 SaO_2 却可能看不出改变,尽管这一降低对于外周氧输送并无不良影响,但却使临床医师对于严重的假象产生麻痹。

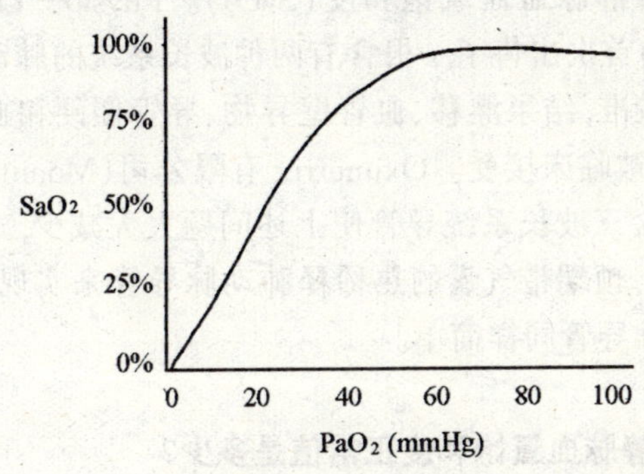

氧合血红蛋白解离曲线

7. 哪些是应用持续脉搏血氧仪的指征?

脉搏血氧仪已被广泛应用,且不久将作为 ICU 的标准监测指标。目前,它被用于高危病人——手术后病人,移植术后病人,人工通气早期和吸入 O_2 浓度较高(FiO_2 大于 60%)或 PEEP 较高(大于

8cmH_2O)——以及在脱机和通气模式予以较大的改变时。间断脉搏血氧仪的应用已得到认可,未收住于 ICU 的危重病人(急诊科和放射室)发生低氧的危险常常较高,对于诊断延迟的急症病人如未意识到其低氧血症的发生,则有高度的危险。在这种情况下,缺乏标准的监测手段,并且几乎没有一对一的护理。通过对血氧合的监测,脉搏血氧仪的信号可显示 FiO_2 不足,低通气状态和肺泡气体交换的下降。一个在转运时使用人工气囊通气的病人,常常使 FiO_2 发生改变,对于需要 FiO_2、分钟通气量或呼气末正压较高的病人,实际上存在着发生低氧血症的危险并需要持续的监测血氧状态。

8. 持续混合静脉血氧饱和度测定仪是如何工作的?工作原理?

混合静脉血氧仪应用的是分光光度计的反射原理,窄波段的光经过一束光导纤维到达有血流流过的导管顶端,并通过不同光导纤维束到达光电探测器以测出相应特定波长的光的吸收率,由微处理器计算出混合静脉血血氧饱和度(SvO_2)。Physio - Control 有限公司(Redmond)首次出售了一根含有两种波长系统的肺动脉导管。由于存在难以校准,结果漂移、血管壁异物、导管僵硬和血栓形成的因素,使其没有被临床接受。Oximetrix 有限公司(MountainView, CA)开发了一种含三波长系统导管使上述问题大大减少,这一装置是通过 7.5F,5 腔,顶端带气囊的热稀释肺动脉导管来实现的,它的放置与标准肺动脉导管同样简单。

9. 混合静脉血氧饱和度正常值是多少?

平均混合静脉血氧分压(PvO_2)是 40mmHg,在其对应的标准状态下,混合静脉血氧饱和度(SvO_2)为 75%,二者关系位于氧解离曲线的快速升降段。因此,外周组织氧合的改变仅引起混合静脉血氧分压(PvO_2)较小的改变,但却导致了混合静脉血氧饱和度(SvO_2)的明显变化;由此表明,SvO_2 是反应外周组织氧输送是否足以满足其氧需要的敏感指标。

10．应用肺动脉导管如何测定氧输送与氧耗？

Fick 公式显示了氧输送(DO_2)与氧耗(VO_2)之间的关系，即

$$VO_2 = CO \times (CaO_2 - CvO_2)$$

其中：CaO_2——动脉血氧含量；

CvO_2——混合静脉血氧含量；

CO——心排出量。

氧输送 DO_2 通过下列公式计算出

$$DO_2 = CaO_2 \times CO$$

其中：$CaO_2 = (1.36 \times Hb\ (g/dl) \times SaO_2) + (PaO_2 \times 0.003)$

11．与 SvO_2 突然下降有关的 4 个基本因素是什么？

Fick 的另一个 SvO_2 计算的公式如下

$$SaO_2 = SaO_2 - (VO_2)/(1.34) \times (CO) \times (Hb)$$

其中：SaO_2——动脉血氧饱和度；

VO_2——氧耗(消耗)；

CO——心排出量；

Hb——血红蛋白浓度。

正常的稳定的 SvO_2 保证了 DO_2 与 VO_2 的平衡，而突然下降的 SvO_2 是早期的警告：①低 CO；②动脉血氧去饱和；③Hb 下降；④VO_2 增加。

12．全麻期间为何 SvO_2 升高？感染性休克时为何 SvO_2 升高？

在全麻期间 SvO_2 常常在正常范围或者有升高，是由于使用对机体代谢状态产生抑制的药物的影响。如降低了 VO_2。全身严重感染时，即使心排出量增加，但外周分流量大，且氧提取较差，这些因素可能导致了 SvO_2 增加。

13．持续静脉氧饱和度监测的进展有哪些？

持续监测 SvO_2 消除了频繁的、费时的血流动力学描述的需要外，还提供了对于干预治疗的反馈。例如：在严重的创伤病人需要大量输血，持续的 SvO_2 降低提示活动性出血并需要给予手术治疗，相反，如 SvO_2 升高则表示复苏的有效。此外，这一指标的持续测定，亦有助于在临床上使有关氧传送的指标进入监测系统成为可能，其指标如：DO_2、VO_2、O_2 提取率和肺内分流的大小。通过提供一些相关的资料，（如：身高、体重、SaO_2、Hb 和一些标准的血流动力学参数），计算机则可把这些派生的参数计算并打印出来。令人遗憾的是这些计算结果有些带有误差。最显著的是心排出量的测定可能有 10%左右的改变。血氧的监测系统在视屏上显示出每一次心排量的热稀释曲线，它可以把不符合标准的注射排除掉，从而改善了心排出量测定的结果。此外，用于计算的 SvO_2 的参数是直接测量出来的而不是根据血气分析数据计算出的。运用这一简单的系统，可降低反复的测定和计算的误差。

14．什么是经皮血氧监测（TCM）？

TCM 是一种持续地记录皮肤氧分压 PO_2（$P_{tc}O_2$）的方法，它并不一定与动脉 PO_2 相等，其探测器经过改良，极谱仪的电极放置于皮肤角质层，这一层是由角化的存在于脂肪与蛋白基质中的死的上皮细胞构成，在正常状态下，限制 O_2 的弥散。1975 年 Van Duzee 观察到角质层中所含的脂肪成分在皮肤温度升高时融化，结果使气体弥散增加，高达 1000 倍。皮肤氧分压电极因此而设计，置于达 44～45℃热的皮肤。电极温度也增加表皮血流和“动脉化的毛细血管内的血液”。

15．如果探测器的下方的皮肤是将“静脉血转变为动脉血”的部分，为什么 $Pa_{tc}O_2$ 不能相等于 PaO_2？

有 4 个因素导致 $P_{tc}O_2$ 与 PaO_2 不同：①温度升高时氧解离曲线

右移；②角质层的氧渗透性；③皮肤组织代谢中氧的消耗；④皮肤血流状态。第1和3条可相互抵消，这样，$P_{tc}O_2$ 和 PaO_2 实际上是线性关系，并且仅依赖于 O_2 的渗透性和皮肤的血流状态。

16. 什么是 $P_{tc}O_2$ 指数？

$P_{tc}O_2$ 与 PaO_2 之间的关系是通过 $P_{tc}O_2$ 指数和 PaO_2 指数来表达的：

$$P_{tc}O_2 \text{指数} = P_{tc}O_2/PaO_2$$

对健康人来讲，该指数随年龄而变化：新生儿为1.0，儿童为0.84，成人为0.79。

17. 皮肤 PO_2 与动脉 PO_2 及组织灌注的关系如何？

一些临床研究利用 $P_{tc}O_2$ 对 PaO_2 进行预测。在健康人群，二者的相关性非常好，但 $P_{tc}O_2$ 不等于 PaO_2。由于许多生理上和病理上的因素使二者不相同。$P_{tc}O_2$ 被视为单独的一个 PO_2 变量，它受二个主要因素影响：PaO_2 和心排出量，Tremper 和 Shoemaker 已表明在血流动力学稳定的成年人[CI 大于 2.2L/(min·m^2)]，PaO_2 在较大的波动范围下(23～495mmHg)，$P_{tc}O_2$ 的相关性较好(r = 0.89)。在他们的研究中，$P_{tc}O_2$ 指数是 0.79 ± 0.12。但在休克进展期，$P_{tc}O_2$ 和 PaO_2 的相关性较差，在严重休克状态下[CI 小于 1.5L/(min·m^2)]，$P_{tc}O_2$ 与心排出量相关。因此，当突然出现难以解释的 $P_{tc}O_2$ 下降，动脉血气检查(ABGs)在区别 PaO_2 与 CO 上是没有价值的。

18. 缺氧时应如何处理？

一旦发生缺氧，应立即供给氧气。首先通过人工气道给予手控通气，气管插管上套囊破裂是不言而喻，而气囊充气困难提示气道梗阻、支气管痉挛或张力性气胸。不能通过放置吸痰导管来确定梗阻。如果通过改变头的位置或套囊放气仍不能解决问题，应立即更换气

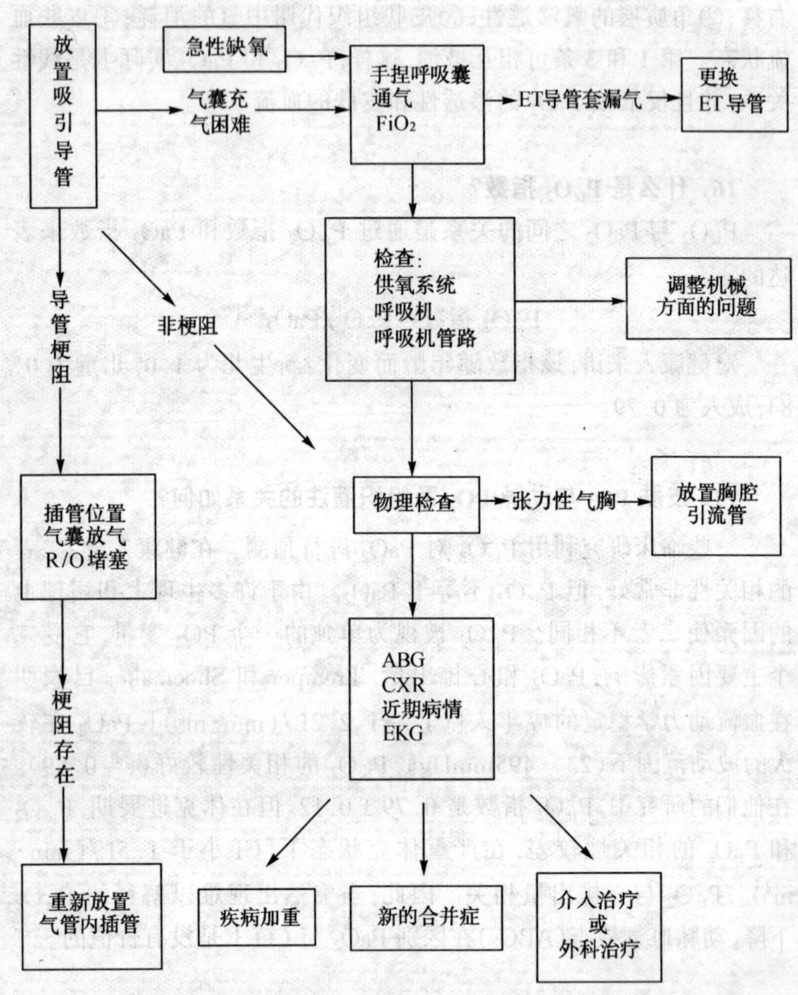

ICU 发生缺氧的因素

管插管。如果气囊充气困难且没有气道梗阻的迹象，应立即行胸部X光检查一排除张力性气胸。应检查呼吸机和呼吸管路，观察生命体征和胸部系统地评价。行动脉血气检查以明确缺氧及排除肺换气不足。进一步全面处理包括急拍前后位胸部X光片。选择性的行ECG检查,仔细回顾近期服药,治疗(吸痰、体位变化、护理)以及临床情况改变。放置肺动脉导管的病人测定其肺毛细血管起楔压(PCWP)、心排指数和氧传送改变,肺闪烁扫描(V/Q)用于评价临床上可疑的肺梗塞病人。

参考文献

1 Comroe JH, Botello S: Unreliability of cyanosis in recognition of arterial anoxemia. Am J Surg 214:1 1947.

2 Haenel JH, Moore FA, Moore EE: Advance in continuous oxygen monitoring in trauma patients. In Mattox KL(ed): Perspectives in Trauma. Forum Medicum, Vol 1, No IV, 1990.

3 Nelson LD: Continuous venous oximetry in surgical patients. Ann Surg 203:329, 1986.

4 Tremper KK, Barker SJ: Pulse oximetry. Anesthesiology 70:98 - 108, 1989.

5CTremper KK, Shoemaker WC: Transcutaneous oxygen monitoring for critically ill adults, with and without low flow shock. Crit Care Med 9:706, 1981.

第十节　动脉血压监测和中心静脉压监测

Thomas A. Whitehill 医学博士　Glenn J. R. Whitman 医学博士

动脉血压监测

1. 动脉插管的指征是什么?

其指征包括:病情不稳定的病人(特别是袖带血压测定结果不可靠,收缩压过高或过低时);多种或频繁取血标本,包括动脉血气分析,生化和血液系统全面检测(尤其接受机械通气支持病人);降血压治疗(特别是应用血管扩张药物如硝普钠)。

2．什么是动脉插管的最佳部位？

桡动脉是常选择的穿刺部位，因为此处穿刺较为容易，可通过掌弓确定有无完善的侧支循环。其次常选的穿刺部位是足背动脉或股动脉，其中每支均有较好的侧支血流。但并发症的发生率较高，特别是穿刺部或动脉感染在后二者发生较多。

3．何谓 Allen 试验？

Allen 试验是用于判断手部动脉侧支循环是否充足以及桡、尺动脉在手部血供中谁占优势的一个物理的检查方法。

4．如何做 Allen 试验？

用双手在腕部压住病人的桡动脉和尺动脉以阻断全部进入手掌的血流，将病人手臂抬高过头顶，并让病人握拳几次以把手部的全部静脉血挤出，从而使这只手的颜色灰白、皮肤变凉，再让病人手放松并放低，然后突然将尺动脉压迫点放松；该手立即转成粉红颜色。如果手的颜色仍灰白直到放松桡动脉压迫后才转变为粉色，则表明通过该手尺动脉到穿刺的桡动脉间无足够的侧支循环。

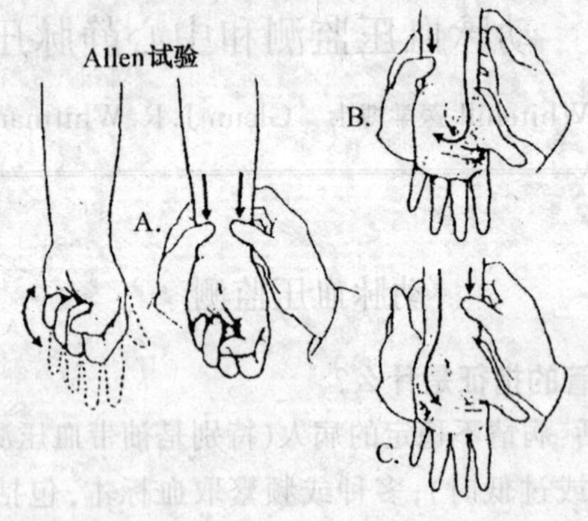

5. 在桡动脉插管前有何替代的方法可用于确定掌动脉弓侧支是充足的?

多普勒超声(9mHz 铅笔探头或 5.2mHz 平探头)检查可在床旁进行,以确定其侧支循环血流是否充分。如果掌弓完整并且通畅,那么,单独压迫尺动脉将不会使五个手指中任何一个得到的多普勒超声信号消除,用同样的方法可进行桡动脉侧支功能的检测。如果来自于桡动脉或尺动脉的侧支是不完整的,应选择另一侧腕部动脉进行插管。

提示:应先选用非优势侧的血管。如果它可以用,则应减少这侧血管的穿刺与置管。

6. 如何行桡动脉导管插管?

将前臂、腕部和手固定于带垫的托板上,手腕背部放一卷起的毛巾,穿刺部位的皮肤用碘液消毒,1%利多卡因局部浸润麻醉(不加肾上腺素)。采用无菌操作技术,放置 22G 的 Teflon 套管针。当其穿刺针进入动脉后,将针芯缓慢退出,并将套管慢慢向前推入动脉。将套管与一加有三通的短的高压延长管相接,然后再与压力传感系统相连。导管穿刺部用缝线与胶带固定使之安全,然后无菌纱布敷盖。

7. 动脉插管术的最常见的并发症是什么?如何预防?

桡动脉插管的主要并发症包括由于远(末)端血栓而导致血管部分或完全性阻塞,大量出血,瘀斑,脉搏消失,局部感染;上述并发症中最常见的是短暂的动脉血栓(高达 88%)。最好的预防是缩短穿刺置管的时间,并选用最小号的套管针(通常是 20G 的)。

中心静脉压力监测

8. 何谓中心静脉压(CVP)?

中心静脉压或右房压是指血液在右心室舒张充盈期被推送进入心室时的压力。CVP 越高,越有更多的血液流入右心室。Starling

定律指出随着舒张末容量的增加(达到某一点)收缩期将有更多的血液射出;所以,CVP 的增高通常导致心排出量的升高。正常情况下,右心室能够充分地充盈,同时出现 CVP 惊人的下降(3～5mmHg)。

9．什么是放置 CVP 监测导管的指征?

该指征包括:休克或呼吸心跳骤停需要快速输血及补液,扩容治疗,经静脉紧急放置起搏器,缺乏足够的外周静脉,以及长时间输注高张力的液体(如全胃肠营外养、TPN)或抗生素。

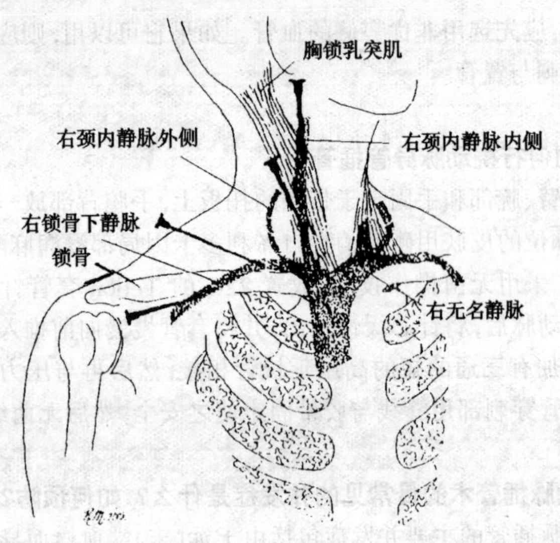

经皮穿刺放置 CVP 导管,自胸锁乳突肌中点外侧进入颈内静脉的穿刺部位,以及经锁骨上区和锁骨下区穿刺锁骨下静脉的穿刺点

10．如何进行 CVP 测量?

导管必须置于上腔静脉(SVC)或右心房。因为 SVC 到右房之间的压力下降是微不足道的,以及胸腔内所有静脉的压力几乎相同,因此可获得这一区域内任何一点的压力。经肘前静脉切开或经皮"中心"锁骨下/颈内静脉穿刺置管于上腔静脉。不论用液控测压计

还是电子传感器系统均可显示其传导的压力波形。

11. 锁骨下静脉及颈内静脉置管术的禁忌证是什么？

患有凝血障碍的病人，在锁骨下静脉或颈静脉穿刺置管手术中出血的危险较小，但不是没有。对于一个凝血状态异常（任何原因）或重度血小板减少（小于 20 000）的病人，中心静脉置管与外周静脉穿刺比较可能更安全，并可保持一"长期静脉通路"。同样，当患有慢性阻塞性通气障碍（COPD），肺过度膨胀（肺气肿）和一些呼吸窘迫病人，对于穿刺失误造成的气胸则往往不能很好的耐受。动脉误穿损伤一般不会造成太大危害，除非病人合并有凝血异常或血小板减少。

12. 如何经锁骨下静脉放置 CVP 导管？

病人仰卧头过伸位（Trendelenburg 位），用抗菌液对锁骨下区大范围的进行皮肤准备，铺巾，应用无菌器械，术者用 1% 利多卡因于锁骨中点部皮肤行浸润麻醉，用 21G 针头，从浸润的"部位"沿锁骨下缘直接朝向胸骨匀速进针，进针时除局部注射利多卡因外，应始终保持注射器于负压状态。最重要的是穿刺针紧靠锁骨下面，绝不能朝向深部的肺和胸膜，否则必将会导致气胸发生。当试穿针进入锁骨下静脉，颜色较深的血液则易于抽出和注回静脉。然后将细的试穿针拔出，用 16G 或 18G 穿刺针，再连接一个 10ml 注射器，沿着同样的路径进针。推测来看，如果试成功，粗一点的穿刺针也应容易再进入该静脉。此时，深颜色的静脉血再一次被较容易的抽出。将注射器取下，注意不要使针尖在静脉内的位置移动。用一带手套的手指压住针孔以防止气体吸进和血液流出。然后将一根塑料导管通过穿刺针置入，其顶端位于上腔静脉（SVC）/右心房。适宜的静脉内导管长度应根据右侧或是左侧锁骨下穿刺而定，分别长 10～15cm。

13. 如何放置颈内静脉导管进入中心静脉并测定 CVP?

使病人于 Trendelenburg 体位,并将头转向穿刺对侧,在消毒、铺巾、充分地准备后,于胸锁孔突肌(SCM)外缘局部浸润麻醉,此部位恰于胸锁孔头肌的胸骨支与锁骨支汇合点上方,约于锁骨头上方 2~3cm 处。试穿针走行于该肌肉深处,针尖朝向同侧髋部,触及颈动脉时不要穿破之。同样于试穿后再次穿刺,一旦穿刺针位置确定则可放置导管。

14. 何谓 Seldinger 技术?

这是一较容易、可靠和安全的技术,在以 18G 的"薄壁"针定位后,使针在血管内的位置固定,通过穿刺针芯放入一根导丝,拔出穿刺针,将 16G 或 18G 的静脉导管沿导丝置入,达到既定的位置,然后将导丝从导管内拔出。

15. 如何固定 CVP 导管?

在完成 CV 导管的穿刺置管后,有必要将导管与穿刺点皮肤,及导管固定装置处皮肤缝合固定,以防止其偶然脱出。放置一根有价值的导管,往往能通过它较好地获取所需要的指标。

16. 如何确定 CVP 导管的位置?

在完成置管后,需拍胸片检查,以确定导管顶端的位置和有无气胸发生。如果导管顶端在右室内或对侧锁骨下静脉,必须适当地拔出一部分。

17. 什么是放置 CVP 导管最常见的并发症?

CVP 导管污染的概率在 8%~88%之间。大量的研究表明大多数导管是在穿刺过程中被细菌污染的。如果置管超过 72h,细菌污染的机率则明显升高。围绕这些导管形成一纤维鞘,并且可被由血源传播的远处的感染病灶所污染。通过反复的管套阳性培养结果,全身性应用抗生素无明显效果。显然，穿刺后迅速的粘连和无菌穿刺技术可使高的感染发生率降低。常规、严格的更换导管也是重要的。锁骨下穿刺者气胸的发生率(4%)比颈内静脉略高；但正如人们所想象的，后者颈动脉误穿的概率略高。

参考文献

1 Beford RF, Wollman H: Complications of percutaneous radial artery cannulation. Anesthesiology 38:228, 1973.

2 Brieges BB, Carden E, Takacs FA: Introduction of central venous catheters through arm veins with a high success rate. Can Anesth Soc J 26:128, 1979.

3 Davis FM, Stewart Jm: Radial artery cannulation. Br J Anaesth 52:41, 1980.

4 Jones RM: Percutaneous radial artery cannulation. Anesthesiol Rev 8:41, 1981.

5 Mitchell SE, Clark RA: Complications of central venous catheterization. AJR 133:467, 1979.

6 Rosen M, Latto IP, Ng WS: Percutaneous central venous cannulation. BMJ 281:372, 1980.

7 Ross AHM, Andersen JR, Walls ADF: Central venous catheterization. Ann Roy Coll Surg (London) 62:454, 1980.

8 Ryan J, Raines J, Dalton BC: Arterial dynamics of radial artery cannulation. Anesth Analg 52:1017, 1973.

第十一节　肺动脉压监测

Glenn J. R. Whitman 医学博士　Thomas A. Whitehill 医学博士

1. 什么是 Swan-Ganz 导管？

Swan-Ganz 导管(漂浮导管)是一根长 80cm 的导管，每隔 10cm 有一长度标记。该导管至少是双腔的，也有三腔的。其中一个管腔开口于导管顶端，被标为“顶端开口”。第二个腔位于距导管末端 20cm 处，被称为“近侧开口”。有些导管还有第三个腔，其距导管末端 30cm 处有更近的开口,也被称为“注射口”;用于输注药物而非压力监测。所有 Swan - Ganz 导管顶端均带有一可膨胀气囊(1.5ml)。此导管放置的位置是将顶端开口于肺动脉(但胸片上的影子不超出纵隔)。顶端开口用于测量肺动脉压力。近侧开口反应右心房压力。此外,将气囊轻轻充气后,该导管所在的肺动脉被阻塞,此时顶端开口将反应肺静脉压(而不是动脉压力),它能够准确地估计左心房平均压以及左室舒张末压。

2. Swan - Ganz 导管的放置

将一 7F 外套管放入锁骨下静脉,颈内静脉或股静脉,然后再经其置入导管至 20cm。将气管充气,经顶端测压孔进行压力监测,因为球囊充气,导管是漂浮的。导管顶端随血流漂进右心房,再经过三尖瓣进入右心室,最后沿着右室的流出道进入肺动脉。在这一过程中,有几个窍门对置管可能会有帮助:

(1) X 光透视屏有助于指导置管,但通常并不需要。

(2) 一旦气囊充气,经外套管将导管迅速推进,从而使其随着血流漂进心脏。

(3) 尽快的进入右心室后,停止送管并记录心室内压力“曲线”,同时心里记住导管在三尖瓣水平,进入右心室所需要的长度。然后,再次气囊充气,在监护仪显示的压力波形引导下,将导管迅速送入肺动脉。在此点上,于舒张期右心室描绘的图形表现为一个带有切迹的重峰波,舒张末压要比导管在右室内时显示的高。

(4) 如果不能确定导管位置,记住,肺动脉波形是舒张期有一负向波,相对比,舒张期右心室波形则为正向的。

(5) 一旦到达肺动脉,继续缓慢送导管(气囊充气)直到收缩 - 舒张波形呈一直线而仅有一圆峰样波(一般与呼吸有关),这个新的压力(读出的平均压)即是肺毛细血管楔入压。气囊放气,肺动脉搏动的波形复现。如果不是如此,将导管慢慢向外拔出直到出现肺动脉波止。然后再次气囊充气(每次均应缓慢地充气)直到 PCWP 波形显示出来。

(6) 立即拍胸片以确定导管位置。应记住,气囊充气时气体永远要缓慢地注入,当 PCWP 波形显示时停止充气。气囊过度充气可导致肺动脉破裂。因此,为了同样的原因,千万不能带着气囊拔导管。

3. 应何时放置 Swan - Ganz 导管?

一旦想要准确地获得心脏做功和肺血流动力学情况,测量心排出量和心室充盈压(PCWP 间接的反应左室舒张末压力)时则是放置 Swan - Ganz 导管的基本的和相关的指征,临床情况包括:

(1) 休克;

(2) 肺切除手术前进行评估;

(3) 治疗合并低血压的急性心肌梗死;

(4) 手术中治疗的需要(a)主动脉手术,(b)任何体液变化大的手术,(c)心脏病患者;

(5) 急性肾功能衰竭治疗。

4. 正常的心脏内腔压力是多少?

右心房(RA)	右心室(RV)		肺动脉(PA)		左心房(LA)	左心室(LV)	
	舒张压	收缩压	舒张压	收缩压	PCWP	舒张压	收缩压
0～8mmHg	0～8	15～30	3～12	15～30	1～10	3～12	100～140

5. 如何应用 Swan - Ganz 导管测量心排出量?

热稀释法测定心排出量是将已知量的液体在已知温度下(如12℃,100ml)注入 Swan - Ganz 导管的近端开口的管腔,在导管末端的温度感受器探头读出血流通过时的温度变化,与 Swan - Ganz 导管相连的计算器算出通过探头的流速,即 L/min。为了尽量减少每次注射结果的波动范围,应使每次注射在呼吸周期中的一个特定的时间(如呼气末),并且取三次注射的平均值。尽管如此,其波动幅度为15%。

6. 什么热稀释法测定心排量是不准确的?

当存在左向右分流时将使分流的血液加到注射的冷盐水中,从而出现心排出量非真实的升高。同样地,三尖瓣回流产生的假性升高的异常的曲线图形。心排出量越高,计算的准确性越差,最好的情况下,热稀释法心排量测定也仅在实际心排量的15%~20%之内。

7. 如何确定体循环(外周血管)阻力(SVR)?

根据公式计算

$$SVR = \frac{\overline{BP} - \overline{CVP} \times 80}{CO}$$

其中:SVR——体循环阻力(dynes/(sec·cm^{-5}));

BP——平均动脉压(mmHg)

CVP——中心静脉压(mmHg)

CO——心排量(L/min)

在测定心脏后负荷时,体循环阻力将不是主要考虑的。在这一点上,平均动脉压却是更好的参数,最好维持在65~70mmHg的范围(如果试图获得最佳的心排血量)。当平均动脉压为60mmHg时,不论体循环阻力多高,进一步使其降低是不明智的。在这种情况下,必须提高心排出量才能进一步降低SVR。

8. 如何应用右心或左心充盈压来评价休克?

在治疗休克病人时,需要了解动脉压以及右房压、肺动脉压、肺毛细血管嵌入压(PCWP)和心排出量的情况。当时的血流动力学改变的特征,有关病因诊断的考虑,并提出治疗方法。

(1) 低容量性休克:右心与左心充盈压降低,就像心排出量降低。外周血管阻力增高。由于血管强烈收缩,袖带测得的血压可以是正常的。(有心脏疾患的病人,中心静脉压常常不能很好地反映左室充盈状态。)当心排出量增加使充盈压升高以保证容量,体循环压正常以及外周血管阻力降低时,可做出肯定的诊断。

(2) 心源性休克:当休克时右室充盈压升高而不伴有 PCWP 升高,是右心室梗塞、肺动脉血栓或肺梗塞的心肺改变特点。治疗目标放在降低肺血管阻力、增加心肌收缩力,如果可能,对肺动脉栓塞病人则行肺动脉血栓切除术。为解除肺梗塞,外科手术、至少溶栓等治疗常常是需要的。左室充盈压的增加是心源性休克的特征,并伴有心脏扩大和肺水肿(PCWP 大于 18~20)。肺水肿的治疗是保证适当的但不是过多的前负荷,降低后负荷,增加心肌收缩力。记住"MOSTDAMP"!

M——吗啡(Morphine)

O——氧气(Oxygen)

S——端坐位(Sitting up)

T——上止血带(交替)(Tourniquets)(rotating)

D——地高辛(Digoxin)

A——氨茶硷(Aminophylline)

M——利尿(速尿)(Micturition)(Losix)

P——放血术(Phlebotomy)

(3) 感染性休克(septic shock):感染性休克的特点是充盈压正常或低于正常,心排出量高于正常,以及外周血管阻力严重降低(小于 600)。治疗需要给予液体复苏和尽可能的使体循环血管收缩,同时进行病因的治疗(如腹腔脓肿治疗)。

9. 什么是测血氧 Swan - Ganz 导管?

它是一种漂浮导管,在其顶端带有一纤维光学监测探头,可持续进行氧合血红蛋白($Hb\ O_2$)饱和度(SO_2, %)的测定。当放置恰当时,导管的末端支的顶端将于肺动脉内,从而测定的氧饱和度反应的是混合静脉血的氧饱和度(SvO_2)。

10. 测定混合静脉血氧饱和度(SvO_2)的重要性是什么?

为回答这一个问题,必须懂得其基本原理:

(1) 血氧含量(CO_2):溶解于血中的氧+与血红蛋白结合的氧量

$$溶解的氧 = 0.003 \times PO_2$$

$$与血红蛋白结合的氧 = 1.38 \times Hb \times SO_2$$

例如:$Hb = 12gm$, $PO_2 = 60torr$, $SaO_2 = 90\%$

$$
\begin{aligned}
CaO_2 &= (0.003 \times 60) + (1.38 \times 12 \times 0.90) \\
&= 0.18 + 14.9 \\
&= 15.08ml(O_2)/100ml(血)或 15.08\ vol.\%
\end{aligned}
$$

在通常的病例中,溶解的氧仅占氧含量(CO_2)的很少一部分(如在上述举例中为1%)。因此,它对于CO_2中的意义在进一步的讨论中可被忽略不记。

(2) 动-静脉氧差($A-VO_2$):了解如何测定血氧含量后则可对动脉与混合静脉血氧含量,或$A-VO_2$进行测定。根据肺动脉或混合静脉氧合血红蛋白饱和度(SvO_2),可直接计算

$$
\begin{aligned}
A-VO_2 差(CaO_2 - CvO_2) \\
&= Hb\ 1.38SaO_2 - Hb\ 1.38SvO_2 \\
&= Hb\ 1.38(SaO_2 - SvO_2)
\end{aligned}
$$

典型的状态如

$Hb = 15mg\%$, $SaO_2 = 96\%$, $SvO_2 = 75\%$

$$
\begin{aligned}
A-VO_2 差 &= 15 \cdot 1.38 \cdot (SaO_2 - SvO_2) \\
&= 15 \cdot 1.38 \cdot (97 - 75) \\
&= 20.7(0.21) \\
&= 4.35vol.\%
\end{aligned}
$$

其含义为,每100ml血液在体内循环一周释放出4.35ml的氧,正常$A-VO_2$范围是3vol.%~5vol.%。

(3) Fick原理:在稳定状态下,机体氧的利用率为125ml/(min·m^2)。因此,当知道病人的体表面积(BSA),就可粗略地计算出其每

分钟的氧耗(VO_2)。如此，一个 BSA = $2m^2$ 的成年男性，每分钟氧耗(VO_2) = 250ml。他的 A - VO_2 差 = 4.35ml，也就是每 100ml 血中有 4.35ml 用于氧的供给。这样每分钟必须有 4.75 升血液围绕该病人机体运行才能满足其氧的需求。假设已知通过测定的 A - VO_2 差已知 VO_2 值，则可计算出心排出量是多少。例如

$$CO = (VO_2 \div A - VO_2\ 差) \times 10$$

11. SvO_2 的意义是什么？

如果假设处于稳定状态时 Hb 和 PO_2 保持不变，则 CaO_2 亦保持恒定。在这一状态下，CvO_2 的变化将完全依赖于心排出量与 VO_2。然而，$CvO_2 = Hb \cdot 1.38 \cdot SvO_2$。如此，只有 SvO_2 是不同的，一根测血氧 Swan - Ganz 导管可持续地显示出 SvO_2 数值相当于连续的心排出量和每分钟氧耗的测定。在稳定状态下 VO_2 保持恒定，SvO_2 越高则心排越高。要防止误差则必须保证 PO_2、Hb 与 VO_2 保持稳定。根据 Fick 原理假设的 VO_2 来确定心排出量。实际上，VO_2 可通过"代谢车"进行测定，从而非常准确地计算出心排出量。然而临床上，这是不必要的，对 ICU 病人，我们的兴趣不在某一次测定值而在于它的变化趋势。这样，尽可能长的保持 Hb、VO_2 和 PO_2 于稳定状态，SvO_2 升高则表示心排出量增加。

根据测血氧 Swan - Ganz 导管提供的持续的 SvO_2 测定结果，对于干预性治疗，如增加前负荷、降低后负荷或应用心肌兴奋性药物可立即作出血流动力血的评价。机械通气的病人应用呼气末正压通气(PEEP)的效果可在几分钟内做出判断，并且"最佳 PEEP"的临床观察则成为不重要。心律失常的影响和心排出量可以确定，这样，对于需要持续的观察和干预治疗的危重病人，连续的 SvO_2 监测是一无法估价的手段。

12. 什么时候测血氧 Swan－Ganz 导管的测定会不准确或造成误导?

当该导管已放置时间较长(24～72h),光导纤维的顶端可能被纤维蛋白覆盖,光传导的强度减小,读出的测量值则不准确。新型的导管带有一光强度测定装置,它可告诉临床医师什么时候由于上述因素使测量值不再准确。红细胞压积降低时可导致 SvO_2 下降。这是一种实际情况而并非人为现象。如果 A－VO_2 差为 5vol.%,且 Hb 为 15g/dl,那么 SvO_2 = 75%。然而,如果 Hb 为 7.25,则 SvO_2 = 50%。在心排出量不便的情况下,单纯 Hb 的改变则可使 SvO_2 发生改变。

参考文献

1 Bonumof JL, Sandman LJ, Arkin DB, Diamont M: Where pulmonary arterial catheters go. Anesthesiology 46:336, 1977.

2 Buchbinder N, Ganz W: Hemodynamic monitoring－invasive techniques. Anesthesiology 45:146, 1976.

3 Caerus JA, Holder D: Ventricular fibrillation due to passage of a Swan－Ganz catheter. Am J Cardiol 35:589, 1975.

4 Dalen JE: Bedside hemodynamic monitoring. N Engl J Med 301:1176, 1979.

5 Elliott CG, Zimmerman GA, Glemmer TP: Complications of pulmonary artery catheterization in the care of critically ill patients: A prospective study. Chest 76:647, 1979.

6 Gardner RM: Direct blood pressure measurement－dynamic response requirements. Anesthesiology 54:227, 1981.

7 O'Quinn R, Marini JJ: Pulmonary artery occlusion pressure: Clinical physiology, measurement, and interpretation. Am Rev Respir Dis 128:319, 1983.

8 Pace NL: A critique of the flow－directed pulmonary arterial catheterization. Anesthesiology 47:455, 1977.

9 Stevens JH, Raffin TA, Mihm FG, et al: Thermodilution cardiac output measurement. Effects of the respiratory cycle on its reproducibility. JAMA 253:2240, 1985.

10 Swan HJC, Ganz W: Complications of flow－directed balloon－tipped catheters. Ann Intern Med 91:494, 1979.

11 Swan HJC, Ganz W: Use of balloon flotation catheters in critically ill patients. Surg Clin North Am 55:501, 1975.

第十二节 伤口感染与伤口裂开

Steven L. Peterson 医学博士 Ben Eiseman 医学博士

1. 伤口感染的定义是什么?

国家医院感染监控系统(NNISS)提倡在描述伤口感染时统一使用"手术部位感染"(surgical site infections, SSIs)这一名称,并对组织受累的范围列出严格的标准。这个分类系统易于交流和监督。根据此标准,SSIs 发生于手术后 30d 内,除非手术部位有异体存留,对存有异体的病例,其必须在伤口感染的一年前已被排除。感染被分为切口的感染和脏器或腔体的感染。切口感染进一步分为仅仅是皮肤和皮下组织感染,称为切口浅层的感染。器官和体腔的感染为手术时切开皮肤或术中操作所涉及的任何解剖区域的感染。

2. 能否对伤口进行分类并由此预测其发生感染的危险?

可以。1964 年首次提出了切口的分类方法,其根据伤口内可见的污染及受累的深度(伤口的层次)将其分为 4 类:清洁伤口,清洁污染伤口,污染伤口和感染伤口。此分类法认为可高度预测切口感染的发生。

(1) 清洁伤口:是非外伤性的无炎症的伤口,未违反无菌技术以及不与空腔脏器相通。

(2) 清洁污染伤口:除切口与空腔脏器相通外,其他与上述相同。

(3) 污染伤口:受到的创伤是清洁的或含有较少的感染性分泌物。

(4) 感染伤口:被有污染的创伤引起,或有肉眼可见的感染性分泌物进入切口。

最近来自于 NNISS 的数据表明,各类切口相关性感染的发生率分别为:清洁伤口 2.1%;清洁污染伤口 3.3%;污染伤口 6.4%;感染伤口 7.1%。

3. 哪些局部因素影响伤口感染的发生?

伤口感染的程度(如伤口分类)和不能存活的组织的含量是最重要的预测指标。坏死范围,异物,血凝块,未引流的浆液以及过多的缝线也是重要的因素。作为降低面部伤口感染率的因素,局部的血供也是很重要的。

4. 在预测伤口感染的可能因素中还有哪些也是重要的?

伤口的等级,美国麻醉学会制定的生理状态分类,手术时间,术中培养结果以及术前住院时间均是手术部位感染的有意义的预测指标。

5. 预防性全身抗生素应用能否降低可能发生的感染?

对污染的和感染伤口有明确的使用抗生素指征,并且是治疗性而非预防性应用。对于清洁污染伤口多数报道为常规预防性应用抗生素。而清洁伤口反对常规应用预防性抗生素;然而近来有二篇报道,分别对 1 218 例和 3 202 例术后清洁伤口病人预防性应用抗生素,结果表明其伤口感染率分别下降 48% 和 41%。对于这些研究的批评,其焦点在于以有限观察的手术类型(疝修补和乳腺切除)来对非常广泛的清洁类手术切口进行推断。预防性应用抗生素的最大益处在于使污染时被污染的组织内达到治疗剂量药物浓度,这一点是明确的。因此在手术切开之前立即给予预防性的抗生素将使其效果增强;后期给予和未应用结果相同。在手术结束后给予 1~2 个剂量的抗生素就足够了;再增加补充只能促进耐药菌的产生。将抗菌药物直接应用在伤口表面与全身性应用相比未增加特殊效果,并且在事实上可能因延迟上皮生长而影响其愈合。

6. 在降低手术后切口感染中有什么非药理学的作用因素?

预防性抗生素应用并不能使较差的手术技能得到补偿。消化道,泌尿生殖系或呼吸道手术是与外界相通的清洁可污染手术,好的手术技能可使污染机会降到最低,并应在手术切口关闭之前将所有出血和无生机的组织清除,或降至最少。伤口灌洗亦可通过减少细菌的吸收量而有助于控制感染。适当的使用电刀并不增加切口的感染率。

7. 对于较脏的和污染的伤口是否适合一期缝合?

这种情况下的一期缝合是个比较困难的决定。一方面,外科医生总希望能一期缝合。因为,这样或许可避免感染,死亡率低以及整形学外观较好。然而,一旦感染发生后果则是严重的,伤口必须再次开放。影响决定缝合的因素包括:污染程度,失活组织的多少或伤口内存留的间隙大小,血供充分与否,引流彻底,受伤的时间和伤口内异物的存在。保持污染较重的伤口开放使其二期愈合总是比较安全的方法,或许可于受伤后 3～5d 予以延期缝合。延迟的一期缝合常常是有经验的外科医生区别于业余爱好者的一种妥协办法。

8. 什么是导致伤口感染最常见的病原菌?

葡萄球菌是最常见的病原菌,就像它们是最常见的皮肤菌群一样。另一方面,感染的发生有赖于污染菌的自然状态种类。如果肠道受损,肠杆菌属和厌氧菌属是其常见的致病菌;胆道和食管手术的区域则是上述病原菌加上肠球菌;其他区域像尿道和阴道,含有特定的细菌如 D 族链球菌、假单孢菌属和变形杆菌属。

9. 常见手术的伤口感染率是多少?

胆囊切除术:3%

阑尾切除术:5%(如阑尾穿孔为 25%)

结肠切除术:12%

腹股沟疝修补术:2%

开胸术(胸廓切开术):6%

10. 什么是伤口感染的典型征象?

灼热,肿胀,红,疼痛。

11. 伤口感染的最好的治疗是什么?

开放伤口,引流脓液。抗生素在控制蜂窝织炎或减少由此发生的全身性感染方面的作用是有限的。

12. 如果术后早期伤口边缘出现发展较快的红斑和压痛,应怀疑何种病原菌感染?

B族链球菌。

13. 术后早期伤口出现棕红色渗液是何种病原菌感染?

梭状芽孢杆菌。

14. 典型的伤口感染发生在什么时候?如果感染未被控制,其局部和全身的表现是怎样的?

典型的伤口感染发生在术后5~7d。来自一封闭间隙的大量无活性组织内的梭状芽孢杆菌感染可能在几小时内即发生。如果伤口感染未被治疗,病人则可能发生全身性感染的症状,其局部的表现为伤口裂开,感染沿组织层次蔓延并继续发展。如果感染进展迅速,特别是在宿主抵抗力低下时,则可导致坏死性筋膜炎。最后张力增加使封闭的伤口裂开。

15. 何谓伤口裂开?

伤口裂开是指手术切口任何一层或全层的部分或全部破裂。术后切口处凸出是腹部术后腹壁全层破裂并且腹腔内脏膨出。

16．哪些因素造成伤口裂开？

有关于伤口愈合的化学变化和/或细胞生长受损的因素均可导致伤口裂开。半数以上的伤口裂开认为是感染所致。年龄大于60岁，肥胖和腹腔内压力增高，营养不良，肝或肾功能不全，糖尿病，应用糖皮质激素或细胞毒性药物，以及接触放射性物质均与伤口裂开有关。而单一的最重要的因素是切口不适当的缝合。筋膜边缘不能是没有活性的组织。腹白线处缝合应由腹直肌鞘一侧进针经过中间白线达到对侧腹直肌鞘；缝线结扎要正确，张力不要太大；缝线材料的选择要有足够强度。

17．伤口裂开发生于何时？

伤口裂开可发生于术后任何时候；但它最常发生于术后第5～10d之间，此时伤口的强度最低。

18．什么是伤口裂开的症状和体征？

正常情况下，一周之内的切口可触及的一隆起的愈合嵴，每侧约为0.5cm。没有这一隆起则可能是发生伤口裂开的强有力的预示。大多数情况下，伤口处血清样液体漏出是首先应注意的征象。在一些病例，突然的内脏膨出可能是腹部伤口裂开的第一征象。病人也可能叙述于咳嗽或呕吐时感到切口撕裂或突然爆开。

19．什么是伤口裂开特有的的治疗方法？

伤口裂开而不伴内脏膨出时最好的处理是立即将切口再次缝合。如果病人不能接受手术，则可能发展为切口疝并一直存在，直到以后手术为止。如果伤口裂开是在治疗切口感染期间发现的，伤口的修复将要等到伤口感染完全控制以后再进行，要始终坚持这一治疗原则。开腹术后伤口裂开伴有内脏膨出相当于外科急症，其死亡率在10%～20%。这种病例的最初的治疗包括用湿的敷料保护膨出的脏器同时进行相应的复苏；第二步是手术缝合以关闭切口。暴露的肠管和/或网膜应予充分的冲洗并送回腹腔;腹壁应用张力缝线缝合;皮肤伤口应予开放填塞。

参考文献

1 Classen DC, Evans RS, Pestotnik SL, et al: The timing of prophylactic administration of antibiotics and the risk of surgical - wound infection. N Engl J Med 326:281 - 286, 1992.

2 Culver DH, Horan TC, Gaynes RP, et al: Surgical wound infection rates by wound class, operative procedure and patient risk index. Am J Med 91(Suppl 3B):152S - 163S, 1991.

3 Groot G, Chappell EW: Electrocautery used to create incisions does not increase wound infection rates. Am J Surg 167:601 - 603, 1994.

4 Leaper DJ: Prophylactic and therapeutic role of antibiotics in wound care. Am J Surg 167 (Suppl 1A): 15S - 20S, 1994.

5 Mulvihill SJ, Pellegrini CA: Postoperative complications. In Way LW(ed): Current Surgical Diagnosis and Treatment, 10th ed. Norwalk, CT, Appleton & Lange, 1994, pp 24 - 39.

6 Platt R, Zaleznik DF, Hopkins CC, et al: Perioperative antibiotic prophylaxis for herniorrhaphy and breast surgery. N Engl J Med 322:153 - 160, 1990.

7 Platt R, Zucker JR, Zaleznik DF, et al: Prophylaxis against wound infection following herniorrhaphy and breast surgery. J Infect Dis 166:556 - 560, 1992.

8 Sheridan RL, Tompkins RG, Burke JF: Prophylactic antibiotics and their role in the prevention of surgical wound infection. Adv Surg 27:43 - 65, 1994.

第十三节 急 腹 症

Alden H. Harken 医学博士

1. 面对一急腹症病人,外科医生的职责是什么?

(1) 判定病人的严重程度;

(2) 确定病人是否需要直接送入手术室,需要收住院进行复苏或观察,或可以安全的送回家。

2. 对急腹症病人危险性最大的处理结果是什么?

把病人送回家。

3. 在急诊室明确疾病的诊断是重要的吗?

不是。把在急诊室的时间花费在确定疾病的诊断上常常丧失了在医院内的抢救复苏和/或手术室的治疗的时机。需要做出相关的确诊仅仅是那些能够被送回家的病人。

4. 如果根本的目标不是做出诊断,那么外科医生又应该做什么?

(1) 对病人进行复苏治疗:大多数病人在患病期间不能进食、水,所以多数病人液体丢失至少达几升。腹泻或呕吐的病人消耗较重。

(2) 建立一较粗的静脉通路。

(3) 补充丢失的电解质(见第五节)。

(4) 放置 Foley 氏导尿管(这一处理不会对病人造成痛苦,并易于接受)。

(5) 检查病人。

5. 仅有症状或体征是否会导致误诊?

是的。应密切注意以下人群:

(1) 年龄很小病人尚不能讲话。

(2) 糖尿病,由于内脏神经病变。

(3) 高龄,其中许多人合并糖尿病,腹腔的神经支配较迟钝。

(4) 应用甾类化合物(类固醇类药物),使炎症反应下降,并掩盖临床征象。

(5) 免疫抑制治疗(对心脏移植病人有益,尽管可能合并肠坏死或坏疽性小肠炎)。

6. 哪些病史需要了解?

(1) 病人的年龄:新生儿可出现肠套叠,年轻女性可发生异位妊娠,盆腔炎性疾病和阑尾炎;老年人常发生结肠癌,憩室炎和阑尾炎。

(2) 相关的情况:以往是否住过院? 是否做过外科手术? 服药情况? 有否心肺疾患? 妇科病史也是有价值的;年龄在 12~40 岁的妇女均有妊娠的可能,这种假设或许更为安全。

(3) 腹痛定位:

右上腹部:胆囊或胆道疾病,十二指肠溃疡;

右肋部:肾盂肾炎,肝炎;

中上腹部:胃、十二指肠溃疡,胰腺炎,胃炎;

左上腹部:脾破裂,膈下脓肿;

右下腹部:阑尾炎(见三十节),异位妊娠,嵌顿疝,直肠血肿;

左下腹部:憩室炎,嵌顿疝,直肠血肿。

说明:癌肿病人,除非发生典型的梗阻(结肠癌)和出血(肠憩室),否则并无疼痛。

(4) 疼痛的时间:十二指肠溃疡穿孔和乙状结肠憩室穿孔疼痛是突然发生的,而肾盂肾炎的疼痛是逐渐加重和持续性的,小肠梗阻的疼痛是间歇性痉挛性痛。

说明:尽管外科医生正在轮转胃肠病科,病人也可能会存在有泌尿系、妇科或血管的病变。

物 理 检 查

7. 生命体征是重要的吗?

是的。它们是生命幽关的。如果心率和血压均在 100——处于异常的边缘(心率大于 100,收缩压小于 100),则要密切观察! 呼吸急促(呼吸频率大于 16)也是疼痛或代谢性酸中毒的反应,发热出现可较晚,尤其是接受免疫抑制治疗的病人,在发生腹膜炎时看上去面色红润但并无发热。

8. 什么是反跳痛?

腹膜有很好的神经支配并异常的敏感,并不需要增加病人痛苦去诱发腹膜刺激征象。轻压腹部后放松,如果病人感疼痛而畏缩为反条痛,则腹膜炎存在。

9. 何谓经间痛?

经间痛是发生于月经周期中间时期的腹痛。排卵常伴有腹腔内出血,血液使敏感的腹膜受到刺激并出现腹痛。

10. 肠鸣音的含义是什么?

如果有什么能让病人疼痛(如踝扭伤)就会使人避开它或不再使用。因此,发炎的肠管则处于安静状态。肠内容物受挤压而通过一不完全梗阻的肠段产生高调声音。但是,肠鸣音常被认为是不可靠的。

11. 腹胀的意义是什么?

腹膨胀可由肠腔内或肠腔以外的气体或液体(最严重的是血液)增多导致。腹胀始终包含上两种意义,并且是不正常的。

12. 腹部触诊是重要的吗?

是的。但应记住:病人是(或将是)外科医生的朋友,没有必要去造成疼痛。大多数触诊压痛可指导外科医生进行解剖定位(压痛通常是患病区域)。触诊最好由一个部位开始,但不要使疼痛太重。直肠(便血检查)和盆腔检查可进一步使病变的定位局限。

13. 什么是克氏征(Kehr's sign)?

膈肌与左肩背具有相平行的神经支配。这样,左上腹季肋部与左肩同时出现疼痛则表明膈肌受到脾破裂或膈下脓肿的刺激。

14. 什么是腰大肌征?

盲肠后阑尾发炎刺激腹膜后腰大肌,当右髋屈曲或大腿过伸时引起腹痛。

化验室检查

15. 全血计数检查有何帮助?

(1) 红细胞积压。如果升高(大于45%),病人很可能是容量不足和/或伴有慢性阻塞性肺病(COPD)。如果红细胞压积降低(小于30%),病人或许有慢性血液系统疾病。

(2) 白细胞计数。炎症时出现的细胞因子释放和白细胞计数升高是需要一段时间的,所以,腹部存在病变时完全可以出现白细胞计数正常。

16. 需要进行尿液检查吗?

当然需要。尿中白细胞可使你考虑到肾盂肾炎或膀胱炎的诊断。血尿常反映肾或尿路结石。由于发炎的阑尾可位于右输尿管前方,故阑尾炎病人可能在尿液中出现红、白细胞。

17. 何谓"腹部三联法(three - way of the abdomen)"?

(1) 右上胸部X光片:寻找膈下游离气体(空腔脏器穿孔)和肺炎或气胸。

(2) 右上腹X光片:寻找膈下游离气体和气液平面(肠梗阻);记录寻找乙状结肠或直肠内气体(部分梗阻)。

(3) 腹平片:这种X光检查可能什么改变也不能看出来。

大多数输尿管结石平片可见;仅有10%胆囊结石是不透X光线的,阑尾腔粪石很少显影。胆道系统内含有气体表示存在胆管-小肠瘘。伴有小肠气液平面时,诊断为胆结石性肠梗阻。

18. 何谓"哨兵"袢?

除儿童(他们可吞下任何东西包括气体)以外,小肠内存在气体都是病理性的。一个单独的含气肠袢可能反映与其相毗邻的器官(如胰腺)存在炎性病变。

19. 超声检查有否诊断价值?

有的——对于胆囊炎、胆囊结石、异位妊娠或卵巢囊肿的诊断是有价值的。

20. 腹部 CT 扫描有诊断价值吗?

有——对于腹腔内脓肿(乙状结肠憩室炎),胰腺炎,腹膜后出血(腹主动脉瘤渗漏出血;这类病人应直送手术室),或肝内与脾脏内病变的检查是有价值的。

21. 什么是双重对比 CT 扫描?

肠道用钡剂或泛影葡胺,血管应用含碘造影剂显影。这种 CT 扫描可精确地显示腹腔内容物与血管和小肠界限。胰腺炎的 CT 对比扫描图像对于评价渗出和/或坏死范围是有价值的。

外科治疗

22. 在病人患病时(并没有好转),应该做什么?

液体复苏后应进行剖腹探查。剖腹探查一直被认为是全面腹部物诊后做出的结论。

23. 探查阴性对病人有伤害吗?

有的。但是病人可以在承受探查术后的不适而继续生存,相反如果未予探查而错过了肠系膜血管栓塞(甚至阑尾炎)则可能是致命的。

24. 所有药物面临的最大的挑战是什么?

急腹症。

参考文献

1 Abernathy CM, Hamm RM: Surgical Scripts. Philadelphia, Hanley & Belfus, 1994.

2 Gordon LA: Gordon's Guide to the Surgical Morbidity and Mortality Conference. Philadelphia, Hanley & Belfus, 1994.

3 Hiatt JR: Management of the acute abdomen: A test of judgement. Postgrad Med 87:38~42, 1990.

4 Silen W: Cope's Early Diagnosis of the Acute Abdomen. New York, Oxford University Press, 1987.

5 Velanovich V: Pre-operative laboratory screening based on age, gender and concomitant medical diseases. Surgery 115:56~61, 1994.

第十四节　外科感染:预防和治疗

Glenn W. Geelhoed 医学博士

1. 抗生素治疗感染——正确吗?

不正确。如果你相信抗生素能够抵抗感染——特别是外科感染——可对一宿主防御机能未受损害的病人给予数以千克的抗生素,并观察其作用效果。放射性疾病、癌肿病人行骨髓移植以及抗代谢药物治疗均使宿主的防御机能受损。如果无其他病变,AIDS 已告诉我们单纯抗生素应用并不能使免疫机能受损的病人从感染中得到挽救。

2. 抗生素不是可以使陪替氏培养皿中的细菌生长受到抑制吗?

是的。细菌培养与药敏的检测方法是把分离出的感染病原体接种到培养基上,并放上抗生素渗透的药敏片。检验者观察标有"敏感

(s)”出现的抑菌范围。但培养基内不含有吞噬细胞,以及调理素、球蛋白、细胞因子或补体——即无宿主自身的防御机制,而这些均是使感染消退的基本因素。没有它们,即使抗生素敏感测定的标记为“s”,它在临床感染控制中作用亦是不够的。

3. 抗生素在外科感染治疗中的作用是什么?

抗生素在感染的控制中起辅助作用,在外科感染的病例中,抗生素是外科处理的辅助治疗,其外科的处理包括:脓液的引流或失活组织的清创术。并且在所有感染病例中,不论是外科感染还是内科感染,抗生素应用和引流手术对于宿主自身的防御反应来说均是辅助治疗。

4. 外科感染病人抗生素辅助应用的含义是什么?

抗生素应用有 3 项原则,前 2 项在外科病人治疗中处于优势地位。①预防性应用;②推测性使用;③针对性使用。

预防性应用:其含义为对估计有污染可能的病人预先使用抗生素。

推测性使用:针对已经被污染的病人,早期给予抗生素治疗,但尚无病原学检测结果,或至少是在治疗开始时对病原菌不能肯定。

针对性使用:通过细菌培养及药敏测定结果选择对控制致病菌有效的抗生素。

上述三个指征在内科治疗中常被应用。举例:①青霉素预防性用于心瓣膜修复病人;②根据革兰氏染色结果用于治疗社区获得性肺炎;③用于治疗草绿色链球菌导致的亚急性细菌性心内膜炎。

5. 尽管根据病原菌培养结果选用了敏感抗生素,但感染仍持续存在,其原因是什么?

(1) 脓液于何处?病人可能存在有未被引流的聚集物,如吻合口瘘。抗生素很少单独用于治疗脓肿或未引流的聚集物。

(2) 病人存在某些异常,是停止应用化疗、放疗或免疫抑制药物如类固醇应用的时机,甚至应停用抗生素。

(3) 最后(可能性较少),化验室在病原菌对药物敏感性方面的评价可能有误。

6. 为什么抗生素治疗脓肿是不适宜的?

一限局性脓肿通过局部处理予以治疗。因为脓腔内没有血液循环进入,靠血液携带的抗生素无法进入。仅在脓肿边缘炎症组织(把受侵的宿主与接触物隔开的反应)能够包围活的病原菌,白细胞在宿主与入侵者之间竞争。如果抗生素能直接注入到脓肿中心,它也仍然是无效的;其内的 pK 和 pH 不适于药物发挥作用,病原菌也会死亡和不能繁殖。

在脓肿治疗中辅助应用抗生素的作用是以穿刺或切开方法行脓液引流后保护其组织创面。

抗生素在外科的预防性应用

7. 为避免忽视可能从应用抗生素中获益的病人和防止因发生术后感染而打官司,为什么不对所有手术后病人预防性应用抗生素?

这是很坏的想法,这种保护方式并不能生效。更重要的是,择期手术的病人发生感染的概率非常低,而且可能发生感染的危险性很小。任何一类药物治疗都不是没有危害的,从来也不是免费的,而且常常不能证实其益处。因此,其防御反应不像膝腱反射那样。在一些低危病人中,抗生素的预防性应用实际上却增加了感染的发生率。

8. 在给予抗生素和增加感染发生率方面的可能性如何?

在一组宿主受损的外科 ICU 病人选择的应用抗生素确实可使致命的感染的发生率增加,但是随意浪费的滥用预防性抗生素对于常规择期手术的病人是怎样造成伤害的?

目前在移植病人应用最有效的免疫抑制药物同时使用抗生素。

环孢菌素并不常应用其抗病原体的作用效果,但却用其消弱宿主防御能力从而导致对移植物的耐受。在移植的动物实验中,仅使用抗生素,像氨苄青霉素却有助于保存其移植肾脏的功能。

或许因为这一因素,预防性应用有效的抗生素与安慰剂对比的临床研究显示了一个意外的结果。如果预防性用药不能防止感染的发生,则感染率与安慰剂组相同。但有许多的报道抗生素治疗组比安慰剂组显示有更高的感染发生率。显然,不是每一个接受择期手术的病人应预防性使用抗生素。

9. 择期手术病人何时预防性使用抗生素?

病人有以下两种危险中任何一种:(1) 明显的手术感染的可能,或(2) 对于偶然发生的感染有潜在致命危险。

第一种应用指征的例子如接受择期手术结肠造口关闭术的病人;尽管手术相关的危险较低但感染的发生率高。第二种情况的例子如主动脉瘤切除。主动脉人工血管的感染很少,但是一旦腹腔内人工血管发生感染,其死亡率逐渐升高至 50%,感染率及感染的危险将帮助你确定预防性用药的指征。另一个重要的确定因素是病人的免疫状态,它基于病人的年龄、伴随疾病(如糖尿病或 AIDS)以及损害局部抵抗力的因素如放射野纤维变性或假体植入。因而,假体物质移植是一强制性预防应用抗生素的指征。

10. 任何清洁的择期手术有预防性用药的指征吗?

没有。给清洁的择期手术者预防性用药的正当理由必须是宿主的免疫状态受到损害。对于接受择期、清洁手术(无假体植入)的病人无预防性应用抗生素的指征。

11. 什么是选择预防性应用的抗生素的主要标准?

低药物毒性。抗生素的预防性应用是指给予大量的不管是否用药均不会发生感染的病人抗生素治疗。如果没有预防性用药病人的感染率为5%,那么意味着有95%的病人即使不用抗生素亦不会发生感染。如果抗生素真有奇迹般的效果,那么感染率将下降一半,到2.5%,即是95%的病人仍然不会发生感染,而2.5%的病人尽管预防性使用抗生素仍会发生感染。这样的好处在于使感染率下降2.5%——且这种下降必须是以增加药物的毒性为代价的。如果预防性应用抗生素使感染率下降2.5%而带来的毒性伤害的概率为10%,伤害与获益比将是4:1——如此倒不如不用。其他关于有效的预防性药物的选择标准包括:

(1) 抗菌谱广;

(2) 不产生耐药;

(3) 与其他类抗生素之间无交叉反应;

(4) 非常奇特,对于任何预测细菌它不应是作用最好的一线药物。

12. 目前有什么抗生素能符合上述理想标准吗?

许多熟悉的药物均符合这一标准,主要是那些第一代β-内酰胺酶抗生素如青霉素和头孢菌素。

13. 创伤时应该如何预防感染?

预防性应用抗生素的原则是在细菌侵袭之前药物必须于血循环中存在,除非外科医生把他们的治疗扩大到创伤发生前的酒吧间,使预防性用药在病人到达医院前就已经开始。创伤病人的抗生素应用应根据推测性用药原则——或者一直等待到外科医生确定了他们的受伤部位(除非子弹穿过肠道)。

外科感染

14. 造成外科感染的病原菌是什么?

埃希氏大肠杆菌属的感染不知道属于内科还是外科的范畴(也没有对大肠杆菌感染的病人进行区分)。但是有些因素可以区分外科感染：

内科与外科感染区别

区别因素	内科感染	外科感染
病原菌	致病菌	正常菌群
生物体数目	一种杆菌	多种微生物
培养	已知病原菌	病原菌未知(但有推测)
药物治疗	有药敏指导	开始为经验性用药
主要治疗	抗生素	手术/引流
目标治疗	根治	控制

外科感染是由多种体内存在的菌群通过破损的屏障种植所致。主要的治疗是通过手术进行引流或控制局部炎症，同时根据推测行抗生素的经验性治疗，并在细菌被证实前使用以免病情延误而加重。

15．在外科感染中常见的相关危险的菌群有什么？

外科感染中相关危险菌群

危险	菌群	类型	来源
蜂窝织炎	革兰氏阳性需氧菌	葡萄球菌	皮肤
发热反应		链球菌	
浅表的脓肿			
内毒素休克	革兰氏阴性需氧菌	大肠杆菌属	消化道、泌尿生殖系(GU)、胆道
腹腔内脓肿	革兰氏阴性厌氧菌	拟杆菌属	消化道
多脏器功能衰竭			

16．外科病人应用抗生素治疗的目标是杀灭所有的病原菌吗？

不是。首先，这一目标是不可能实现的，没有这种特殊孤立存在的“生活岛屿”，这一直是为骨髓衰竭的特殊病人所希望创造的环境。消毒灭菌并不使人称心，因为体内正常菌群具有排挤致病菌，合成维生素 K 和协助胆盐代谢的作用。外科治疗是企图使屏障重建(如皮肤、肠粘膜),控制居住的菌群并防止通过臀部进入,如创伤、缺血或发炎的途径。切开与引流包裹的脓液(I 和 D),以及对感染的失去活力的组织进行清创术能够达到满意的效果并辅助性应用抗生素治疗。

外科感染治疗

17. 什么是外科感染控制的原则?

五个“D”:

(1) 引流——Drainage;

(2) 清创术——debridement;

(3) 换药——Diversion;

(4) 饮食——Diet;

(5) 药物治疗——Drugs。

18. 什么是推测性治疗中主要的和辅助的抗生素选择标准?

主要的选择标准是有效性,即抗生素必须发挥作用。理想的是不产生全身性耐药。但在第一次和最后一次分析中,治疗的有效性使其他所有问题相形见绌,如药物价格、毒性和全身的耐药。

19. 何谓抗生素三联?

如果病情较重,外科医生或许希望先联合使用三种抗生素直到获得细菌培养结果,再进行有针对性的治疗。如:

(1) 革兰氏阳性需氧菌:用氨苄青霉素;

(2) 革兰氏阴性需氧菌:用庆大霉素;

(3) 革兰氏阴性厌氧菌:用甲硝唑(灭滴灵)。

如果某种药物覆盖一种以上的病菌(如克林霉素覆盖革兰氏阳性皮肤细菌和革兰氏阴性厌氧菌),再加一种氨基糖甙类药物如庆大霉素,则可将三联用药减为二联用药。近来,依米配能单独使用已证实其作为覆盖多数感染病菌的金标准双重治疗。依米配能单独应用与联合用药进行了比较,前者益处是可证实的且有效的价值仅在于用于严重感染病例。

菌血症、败血症与多脏器系统功能衰竭

20. 如果外科医生知道或怀疑某种病菌但尚不知其敏感性,初期应选择何种抗生素?

针对不知道敏感性的病原菌

菌　群	抗生素
革兰氏阳性需氧菌	β-内酰胺类
	青霉素族
	青霉素
	抗青霉素
	酶青霉素类
	氨苄青霉素
	苯唑青霉素
	头孢菌素类
	第一代头孢唑啉
	第二代头孢西叮
	第三代头孢菌素
革兰氏阴性需氧菌	氨基糖甙类
革兰氏阴性需氧菌	庆大霉素
	氨曲南
	氨苄青霉素
革兰氏阴性厌氧菌	克林霉素
	头孢西叮
	氯霉素
	甲硝唑
所有菌群	依米配能

21. 在多种微生物种植后,病人的死亡率是否出现一短暂的上升?

是的。外科脓毒血症病人的死亡率呈现为双时相,出现两个高峰,间隔一周。如果早期使革兰氏阳性需氧菌和梭状芽孢杆菌得到控制,随后出现的两个死亡率波峰分别反映革兰氏阴性需氧菌与革兰氏阴性厌氧菌感染。

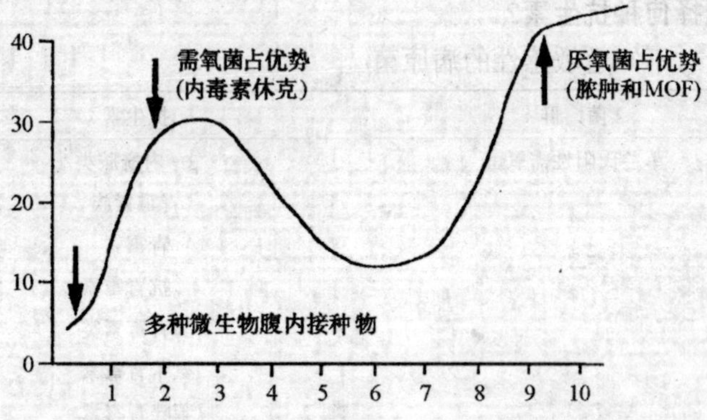

多种微生物种植后联合感染死亡率的双事项时相变化

22. 菌血症与败血症的区别是什么?

菌血症是一种感染性疾病,有时候它可通过应用抗生素而成功地得到控制。

败血症是局部炎症反应扩大为全身性反应而引起的全身性炎症反应过程。循环中激活的炎症介质(细胞因子,像肿瘤坏死因子TNF、白介素 IL-1,6,8)引发了有中性粒细胞介导的全身性血管渗出综合征,其被命名为多系统器官功能衰竭,这一诊断是令人恐怖的。

23. 如果败血症是一种炎性疾病,为什么不进行抗炎症治疗?

抗炎症治疗是一种伟大的理想,但不能实现。种植菌和组织愈合需要通过局部炎症反应使感染得到控制。抗炎症反应药物如皮质类固醇类可能最初时使全身炎症性损害减轻，但同时煽起了局部感染和病菌持续存在的火焰。

争　论

24. 抗生素应用能否补偿外科技术与判断力的不足？

不要抱有这种奢望。抗生素在许多病人并不需要的，只有少数病人（通常是内科病人）才是需要的和有使用抗生素的意义，并且大多数外科病人并无应用意义。请记住五个大"D"（见本节问题 17）。Wangensteen 概括地总结了外科感染的控制："抗生素可能会把一个三流外科医生提高到二流，但永远不会使他具有一流的外科医师的水平。"

参考文献

1 Dofferhoff AS: Effects of different types and combinations of antimicrobial agents on endotoxin release from gram－negative bacteria: An in－vitro and in－vivo study. Scand J Infect Dis 23: 745～759, 1991.

2 Geelhoed GW: New approaches to serious infections in the surgical patient. Clin Ther 12 (Suppl B): 1～8, 1990.

3 Geelhoed GW: Cultures of the peritoneal cavity. Postgrad Gen Surg 3: 167～169, 1992.

4 Jackson JJ, Kropp H: Beta－lactam antibiotic induced release of free endotoxin: In vitro comparison of penicillin binding protein (PBP) 3－specific ceftazidime. J Infect Dis 165: 1033, 1992.

5 Onderdonk AB, Kasper DL, Mansheim BF, et al: Experimental animal models for anaerobic infections. Res Infect Dis 1: 291～301, 1979.

6 Solomkin JS, Dellinger EP, Christou NV, Busuttil RW: Results of a multicenter trial comparing imipenem/cilastatin to tobramycin/clindamycin for intra－abdominal infections. Ann Surg 212: 581～591, 1990.

第二章　创　　伤

第十五节　多发性创伤

Walter L. Biffl 医学博士　Ernest E. Moore 医学博士

1. 为什么创伤是一个重要课题?

创伤是 40 岁以前主要的死亡原因,比心脏病、癌症加起来丧失的生产生命时间还要多。据目前的研究显示,1/4 的创伤死亡若在有组织的治疗下是可以防止的,包括适当的分检、诊断、复苏、正确的治疗和有经验的,经创伤培训,训练有素的治疗组修复治疗。

2. 创伤中心这个名称是什么意思?

美国外科医生学会委员会在创伤上对创伤中心的分层有严格的标准。根据它们处理急性损伤病人的能力,提供教学提纲和指导创伤研究等分为Ⅰ、Ⅱ、Ⅲ和Ⅳ级。Ⅰ级中心条件最好,治疗危重损伤伴有多系统损伤的病人。地区性创伤系统是分检病人到合适的创伤中心,作到正确的病人,在正确的时间,进入正确的地方。

3. 为分检下定义

分检(triage)是从法语 trier(挑选)派生出来的,意思是挑选或选拔,其最初的描写是法国商人怎样根据质量把羊毛分成不同的种类。在现代的创伤系统中,分检是用作将损伤最严重的病人送到能处理他们损伤的创伤中心。然而,不要将所有的损伤病人直接送到Ⅰ级中心。一般说,必须考虑25%的超分检率(送损伤严重性较小的病人到地区创伤中心)但避免错过威胁生命的损伤。

4. 什么是黄金时间?

在损伤当时,时钟开始瞬间。黄金时间是损伤后的第一个小时,在那个时候必须全面地评估病人和明确所有威胁生命的损伤,合适的分检,快速转送和有效的通气。呼吸和循环对病人最大限度的存活是主要的。

5. 住院前的治疗和联系重要吗?

绝对重要。住院前服务人员必须从出事现场传送一般信息;包括年龄、性别、时间、损伤机理、意识程度、心率、血压、呼吸率、明显和怀疑的损伤,最初治疗,估计到达时间。对于机动车意外,附加有价值的事实,包括汽车速度,汽车损坏程度。安全设备和使用(安全带、气垫、头盔)。损坏了方向盘还是挡风玻璃,射出,其他乘客损伤程度和解救时间。、对穿透伤重要方面包括武器类型、穿透深度和估计现场失血量。

6. 什么是严重机械损伤?

严重机械损伤是一种大的打击,例如:伤员是驾驶员或乘客死了,伤员就是有严重机械损伤。不管病人看上去怎样好,但高度怀疑有严重损伤是很重要的。

7. 什么是 AMPLE 医学史?

过敏史(Allergies);服药史(Medications);过去疾病和手术史(Past illness and operations);最后进食史(Last meal);伤前情况史(Events preceding the injury)。

8. 什么是创伤处理早期的重要组合?

初步检查,复苏,第二步检查,明确处理,第三步检查。

9. 什么是初步检查的 ABCDE 系列?

气道(Airway),呼吸(Breathing),循环(Circulation),无力(Disability),神经学检查,显露病人(Exposure of the patient)。同时进行治疗所有威胁生命的情况(复苏)。

10. 什么是第二步检查?

第二步检查是详细评价病人的全部情况和查明潜在威胁生命的损伤(用管子、手指检查每一个孔口)。第二步检查包括从头到脚的体格检查,放射学普检(钝性创伤后:颈椎侧位,胸和骨盆放射照相)。实验室检查(红细胞压积,白细胞计数,淀粉酶,血型,凝血情况,毒物学筛分和尿液分析)。特殊诊断性检查试验(腹膜灌洗,超声检查,CT 扫描,血管造影)。

11. 在多发损伤病人中,常规插入什么线和管?

面罩辅助给氧,周围静脉内插入 2 根大口径(14 号或 16 号)输液管。常规连接心电图机监测。除非有禁忌证,应尽快插入鼻胃管和膀胱导尿管。如果预测呼吸遭损害,应接上脉搏血氧测定仪。立即给予破伤风预防治疗。

12. 创伤病人上气道梗阻最常见的原因是什么?

舌、流入的血,松动的牙或假牙和呕吐物。

13. 什么是常用恢复气道开放的最早手法?

提起下巴和下颌,使下颌骨和舌前端自然移位,气道开放。鼻咽和口咽部放一道气管,这对辅助迟钝病人保持气道开放很有用。所有这些手法能(而必须)在病人头紧贴床板时完成(排除颈椎损伤前)。

14. 排除颈椎损伤是什么意思?

在摆动病人头之前,必须排除颈椎损伤。无症状的病人、无其他明显疼痛性损伤的病人,可以移动无需放射照相。有症状或严重机械损伤的病人,要求至少三个位置的放射照相(侧位、前后位、齿状位),要求显现 C_7-T_1,偶尔需照仰卧斜位或游泳者位(病人的臂放在头上方,X 线球管放在腋部)。有持续症状的高危病人,加照双侧仰卧斜位或焦点 CT 扫描。直立侧位或延迟屈/伸片,以除外韧带损伤。有时可能病人有症状,但得到的是 5 个部位正常的相片。图像可疑或不能做体格检查的病人,应给戴上颈椎颈圈。

15. 费城颈圈足够稳定颈椎吗?

不。费城颈圈能正常伸屈约为 30%;旋转 40% 以上,侧方活动 66%,这样止动还需包括用沙袋固定于床板。

16. 在已知颈椎损伤自动呼吸的病人,什么气管插管方法最好?

鼻气管入路,虽然盲目,但安全,并成功率在自动呼吸病人中为 90% 以上。插管时病人必须呼吸,这样他或她实际上能将管子吸入气管。如果鼻气管插管不成功,或病人血动力学不稳定,可在颈椎稳定下立即进行经口插管。

17. 什么是环状软骨甲状软骨切开术的适应证和禁忌证?

广泛的上颌与面创伤,妨碍经口或经鼻路放置道气管者,是环状软骨甲状软骨切开术的主要适应证。此外,鼻气管插管不能用在窒息的病人和病态肥胖或颈肿胀的病人,因其可能限止口气管入路的可行性。环状软骨甲状软骨切开术的禁忌证,包括:直接喉创伤、气管破裂和年龄小于 12 岁。气管切开或经皮经气管换气这两个方法中选一个。

18. 什么是非气道情况成为立即威胁到换气？

张力性气胸，最常见于钝性胸创伤后。用胸廓造口插管(36F 管在腋中线，成人)治疗。开放性气胸，如果胸壁缺损大于气管直径的2/3，可危及换气。缺损可用油纱布或玻璃纸覆盖，三边贴紧，留一边松开以让空气溢出。四边贴紧者同时要放置胸管。血胸，要用大口径的胸廓造口管引流和注意继续出血。如果继续出血则需开胸治疗。换气减少与连枷胸有关，常常是由于潜在的肺挫伤，而不是肋骨骨折。

19. 什么部位是静脉注射最好的部位？

周围血管(肘前静脉、头静脉)，能够快而安全的用大口径(14 号或 16 号)套管针经皮插管。记住，空的静脉很难插入套管。当血管萎陷，妨碍经皮周围进入时，可用隐静脉切开或用 Seldinger 导丝插入股静脉然后插管。监测中心静脉压是中心静脉插管的主要指征。

20. 临床怎样评估组织灌注？

器官灌注是不民主的。血流优先分配到冠状动脉和颈动脉，然后(只有在心排出量适当时)到肝、肾、肠系膜、四肢和大拇趾，这样，足够的尿量是肾灌注良好的证据。温暖的大拇趾是血动力学稳定的证据。周围脉搏预测成人血压很有用，触及桡动脉脉搏表明血压不低于 80mmHg；股动脉脉搏表示血压不低于 70mmHg；颈动脉脉搏意思是中心主动脉压为不低于 60mmHg。

21. 什么是多发损伤病人休克的最常见的原因？在开始复苏时应该用什么液体？

急性失血导致血容量减少，是损伤后休克最常见的原因，复苏液体主要是快速输入晶体液。胶体溶液价格昂贵而且没有证明有利。高渗盐水溶液最近证明有希望，但需进一步研究规定适当的适应证。在晶体液输入超过 50ml/kg 时应当给予血液，使心可能完善氧携带能力。O型阴性血是可以用的,因为它立即可以得到(在特殊配型、非交叉配血前10min和交叉配血前20min或更多)。将来,红血细胞替代物,重新组合的血红蛋白,在大量失血的病人中,可作为权宜剂。

22. 什么是损伤后,心原性休克最常见原因? 怎样认识和治疗它?

张力性气胸,损坏了静脉血回流到心。体征是同侧共鸣过强和呼吸音减低,气管偏向对侧,经验告诉急做胸廓造口插管(不要等胸部放射照相)。外伤性血心包填塞,是由血液积聚引起(不到150ml)或者空气进入心包囊。典型的Beck's三联征(低动脉压,高中心静脉压,和心音遥远)多数病人缺乏(可能只有Beck能鉴别),心包穿刺常可稳定病人。确诊后送病人到手术室作最后治疗。心肌挫伤,主要表现是心节律障碍和偶尔心泵衰竭。

23. 什么是急症室内开胸的指征?

开胸必须在病人出现心跳停止,深度低血压(小于60mmHg),由于怀疑心包填塞,或未控制的胸内出血,即对开始的复苏方法不起反应时进行。开胸可以进行心包减压,控制胸内出血,开放式心脏按摩和横断钳夹降主动脉以改善冠状和脑的灌注,而减少横膈下出血。急症室内开胸,对钝性创伤收益很低,特别在病人缺乏生命体征时(存活少于1%)。

24. 什么时候应该做再检查(第三次检查)?

于住院后12～24h,必须做一次全面的再检查。在所有这时候,病人通常清醒,很少因损伤疼痛分心和干预,和可能有新的诉说。

25. 什么是最常见忽略的损伤?

骨折,值得注意的颈椎损伤,第三次检查强调需要的。

26. 随着减速创伤，隐匿损伤对什么器官应该怀疑？

胸降主动脉，胰腺，腹膜后十二指肠和肾脏。

争 论

27. 穿透性胸腹创伤病人，在入院前液体复苏应该限制吗？

推迟液体复苏直到主要血管损伤得以控制，已在穿透性创伤伤员治疗中提出。争论是，灌注压的增加，与复苏移动血凝块和抑制了止血机制，听任未受控制出血有关。最近临床随意试验由动物试验证实支持这概念。但由于试验在急症室的时间过多和缺乏病人休克程度的分成而放弃。

28. **充气抗休克服的作用是什么？**

知道的还有 MAST(军用抗休克裤)。充气抗休克服被认为是将血从四肢排到中央循环的一次自体输血。MAST 似乎是增加总的周围阻力和可能对胸腹损伤有害。目前它主要用于稳定和控制难治的骨盆静脉出血，但对软组织缺血后果不佳，是有问题的。

29. 一个有明显头部损伤的体克病人，腹腔穿刺抽出液肉眼阳性，在胸部放射照相上怀疑有胸主动脉损伤，复苏开始后的处理次序是什么？

面对腹穿肉眼阳性，基于血液动力学稳定，有指征剖腹探查，此后，病人立刻进行头部 CT 扫描，接着做胸主动脉动脉造影，手术中监测颅内压，血管内超声检查可能有用。

参考文献

1 American College of Surgeons Committee on Trauma: Advanced Trauma Life Support. Chicago. American College of Surgeons, 1993.

2 Bickell WH, Wall MJ Jr, Pepe PE, et al: Immediate versus delayed fluid resuscitation for hypotensive patients with penetrating torso injuries. N Engl J Med 331:1105～1109, 1994.

3 Eastman AB: Field triage. In Feliciano, Moore, Mattox(eds): Trauma, 3rd ed. Norwalk, CT, Appleton & Lange, 1995.
4 Gould SA, Moore EE, Moore FA, et al: The clinical utility of human polymerized hemoglobin as a blood substitute following trauma and emergent surgery. J Trauma (in press).
5 Mattox KL, Moore EE, Mateer J, et al: Hypertonic saline - dextran solution in the prehospital treatment of post - traumatic hypotension—The USA multicenter trial. Ann Surg 213: 482, 1991.
6 Moore EE: Trauma systems, trauma centers, trauma surgeons—Opportunity in managed competition. J Trauma 39:1～11, 1995.
7 Moore FA, Moore EE: Trauma resuscitation. In Wilmore DW, et al(eds): Surgery. New York, Scientific American, 1996.
8 Mulder DS: Airway management. In Feliciano D, Moore E, Mattox K(eds): Trauma, 3rd ed. Norwalk, CT, Appleton & Lange, 1996.
9 Nguyen TT. Zwischenberger JB, Watson WC, et al: Hypertonic acetate dextran achieves high - flow - low - pressure resuscitation of hemorrhagic shock. J Trauma 38:602～608, 1995.
10 Norwood S. Myers MB, Butler TJ: The safety of emergency neuromuscular blockade and orotracheal in - tubation in the acutely injured trauma patient. J Am Coll Surg 179:646, 1994.
11 Read RA, Moore EE, Moore FA: Early care of multisystem trauma. In Davis JH, et al (eds): Surgery: A Problem - solving Approach, 2nd ed. St, Louis, Mosby, 1995, PP 557～607.
12 Read RA. Moore EE. Moore JB: Emergency department thoracotomy. In Feliciano D. Moore E, Mattox K(eds): Trauma, 3rd ed. Norwalk, CT, Appleton & Lange. 1996.
13 Shackford SR: The evolution of modern trauma care. Surg Clin North Am 75:147～156, 1995.

第十六节 钝性胸腹创伤

Adam Deutchman 医学博士 Jodi A. Chambers 医学博士

1. 腹胸损伤应该分开考虑吗?

不,腹胸组成躯干,横膈传送腹胸之间的力,多系统损伤最可能是一个钝性伤所致。

2. 什么是躯干钝性伤病人持续血液动力学不稳定的主要原因?

失血、心包填塞、张力性气胸、空气栓塞和大量空气从气管支气管树漏出。

3. 什么是重要的有关创伤事件的历史详情?

很多信息是从了解先前的机理获得的(如汽车、行人、跌落),动力学(如车速、跌落的高度),和现场(如方向盘、挡风玻璃损坏、解救时间)。在现场检查时病人的意识程度和生命体征,包括开始和途中很重要。尽可能获得规范的病史也重要(如过敏史,服药、饮酒和吸毒)。

4. 什么是张力性气胸的典型体检发现?

张力性气胸的典型体检发现是颈静脉扩张,叩诊时共鸣过强,呼吸音消失和低血压。虽然,教课书上提出气管向对侧移位,但创伤外科医生认为在诊断上没有什么用处。

5. 血腹易引起腹张吗?

6L 的腹腔内出血,可发生很小腹围的改变(2 英寸或更少)。

6. 在钝性腹部创伤中,最常见损伤的是哪个器官?

在检查医务人员中的正确回答是脾。然而,随着应用 CT 扫描对钝性创伤检查的增加,肝似乎是更常见被损伤的,但需要手术治疗的不常见。

7. 什么是 Kehr's 征?

继发于血腹对横膈刺激引起的反射到左肩的疼痛。常与脾破裂有关。

8. 在进手术室之前，必须诊断出腹部出血部位吗？

不。

9. 什么是安全带综合征？

虽然适时使用安全带已明显减少了损伤，但肠偶尔在中速到高速汽车碰撞时损伤。空腔脏器的挤压或撕裂是在前腹壁和脊柱之间，在快速减速期间发生的。

10. 在到达急症室时心跳已完全停止的钝性创伤病人，有开胸指征吗？

没有。在这种情况下，死亡率达100%。在现场或途中没有生存体征，在急症室开胸是一种无效的劳动。如果在到达或到达前绝短时间丧失生命体征，在急症室开胸，偶尔能救活生命。

11. 如果红细胞压积正常，病人能有明显的失血吗？

是的。在急性失血后，需经过6h才能平衡和发生血液稀释，因此，在急症室初期，尽管有明显失血，血球压积是可以正常的。

12. 诊断性腹膜灌洗(DPL, diagnostic peritoneal lavage)的作用是什么？

DPL是一种快速确定存在血腹症(腹内出血)继发于钝损伤的试验。它对血液存在的敏感性和特异性超过95%。DPL对出血部位无特异性，它对腹膜后损伤的敏感度差。因此，它最明显的作用是快速评估多发性损伤病人和血液动力学不稳定病人决定立刻需要剖腹。DPL也可用于寻找空腔脏器损伤，通过检查溢出的肠道内容或白血细胞计数在500ml^{-1}以上。早期DPL可以错过这种损伤，因为白细胞移动和反应较晚。稳定的病人应该用腹部CT扫描检查，或系列的体格检查。

13. 什么是 DPL 阳性的标准?

抽 10ml 全血或其他任何肠内容组成阳性灌洗液,80％的阳性灌洗液符合这分类。如果初次抽出液为阴性,将 1L 生理盐水或林格氏液滴入腹膜腔,然后虹吸和分析。一般接受的阳性灌洗标准是血红细胞计数在 100 000ml^{-1},白血细胞计数在 500ml^{-1}。灌洗液不断从胸管或 Foley 管引流出来,是明显的另一个剖腹适应证。

14. DPL 有禁忌证吗?

有。病人处于休克,明显是腹内原因,应该立即送到手术室。相对的禁忌证包括后期妊娠、肝硬变、病性肥胖和既往腹部做过手术。

15. CT 扫描能替换 DPL 吗?

是的。在血液动力学上稳定的病人,双对比(静脉内和胃肠道内)CT 能识别肝和脾的损伤,和观察腹膜后,包括十二指肠、胰腺和肾。它和 DPL 一样,诊断空腔损伤薄弱。

16. 如果存在骨盆骨折,DPL 仍能进行吗?

教课书上回答不,但实践回答是。关于在腹内损伤的正确率是 15％,在大多数病人,DPL 在脐下进行仍是安全的。有些人为了避免进入前面扩张的骨盆大血肿,建议在脐上灌洗。

17. 钝性腹部创伤的病人,有什么其他方法可以用做检查?

(1) 超声。超声照相的应用,已取得了钝性损伤病人腹腔内检查的认可。超声似乎抓住了探查血腹快面敏感的要求。

(2) 腹腔镜检查/胸腔镜检查。在钝性损伤病人的检查中,是一个直接显示腹、胸腔的一个途径,然而它的价值、精确性、费用、危险、利益,与其他诊断工具相比存在着问题。

(3) 系列体格检查。反复体格检查,在没有极端精神错乱或头部损伤病人中进行。

18. 胸壁主要的损伤是什么?

胸部钝损伤最常见的结果是肋骨骨折,单根或多发。这种损伤是主要的,因为它常常导致胸壁肌肉强直、换气不足、肺不张和肺炎。多发肋骨骨折,在两个部位,导致连枷胸。有连枷胸的病人常常需要呼吸机支持,因为潜在肺挫伤和呼吸功能不足。

19. 胸主动脉损伤是受什么 X 线照相发现的启发?

典型的胸主动脉照相发现,包括纵隔增宽,左主气管受压。第一或第二肋骨骨折,肩胛骨骨折,主动脉隆突轮廓消失,食管偏向右侧的胸膜顶和血胸。胸主动脉损伤可能不同时存在或同时存在一个或任何上面发现的那一个征象。如果受伤机理或放射学所见怀疑主动脉损伤,应该照主动脉 X 线相。经食管超声检查,得到了积极的提倡,但主动脉造影,仍是主动脉撕裂诊断的标准目标。

参考文献

1 Feliciano D, Moore E, Mattox K(eds): Trauma, 3rd ed, Norwalk, CT, Appleton & Laneg, 1996.

2 Moore, JB, Moore EE, Thompson JS: Abdominal injuries associated with penetrating trauma in the lower chest, Am J Surg 140:724, 1980.

3 Root HD, Hauser CW, McKiney CR, et al: Diagnostic peritoneal lavage. Surgery 57:633, 1965.

4 Rozyoki G, Oschsner MG, Haffin JF, et al: Prospective evaluation of surgeons' use of ultrasound in the evaluation of trauma patients. J Trauma 34:516, 1993.

5 Sabiston DC, Spencer FC: Gibbon's Surgery of the Chest, 5th ed. Philadelphia, W.B. Saunders, 1989.

6 Trunkey DD, Lewis FR; Current Therapy of Trauma. St. Louis, Mosby, 1990.

7 Wilmore DW, Brennen MF, Harken AH, et al: American College of Surgeons Care of the Surgical Patient. New York, Scientific American, 1991.

8 Zuidema GD, Rutherford RB, Ballinger WF: The Management of Trauma, 4th ed. Philadelphia, W.B. Saunders, 1985.

第十七节 穿透性胸创伤

Adam Deutchman 医学博士 Jodi A. Chambers 医学博士

1. 什么是胸穿透伤最常见的原因?

市民中,低速枪伤和传统刺伤是最常见的原因。在军队,高速枪伤和弹片是最常见的因素。

2. 穿透性胸损伤需要手术治疗吗?

不,在90%的病人中,放置一根胸管是唯一的必需治疗。因为肺的血管系统压力低,多数损伤肺受压塞后再扩张。空气从损伤的肺实质漏出,也能自行封闭而极少需外科治疗。

3. 什么是穿透性胸损伤的手术适应证?

开胸的适应证,一般认同的标准是放置胸管后,最初引流出的血在1 000~1 500ml,以后继续引流出血200ml/h,超过2h有心包填塞迹象。损伤到食管、大血管和横膈,或发射物穿过纵隔。

4. 对穿透性的损伤,在放置胸管前要照胸部X线相吗?

不。在血液动力学不稳定的病人中,可能会发生因等一会儿胸片而死于继发性张力性气胸(见,有关钝性胸腹伤张力性气胸的体检发现节)。在稳定的刺伤病人中,胸部X线照相是有价值的,因为可能没有发生胸膜穿透,只要观察就足够。如果病人的稳定性有问题,永远安全的方法是插一根胸管。

5. 为什么颈基底的穿透伤包括在胸创伤?

很多结构在颈基底穿过胸,包括大血管、气管和食管,这样,损伤到这些结构,后果是在胸腔内。

6. 什么是 Beck's 三联征? 它的意义是什么?

Beck's 三联征由中心静脉压升高(颈静脉扩张)、心音闷低或遥远和低血压组成。在这种背景,应考虑到心脏填塞。心包穿刺可以既是诊断又是治疗。

7. 列出另外两个能显示心包填塞的体征

奇脉:在自动吸气期间,收缩期动脉压低于正常(10mmHg),吸气时可发现动脉脉搏变弱或消失。

Kussnaul's 征:在吸气时静脉压下降衰竭,可以由颈静脉的持续扩张反应出来。

8. 心脏的什么结构最常被穿透作用损伤?

按序从最大到最小:右心室,左心室和右心房。多半(但不是经常)损伤心脏的血管是左前降支和第一斜行动脉。这种损伤式样,反映出在胸内易损伤的结构是前面部位。

9. 放置一根导管测量中心静脉压(CVP, central venous pressure),是否在急症室诊断心脏填塞敏感?

不。虽然在超时的监测病人中可能有帮助,但开始的读数常常由于病人的伸展假性上升。CVP 的读数需要与病人的临床状态一同考虑。

10. 什么是皮下气肿?

皮下气肿是空气在软组织内。扪触皮肤产生一种有嘎吱嘎吱声音的感觉。它的出现,表明空气不是从肺就是从胸膜外气道,或颈段食管漏出进入周围软组织。

11. 穿透性损伤在哪个肋间隙以下可发生腹腔内损伤?

腹腔内损伤与穿透伤于第 4 肋间前方和第 6 肋间侧方以下有关。横膈在呼气末时,能上升到乳头水平,因此在评估这种损伤时,要记住横膈和腹内器官的损伤。

12. 胸部穿透性损伤后的病人,到达时心跳全停是否在急症室开胸?

是的。不像钝性创伤,如果低氧血症时间不长,穿透性创伤病人可以发生有意义的抢救率。心跳停止可治的原因包括有张力性气胸、填塞和血胸,不像钝性创伤,常常是单个原因,这可说明不同的结果。

参考文献

1 Feliciano D, Moore E, Mattox K(eds): Trauma, 3rd ed. Norwalk, CT, Appleton & Lange, 1996.

2 Moore JB, Moore EE, Thompson JS: Abdominal injuries associated with penetrating trauma in the lower chest. Am J Surg 140: 724, 1980.

3 Root HD, Hauser CW, McKiney CR, et al: Diagnostic peritoneal lavage. Surgery 57: 633, 1965.

4 Sabiston DC, Spencer FC: Gibbon's Surgery of the Chest, 5th ed. Philadelphia. W. B. Saunders, 1989.

5 Trunkey DD, Lewis FR: Current Therapy of Trauma. St. Louis, Mosby, 1990.

6 Wilmore DW, Brennen MF, Harken AH, et al: American College of Surgeons Care of the Surgical patient. New York, Scientific American, 1995.

7 Zuidema GD, Rutherford RB, Ballinger WF: The Management of Trauma, 4th ed. Philadelphia, W. B. Saunders, 1985.

第十八节　穿透性腹部创伤

Walter L. Biffl 医学博士　Ernest E. Moore 医学博士

1. 什么是腹部穿透性创伤总的处理战略?

开始处理分复苏(气道、呼吸、循环),和直接体格检查,迅速的诊断性检查和进行治疗。血液动力学的稳定性,穿透物的性质和伤口部位,是决定规则系统的关键因素。病人血液动力学不稳定,明显的腹膜炎,大量血腹或其他腹部内脏损伤的明显征象,应给气管内插管、输液,并从急症室运送到手术室探查。病人血液动力学稳定,根据损伤机理和伤口部位进行处理。

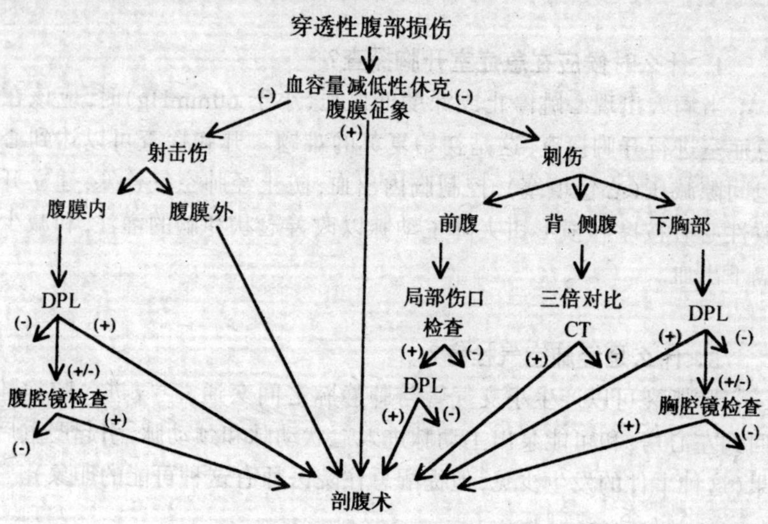

穿透性腹部损伤病人的处理决定规则系统

2. 什么是损伤机理?

机理是损伤在那儿持续作用的意义,因而,主要机理是一个大的打击。

3. 描述创伤病人的主要检查和复苏情况

复苏的基本措施和在任何其他严重损伤病人中一样:气道、呼吸、循环、功能丧失,探查。重要的病史信息,包括损伤时间、武器类型、武器长度或口径、穿透的深度(如果武器已取出)和在现场估计的失血。每一个这些主字码都包含着损伤机理。体格检查必须全面,包括颈、胸、腋、腹、侧腰、背、会阴、直肠、周围脉搏和神经功能(记住在激烈的战争中,容易忽略同时发生的损伤)。伤口的进、出口必须详细记录。静脉通路应该有两根牢靠的大口径(14 号或 16 号)周围血管导管。如果怀疑有心包填塞,中心静脉插管是必要的。

4. 什么时候应在急症室开胸探查?

当病人出现心跳停止或深度低血压(小于 60mmHg)时,应该在急症室进行开胸探查,这是初始复苏的难题。开胸探查可以达到心包间隙减压(心包填塞),控制胸内出血,防止经肺空气栓塞,建立开放性心脏按摩和横形钳夹降主动脉以改善冠状和脑的灌注,和减少膈下出血。

5. 什么是经肺空气栓塞?

肺撕裂可以产生小支气管与肺静脉之间交通,空气进入肺静脉回到左心房,和可能泵出主动脉进入冠状动脉和颈动脉,引起严重后果(这种事件的发生少见,但提醒总住院医师有这种可能的印象)。

6. 怎么推测抗生素的作用?

抗生素只给在已做出决定要进行剖腹时用。采用短疗程高剂量。在最理想的抗生素还未确定前,理想的是范围广的既对厌氧又对需氧菌株的抗生素。

7. 腹部探查的一般计划是什么?

一个正中腹部切口,可以提供快进入,广暴露,能扩展,正中切开胸骨进胸,可继续向下进入盆腔。进入腹腔后应该扪触主动脉,估计血压。将所有的发现包括主动脉的软度和低血压报告给麻醉师。从探查的伤口道用自家输血器收集血液(如果病人血液动力学稳定)。活动性出血区填塞压迫,空腔脏器损伤暂时用无压榨钳隔离,在整个腹部进行广泛修补前,按系统探查,这样可说损伤是在正确的顺序中处理。

8. 为什么刺伤和射击伤有不同的通路?

1/3 的刺伤是在前腹壁未穿透腹膜,反之射击伤超过 80% 的时候伤害到腹膜,而且腹膜被子弹穿透,95% 以上的病例伴有内脏或血管损伤。因此,只有一半的刺伤伤及腹膜腔,产生重要的损伤。

刺　伤

9. 什么是立即剖腹术的适应证?

腹部膨胀和低血压,明显的腹膜炎,明显的腹内脏损伤征象(血尿、呕血、直肠出血,内脏脱出、插胸管时扪及横膈缺损、放射学证明损伤到胃肠或生殖泌尿道)。

10. 什么是适宜的初始检验?

对刺伤病人应摄胸部放射照相,以除外血胸或气胸,确定静脉输液导管、气管插管、鼻胃管和胸腔管的位置。在刺伤病人中,双平面腹部放射照相,对定位留滞的异物有帮助,并可以显示气腹。直肠附近的损伤需做乙状结肠镜检查。损伤在泌尿道附近,应做静脉肾盂造影检查(见有关泌尿道创伤节)。

11．如何评估前腹刺伤？

体格检查不可靠，特别是在中毒的病人中，而且假阴性发现率很高，因而辅助检查仍是最有效的方法。第一步是探查局部刺伤伤口以确定腹膜是否穿透，如果伤道干净，终端浅表，不需进一步治疗。证实腹膜有穿透，接着用诊断性腹空灌洗(DPL)。双对比(口服和静脉)CT 扫描没有什么用，因为它对空腔脏器穿透伤相当不明显。超声照相有用，首先对查明出血快，这样，只要能发现阳性，多数试验都有帮助的。腹腔镜检查，在穿透性腹部创伤中，已证明除检查可疑的横膈损伤外，其益处超过其他诊断方法。但也可能遗漏损伤，并且检查腹膜后损伤较差和费用太贵(钱和时间)是主要缺陷。

12．什么是双对比 CT？

CT 扫描是将对比剂吞入胃肠道和注射进血循环后进行的，这两种标示物，描绘出胃肠道和血管的部位和连续性(漏)。

13．穿透性创伤后，什么组成 DPL 阳性？

肉眼阳性穿刺(抽出大于 10ml 血或胃肠或胆汁内容)嘱即刻探查。开始穿刺抽吸阴性，随接滴入生理盐水 1000ml(儿童 15ml/kg)进入腹腔。靠重力作用，经透析导管将液体引出，回到盐水袋内。灌洗液内发现红血细胞大于 100 000/mm^3 或淀粉酶合并升高大于 20IU/L，和碱性磷酸酶大于 3IU/L，一般认为是探查的适应证。红血细胞计数(5 000～100 000/mm^3)提示隐匿损伤和应高度怀疑。约有 5%的病人，红血细胞计数小于 100 000，最终需要剖腹，常常是因为胃或小肠穿孔。在下胸部刺伤的病人，红血细胞计数 1 000～10 000/mm^3，应进一步检查，除外横膈损伤。

14．如何评估侧腰和背部刺伤？

重要损伤的发生率，背部刺伤为 10%，侧腰部为 25%，可是检查这类伤较困难，因为腹膜后不能用 DPL 取标本，而体格检查甚至极少反应，主要考虑的是遗漏结肠穿孔。目前三重对比（口服、静脉、直肠）CT 扫描和连续体格检查是两个主要检查方法。

15．如何评估下胸刺伤？

下胸的区域规定为，前面为乳头线（第 4 肋间隙），后面为肩胛骨尖（第 7 肋间隙）和肋骨下缘。因为横膈在呼气期间达第 4 肋间隙（很难相信，但是真的）。腹部器官在穿透伤到这区域后是危险的。下胸刺伤伴有腹内脏器损伤的病人约为 15%，下胸射击伤伴有腹内脏器损伤近 50%，因此，下胸损伤的处理应该像为评估腹部目的一样处理腹部损伤。

射　击　伤

16．什么是最适当的开始考虑？

摄胸部放射照相以除外血胸或气胸。在稳定的病人中，双平面腹部 X 线片在确定射击物弹道有用。入口和出口的伤口有时不可靠，可能受其蒙蔽。

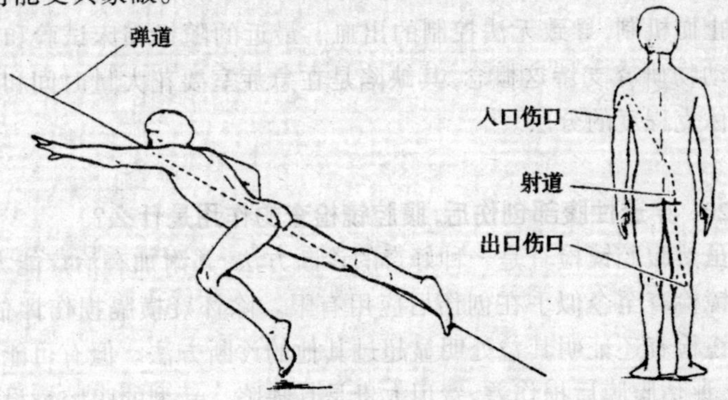

插图是一个子弹轨道如何经过歪曲的身体的例子，病人在急症室检查时会产生混淆。入口发现在左上臂，而出口伤口则在右膝内侧，在病人身体歪曲时，在这两伤口之间，子弹没有损坏任何结构

17. 什么是立即剖腹术的适应证?

因为高内脏损伤的发生率,对所有射击伤侵害腹膜者,有立刻探查的指征。

18. 什么样的腹部射击伤病人可以非手术治疗?

虽然很多专家仍推荐剖腹探查,但稳定的正切射弹道病人,或腹膜穿透可疑的病人,是适应做 DPL 的病人。截止对红血细胞计数降低到 10 000/mm^3,DPL 阴性病人观察 24h。红血细胞计数 1 000~10 000/mm^3 用腹腔镜检查排除腹膜穿透。新型的腹腔镜设备可在急症室局麻下检查,可以扩大它的使用。背和侧腰射击伤的处理选择,一般是根据三重对比 CT。

争 论

19. 腹部穿透伤的病人在住院前是否应该不给液体复苏?

延迟液体复苏,直到损伤的主要血管在手术的控制下,在改善穿透伤病人结果的建议说明,随着复苏,灌注压增加,移动了血块和抑制了止血机制,导致无法控制的出血。最近的随机临床试验和有确证的动物研究支持这概念,其缺陷是在急症室要花大量时间和缺乏病人休克程度的分层。

20. 穿透性腹部创伤后,腹腔镜检查的作用是什么?

虽然腹腔镜检查是一种好奇的诊断方法,并附加有治疗能力,但腹腔镜检查至今似乎在创伤后应用有限。除怀疑横膈损伤评估外,腹腔镜检查还证明其益处明显超过其他的诊断方法。但有可能遗漏损伤,评估腹膜后损伤差,费用太贵是其缺陷。新型的腹腔镜设备可在急症室局麻下检查,能扩大其应用。

21. 穿透性腹部创伤后,胸腔镜检查的作用是什么?

和腹腔镜一样胸腔镜已证明在普通外科中是有价值的、先进的,但它未证明在创伤中。它在穿透伤后的主要适应证是寻找横膈损伤。

参考文献

1 American College of Surgeons Committee on Trauma: Advanced Trauma Life Support. Chicago, American College of Surgeons, 1993.

2 Bickell WH, Wall MJ Jr, Pepe PE, et al: lmmediate versus delayed fluid resuscitation for hypotensive patients with penetrating torso injuries. N Engl J Med 331:1105～1109, 1994.

3 Fabian T: Abdominal trauma and indications for celiotomy. In Feliciano DV, Moore EE, Mattox KL(eds): Trauma, 3rd ed. Norwalk, CT, Appleton & Lange, 1995.

4 Moore FA. Moore EE: Trauma resuscitation. In Wilmore DW. et al(eds): Surgery. New York, Scientific American, 1995.

5 Moore JB, Moore EE, Thompson JS: Abdominal injuries associated with penetrating trauma to the lower chest. Am J Surg 140:724～730, 1980.

6 Read RA. Moore EE, Moore JB: Emergency department thoracotomy. In Feliciano DV, Moore EE, Mattox KL(eds): Trauma, 3rd ed. Norwalk, CT, Appleton & Lange, 1995.

7 Read RA, Moore EE, Moore FA: Early care of multisystem trauma. In David JH, et al(eds): Surgery: A Problem－solving Approach, 2nd ed. St. Louis, Mosby, 1995, PP 557～607.

第十九节 脾 损 伤

Max B. Mitchell 医学博士 Frederick A. Moore 医学博士

1. 什么是脾损伤的典型病史?

任何历史都包含着脾损伤,以钝性腹部损伤为例,脾是腹内器官最常见损伤的器官,反之,在穿透性损伤中,脾的损伤少于10%。局限于左上腹或左下胸损伤,以及第10或第11肋骨骨折或血尿的病人,应引起怀疑脾损伤。延迟低血压偶尔发生在钝性损伤,这是由于持续的、缓慢的脾出血或脾周血肿破裂所致。

2. 怎样诊断脾损伤？

脾损伤的诊断，病史和体格检查是主要的。Kehr's 征，即左肩疼痛，常常在头低脚高位(Trendelenburg Positioning)仰卧时疼痛加重，半数以上的脾破裂病人存在此征。腹膜灌洗可确定重要的血腹。绝大多数病人因脾破裂而不是其他特殊器官做了剖腹探查。腹膜灌洗的正确率粗略估计为98%。超声照相也能可靠的发现血腹。另外在急症室，超声可以描绘特殊器官的损伤包括脾破裂。CT扫描、附加腹膜灌洗和器官提供的特殊性及腹膜后解剖的评估及脾损伤严重度的CT分级，能帮助指导非手术治疗。器官的特殊试验包括锝扫描和选择性动脉造影。时间、代价，和为了排除空腔脏器损伤的、常失败的放射照相方法，对血液动力学稳定的病人，要限制它们的使用。

3. 脾损伤怎样分类？

美国联合会器官损伤定标委员会对创伤外科脾损伤定为5级。

脾损伤分类

Ⅰ级	非扩张性包膜下血肿小于10%表面面积，无出血，包膜撕裂小于1cm深达实质
Ⅱ级	非扩张性包膜血肿10%～15%表面面积，非扩张性实质内血肿小于2cm直径，包膜撕裂出血，实质撕裂深1～3cm未累及小梁血管
Ⅲ级	包膜下扩张性或实质内血肿，出血性包膜下血肿或包膜下血肿大于50%表面面积，实质内撕裂深3cm或累及小梁血管
Ⅳ级	实质内血肿破裂有活动性出血。撕裂累及段或血管门产生大块脾(大于25%脾容量)无血管
Ⅴ级	完全粉碎或脾撕脱，脾门撕裂全脾无血管

4. 什么是脾切除后暴发性感染(OPSS, overwhelming post-splenectomy sepsis)？

典型的症状是突然发热、寒战、恶心、呕吐，接着有轻微上呼吸道感染。此过程约12～24h，然后突然暴发败血症伴休克、播散性血管内凝血(DIC, disseminated intravascular coagulation)和肾上腺机能不全,死亡率从40%~70%不等,50%的病人在脾切除后1年内发生,这综合征曾报道晚到脾切除术后37年发生。包膜微生物是最常见的病原菌,如肺类球菌50%;脑膜类球菌12%;大肠杆菌11%;流行性感冒杆菌8%;葡萄球菌8%;链球菌7%,也曾归罪于无包膜细菌、病毒和原虫。

5. 谁发展了OPSS?

1952年King和Shumacker做了一个惊人的观察,他们观察了5个做过脾切除的儿童,在术后的前6个月内全都发生了严重的败血症,其中2人死亡。这一结果刺激了关于健康与脾在感染中的作用的辩论。有些人相信,败血症危险的增加是由基础疾病引起的。实际上不是的。直到1973年,Singer分析了24个连续的非脾性病人,澄清OPSS的危险变得明显了。严重败血症的发病率与脾切除的适应证有关。在健康人和那些因创伤或意外事件的脾切除,其危险性分别为1.5%和2.1%。那些有血液学疾病的发病率从2.0%~7.5%不等。在4岁以下的儿童中发病率也较大,约大2.5倍。每个人都同意儿童的危险增加,但关于成人的创伤仍在继续争论。最近的文献复习证实,这种危险是在1%~2%。

6. 什么是脾的免疫学作用?

脾代表25%的网状内皮系统。每分钟灌注血液200ml,这些血的90%迫使经过Billroth索,那儿有固定不变的巨噬细胞吞噬特别的物质,这样脾起到如一个大的免疫滤器。它的第2个作用是免疫因子,即产生IgM,吞噬作用激素和破坏素的场所。这些重要的调理作用起到了吞噬血管内抗原的主要作用。最后,有证据证明,脾可以调整辅助T细胞对抑制T细胞的比率。

7. 脾损伤能用非手术治疗吗?

非手术治疗脾损伤,是建立在小儿创伤中病人血液动力学稳定,由影像技术证明有脾损伤而没有严重腹部损伤的病人。很多中心还除外知觉程度变动的儿童。非手术治疗包括经常检查、监测和输液治疗。小儿脾与成人脾相比,有一层较厚的包膜和更实质的平滑肌,这些因素有助于促使小儿脾止血。不管年龄,所有病人表现出血液动力学不稳定,输入少量晶体不能矫整,应该加速剖腹术。虽然有争论,但非手术治疗用于成人脾损伤在不断地增加。据报告失败率的范围很广,从0%~70%,这主要因为病人选择不均。继发于钝创伤Ⅰ、Ⅱ、Ⅲ级脾损伤病人,首次液体复苏后,没有血液动力学不稳定的病人,没有腹腔内伴随损伤和没有腹外情况的病人,适宜非手术治疗。

8. 什么时候应该抢救脾?

在很多情况中,脾是能援救的,用暂时填塞或局部止血药。需要外加手术的,如多发性腹部损伤不稳定的病人,和腹腔外有损伤的病人,如闭合性头损伤或纵隔增宽治疗不肯定的病人,最明智的治疗是进行脾切除。显然有些损伤很广和修补将不安全也应行脾切除术。修补的危险不应超过无脾的危险。

9. 多少时间能援救一次脾,有什么危险?

应用上面的指导路线,在急性损伤中,粗略估计有一半的脾是有可能援救的,唯一的并发症似乎是手术后出血,发生率在3%以下。这一趋向是病人在严密的监测下发生在手术后的早期,因此,早期发现、早期处理就没有重要的出血死亡危险。

10. 什么是脾移植?

它们包括脾组织自体移植到网膜袋内,那儿可提供丰富的血液供应。在动物和人,这种移植都存活,而且发现移植脾组织随着时间推移而体积增加。

11. 脾移植的工作进行得如何?

大量的动物研究已证实了脾移植的免疫好处,可是程度不同,来自研究人的资料有限。随诊研究显示,IgM、血小板计数和补体水平正常。用锝扫描证明均匀移植物的生活力,靶细胞和 Howell-Jolly 体消失,但是需要更尖端的研究去证实,是否这些移植物保护防止了 OPSS。

12. 应该给无脾病人什么忠告?

应该终身提防 OPSS 的危险。对任何拖延的感染应该找医生治疗。早期有力的治疗能明显减低死亡率。推荐肺炎球菌接种,但不能完全保护防止 OPSS。只有半数病人的病原菌是肺炎球菌,而疫苗不能覆盖所有的血清型病人。青霉素预防治疗可能对免疫损害的宿主有益。

参考文献

1 Cogbill TH, Moore EE, Jurkovich GJ, et al: Nonoperative management of blunt specific trauma: A multicenter experience. J Trauma 29:1312~1317, 1989.

2 Dickermann JD: Traumatic asplenia in adults: A defined hazard. J Trauma 116:361, 1981.

3 Hoffmann R, et al: Blunt abdominal trauma in cases of multiple trauma evaluated by ultrasonography: A prospective analysis of 291 patients. J Trauma 32:452, 1992.

4 King H, Schumacker HB: Splenic studies, Ann Surg 136:239, 1952.

5 McKenney M, et al: Can ultrasound replace diagnostic peritoneal lavage in the assessment of blunt trauma? J Trauma 37:439, 1994.

6 Moore EE, Shackford SR, Pachter HL, et al: Organ injury scaling: Spleen, liver, kidney. J Trauma 29:1664~1666, 1989.

7 Moore FA, et al: Risk of splenic salvage after trauma. Am J Surg 148:800, 1984.

8 Moore FA, Moore EE, Abernathy CM: Injury to the spleen. In Moore EE, Mattox KL, Feliciano DV (eds): Trauma, 2nd ed. Norwalk, CT, Appleton & Lange, 1991.

9 Sherman R: Perspective in management of trauma to the spleen. J Trauma 20:1, 1980.

10 Singer DB: Postsplenectomy sepsis, Perspect Pediatr pathol 1:285, 1973.
11 Wara DW: Host defense against *Streptococcus pneumoniae*: The role of the spleen, Rev Infect Dis 3:299, 1981.
12 Wessen DE, et al: Ruptured spleen: When to operate? J Pediatr Surg 16:324, 1981.

第二十节 肝 损 伤

R. Franciose 医学博士 Ernest E. Moore 医学博士

1. 在创伤中有多少时间肝损伤?

因为肝是一个宽阔实质块,位于身体中央,是腹钝性伤和穿透伤后内脏损伤最常见遗留的部位。在剖腹术中,约35%既存在钝性伤又存在穿透伤,有肝损伤。

2. 肝和脾对损伤的反应相同吗?

不。肝是唯一有能力在浅表撕伤后能建立自动止血的,因为这一原因,大多数肝损伤,若病人血液动力学稳定,能够非手术治疗。相反,脾折断则继续出血,因此极大多数需要手术修补(脾修补术)或脾切除。

3. 急性肝损伤后主要决定死亡率的是什么?

损伤的机理和腹部器官损伤的数目是主要决定死亡率的。刺伤伤及肝的死亡率为3%,射击伤为10%,钝性伤为25%。死亡率对孤立的Ⅲ级肝损伤为7%,Ⅳ级为30%,Ⅴ级66%。肝后腔静脉损伤造成的死亡率,穿透伤80%,钝性伤为95%。腔静脉(肝后的)出血快捷,手术很难接近。

4. 什么病史和体征提示急性肝损伤?

任何病人遭受腹部钝性伤,有低血压,必须假定有肝损伤直到证实。特殊征象,可能增加肝损伤是右下胸的挫伤,右下部肋骨骨折(特别是9～12后肋骨折),和穿透伤伤及右下胸(第4肋间隙以下)、侧腰和上腹。血腹的体征在明显肝损伤病人中,可以多到1/3的病人缺如。

5．什么诊断试验有助于证实急性肝损伤?

诊断性腹膜灌洗(Diagnostic Peritoneal Lavage, DPL)是对血腹最敏感的试验(大于98%)。DPL是血液动力学不稳定、多系统创伤伤员选择的诊断试验。腹部CT扫描,是目前仅用于血液动力学稳定、非手术治疗的病人。这是证实肝损伤程度合理、精确的方法。CT最大的缺点是对肝的分期和以后出血危险之间的相互关系判断相当的差。目前,很多创伤外科医生对在急症室用超声照相替代DPL很积极。超声在发现超过500ml腔内液体时高度敏感。这是非损伤性的、可以多次反复使用的方法,但对肝损伤的分级很差。腹腔镜是一个探查技术,但设备笨重而需要全身麻醉。

6．肝血管造影和放射性核素胆道排泄扫描在肝损伤诊断中的作用是什么?

目前,这两种方法的主要目的是发现肝损伤的延迟并发症(如动静脉瘘、肝动脉假性动脉瘤、胆道出血)。选择性肝动脉栓塞,正在成为一种肝动脉损伤的治疗方法。

肝的手术解剖学

7．肝内存在多少解剖叶?什么是它们局部解剖学的分界线?

肝被分成两个解剖叶,右叶和左叶。它们的分界线从胆囊窝前面到下腔静脉后面的斜面上。三条肝静脉明确叶段和外科切除平面之间的划分。根据Couinaud氏的命名,叶段数为Ⅰ～Ⅷ段。

8. 血是怎样供应给肝的和分配到每个结构到肝氧和的关系?

肝动脉供应约30%血到肝和供应50%氧。门静脉提供70%肝血流和50%氧。在肝硬变病人中,动脉血流的意义很大,因此,在肝硬变病人中不主张肝动脉结扎。

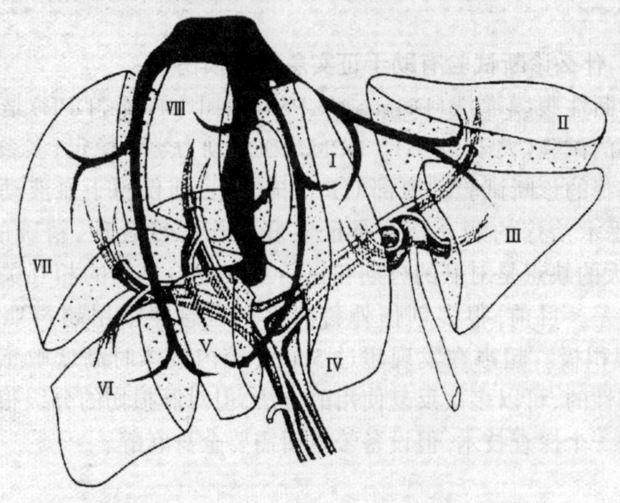

根据 **Couinand** 氏命名的肝的功能性和段的划分

9. 肝动脉供应到右左肝叶最常见的变异是什么?

大多数人的总肝动脉起自腹腔动脉,并在肝门分成右左肝动脉支。约有15%的人有移位右肝动脉(唯一供应右叶的肝动脉)起自肠系膜上动脉(SMA, Superior Mesenteric artery)。移位右肝动脉总是分出一支胆囊动脉,做胆囊切除时应将其结扎。移位左肝动脉(约15%的人)起自左胃动脉,这可能是左肝叶唯一的血液供应或连同正常左肝动脉供应左肝。在5%的人中,肝动脉不是起自腹腔动脉(既来自右或左移位肝动脉,又来自SMA单一主肝干)。

10. 肝的静脉回流怎样?

右、中和左肝静脉是主要静脉支并在右半横膈下进入下腔静脉。

肝损伤的外科治疗

11. 急性肝损伤如何分类?

肝创伤根据肝实质撕裂的深度和包括肝静脉或肝后部的下腔静脉,一般分为Ⅰ～Ⅵ级。取得止血最好的方法与损伤的严重不同而不同。

12. 是否所有创伤性肝损伤的病人都需要手术?

不,对血液动力学稳定的钝性伤伤员可以考虑非手术治疗(约60%的病人),其中1/3的病人需要输血,但容量不应超过2个单位(约800ml)在第一个24h。应当在5～7d内复查CT扫描。并发症包括肝周围感染,胆汁肿,胆道出血,曾报告在10%的非手术治疗病人中有这些并发症。

13. 在肝损伤明显出血的伤员中,选择什么暂时控制出血法?为什么暂时控制出血重要?

出血可以导致立刻威胁生命,而且持续出血可致酸中毒恶性循环、低温、凝血障碍。暂时控制出血,可让麻醉专家有时间恢复循环血容量。用手压迫、肝周围填塞和Pringle手法是最有效的暂时止血技术,直到最后止血措施规划出来。

14. 什么是Pringle手法?

Pringle手法是用手或血管钳闭塞肝十二指肠韧带,阻断血流进入肝。在肝十二指肠韧带内,包括有肝动脉、门静脉和总胆管。如果Pringle手法控制肝出血失败,提示:① 损伤到肝后腔静脉或肝静脉,② 动脉供应来自异常右或左肝动脉(见本节问题9)。

15. 什么是手指折断法?

手指折断或肝切开术,是钝器解剖暴露撕裂肝内深部出血点的方法。推离分开肝实质,能辨认和结扎出血点,此方法最常用于穿透损伤。

16. 在较大肝损伤病人安全止血中,选择性肝动脉结扎的作用是什么?

右或左肝叶深部撕裂所致的出血,用缝扎不能完全控制肝实质内的特殊出血。在这种情况,为控制出血,结扎右肝动脉或左肝动脉,肝缺血坏死的危险很小。

17. 为什么肝后腔静脉撕裂是致命的?

下腔静脉肝后部暴露困难,因为它被肝包围。为暴露需要扩大肝切开,广泛游离肝右叶,切除右叶,或横断腔静脉。下腔静脉的大口径和高流量,在手术达到暴露时,已过量出血,多数病人(95%)死亡。

18. 应用分流术行肝后腔静脉损伤修补的生理合理性是什么?

在由撕裂处的顺行的和逆行的出血停止,出血控制,要求维持静脉血回流到心脏,这些要求可以经过一根跨越右心房和下部下腔静脉之间的管子,将血分流到心脏。新的分流术已想出,即经周围股静脉插入。

19. 什么是肝内球囊?

用于肝穿透伤。取一条一英寸长的管状橡皮引流条(Penrose drain),环绕缝于一根红橡皮导尿管上,形成一个长形球囊,穿过肝损伤出血处,将造影剂经停止开关注入红橡皮导尿管使球囊膨胀。将球囊填塞肝出血处,导尿管经腹壁穿出,24～48h 后放出造影剂,取出导尿管。

20．什么是肝周围填塞的适应证？

为最后治疗低温，酸中毒，凝血病病人，计划再手术，肝填塞是一个拯救生命的方法。剖腹棉垫(可用到20块)围绕肝填塞压迫，控制出血。腹部皮肤用巾钳钳夹关闭(简化剖腹术)，待病人不正常代谢纠正，计划24h内再手术。

21．什么是腹部分隔综合征？

一个可能致命的肝周围填塞的并发症是腹部分隔综合征。它可发生在腹内压大于20cmH_2O时，腹内压增加，是因为肠道缺血/再灌注损伤继发水肿或继续出血进入腹腔所致。当压力增加超过20cmH_2O，静脉回流，心排出和尿排出减低，因此通气压增加，病人必须迅速回手术室行腹腔减压。测压计连接Foley尿管对随诊腹内压有用。

参考文献

1 Bismuth H: Surgical anatomy and anatomical surgery of the liver. World J Surg 6:3～9, 1982.

2 Buechter KJ, Gomez GA, Zeppa R: A new technique for exposure of injuries at the confluence of the retrohepatic veins and the retrohepatic vena cava. J Trauma 30:328, 1990.

3 Burch JM, Ortiz VB, Richardson RJ, et al: Abbreviated laparotomy and planned reoperation for critically injured patients. Ann Surg 215:476, 1992.

4 Burch JM, Moore EE: Hepatic trauma. In Moore EE, Mattox KL, Feliciano DV(eds): Trauma, 3rd ed. Norwalk, CT, Appleton & Lange, 1996

5. Cogbill TH, Moore EE, Jurkovich GJ, et al: Severe hepatic trauma: A multi－center experience with 1,335 liver injuries. J Trauma 28:1433, 1988

6. Croce MA, Fabian TC, Kudsk KA, et al: AAST Organ Injury Scale: Correlation of CT－graded liver injuries and operative findings. J Trauma 31:806, 1991.

7 Croce MA, Fabian TC, Menke PG, et al: Nonoperative managemaent of blunt hepatic trauma is the treatment of choice for hemodynamically stable patients. Ann Surg 221:744, 1995.

8 Cue Jl, Cryer HG, Miller FB, et al: Packing and planned reexploration for hepatic and retroperitoneal hemorrhage: Critical refinements of a useful technique, Trauma 30:1007, 1990.

9 Fabian TC, Croce MA: Abdominal trauma, including indications for celiotomy. In Moore EE, Mattox KL, Feliciano DV(eds): Trauma, 3rd ed. Norwald, CT, Appleton & Lange, 1996.

10 Feliciano DV, Mattox KL, Jordan GL, et al: Management of 1000 consecutive cases of hepatic trauma (1979～1984). Ann Surg 204 :438, 1986.

11 Feliciano DV, Pachter HL(eds): Hepatic trauma revisited. Curr Probl Surg 26(7), 1989.

12 Hiatt JR, Gabbay J, Busuttil RW; Surgical anatomy of the hepatic arteries in 1000 cases Ann Surg 220:50, 1994.

13 Meldrum DR, Moore FA, Moore EE, et al: Cardiopulmonary hazards of perihepatic packing for major liver injury. Am J Surg 170:537～542, 1995.

14 Meredith JW, Young JS, Bowling J, Roboussin D: Nonoperative management of adult blunt hepatic trauma: The exception or the rule? J Trauma 36:529, 1994.

15 Moore EE, Cogbill TH, Malangoni MA, et al: Organ injury scaling. Surg Clin North Am 75:2, 1995.

16 Morris JA Jr, Eddy VA, Binman TA, et al: The staged celiotomy for trauma. Ann Surg 217:576, 1993.

17 Pachter HL, Hofstetter SR: The current status of nonoperative management of adulf blunt hepatic in-juries. Am J Surg 169:442, 1995.

18 Poggetti RS, Moore EE, Moore FA, et al: Balloon tamponade for bilobar transfixing hepatic gunshot wounds J Trauma 33:694, 1992.

19 Rozycki GS. Ochsner MG, Jaffin JH, Champion HR: Prospective evaluation of surgeons' use of ultrasound in the evaluation of trauma patients. J Trauma 34:516, 1993.

第二十一节 胰和十二指肠损伤

R. Franciose 医学博士 Jon M. Burch 医学博士

1. 创伤中有多少次胰和十二指肠损伤?

因为胰和十二指肠位于腹膜后腹正中深部(除十二指肠第一部外),相对的受到保护,创伤性损伤不常见。约7%的病人因创伤有胰损伤而行剖腹治疗。在大的创伤中心,每年见到的严重联合胰十二指肠损伤,不足10例。

2．胰和十二指肠损伤后决定死亡率的是什么？

主要决定胰和十二指肠损伤后结果的是损伤机制，联合伤和胰和十二指肠联合伤。多数早期死亡是由于血管、肝或脾损伤的联合驱血性出血。90％的胰或十二指肠损伤的病人，至少有一个联合伤。每个病人平均3～4个腹内联合伤。唯一的，最重要决定胰损伤结局的是存在的主胰管损伤。

3．什么损伤机制和损伤形式与损伤到十二指肠和胰有关？

钝性胰和十二指肠损伤主要是由于汽车减速原因损伤，事实上，至少60％钝性胰损伤是因方向盘损伤。钝性损伤胰和十二指肠的三个相关病变是十二指肠穿孔、胰颈部横断和十二指肠血肿。胰和十二指肠的穿透伤，其最常见的原因是手枪，导致复杂的局部组织破裂和高发生率血管损伤。

4．怎样诊断胰和十二指肠损伤？

因为胰和十二指肠位于腹膜后的特别部位，因此它的损伤很难发现。根据损伤机制，高度被怀疑者必须防止延误诊断。诊断性腹膜灌洗在没有合并伤时可能阴性。双对比CT扫描和可溶性造影剂上胃肠道研究(C环研究)可能有帮助，但需专家解释。胰管损伤可能需要内窥镜做逆行胆管胰造影(ERCP, endoscopic retrograde cholangio pancreatography)或手术中胰造影诊断。最可靠的诊断方法是剖腹中彻底探查胰和十二指肠。

5．什么是4部十二指肠和它与手术的相互关系？

十二指肠第1部开始于胃的幽门(腹膜内)并向后(腹膜后)朝着胆囊(其余十二指肠在腹膜后)。第2部下降7～6cm，在腔静脉前。十二指肠的左缘附着于胰头，在这部位总胆管和胰管由此进入，并与胰头同享来自胰十二指肠弓的同一血供应。十二指肠第3部向左转成水平，其头面与胰钩状突接触并向后到肠系膜动静脉。第4部继续向左，轻微下降和越过脊柱，前面到主动脉，在那儿在十二指肠空肠屈固定于 Treitz 悬垂韧带。

6. 什么是 Kocher 手法？

Kocher 手法，是一个切开附着第 2 第 3 部十二指肠侧面壁层腹膜的切口。钝性解剖后腹膜，并向中线到腔静脉平面，此方法提供接近十二指肠后面、总胆管和胰头。

7. 什么是胰的 5 部和有关的手术解剖？

胰是一个固定于腹膜后的器官，横卧于十二指肠和脾之间。胰头，稳稳地固定在十二指肠第 2 和第 3 部内侧面，并卧于上肠系膜血管右后侧，主动脉和腔静脉前面。胰颈，前面有上肠系膜血管，在钝性伤胰横断最常见区。胰体，继续伸向上肠系膜血管左侧。胰体是经小网膜囊最容易看见的部分。胰尾，相当的活动，位于脾门内，脾动脉沿着胰的上缘走，而脾静脉在胰的后面走。

8. 十二指肠穿孔如何治疗？

约 80％的十二指肠穿孔能够用一期修补治疗。剩下的 20％为严重损伤，需复杂的方法，如幽门旷置术，Roux－en－y 十二指肠空肠吻合术，血管化空肠移植，或在罕见情况的胰十二指肠切除术(Whipple 手术)。

9. 什么是幽门旷置术？

进行胃切除术以保护脆薄的十二指肠修补，幽门用粗线锁边缝合。胃空肠吻合也是一种方法，使胃内容物从修补处转流开。多数病人的幽门，在几周内自动开放。

10. 什么是十二指肠血肿？如何治疗？

十二指肠血肿是一种浆膜肌下血肿。由十二指肠梗阻伴持续性呕吐引起，虽然它发生在钝性损伤后的成人，但也常常考虑幼儿或儿童受虐待所致。诊断用上胃肠道造影检查，“盘绕弹簧”征认为是其特征。大多数十二指肠血肿，能够用持续鼻胃管吸引和全胃肠外营养非手术治疗。

11. 如何治疗胰损伤?

小的胰损伤没有伤到胰管，可用外引流治疗或留下不动。损伤伤及到胰颈、体、尾，可用远端胰切除术治疗。损伤扩展到胰头或近端主胰管，需要复杂的重建手术或在极少的情况，需做胰十二指肠切除(Whipple 手术)。

12. 胰能切除多少，以后无内分泌或外分泌机能障碍?

在大多数人中，切除 80% 的胰无内分泌或外分泌机能障碍。远端胰切除在门静脉的水平，平均切除胰 55%，耐受很好。

13. 什么是胰和十二指肠损伤的特殊并发症?

胰损伤伴发胰瘘，胰腺炎和胰假性囊肿。十二指肠损伤伴发十二指肠瘘。1/3 生存 48h 的病人有一个与胰或十二指肠损伤有关的并发症，这些并发症引起重要的感染和多器官衰竭，是很多后期死亡的原因。

参考文献

1 Asensio JA, Feliciano DV, Britt LD, et al: Management of duodenal injuries. Curr Probl Surg 30:1021～1100, 1993.

2 Berg AA: Duodenal fistula: Its treatment by gastrojejunostomy and pyloric occlusion. Ann Surg 45:721, 1907.

3 Buck J, Sorensen V, Fath J, et al: Severe pancreaticoduodenal injuries: The effectiveness of pyloric exclusion with vagotomy. Am Surg 58:557～560, 1992.

4 Burch JM, Moore EE: Duodenal and pancreatic trauma. In Taylor M, Gollan J, Steer M, Wolfe M(eds): Gastrointestinal Emergencies, Baltimore, Williams & Wilkins, 1996.

5 Cogbill T, Moore E, Feliciano D, et al: Conservative management of duodenal trauma: A multicenter perspective. J Trauma 30:1469～1475, 1990.

6 Cogbill TH, Moore EE, Morris JA, et al: Distal pancreatectomy for trauma: A multicenter experience. J Trauma 31:1600～1606, 1991.

7 Heimansohn D, Canal D, McCarthy M, et al: The role of pancreaticoduodenectomy in the management of traumatic injuries to the pancreas and duodenum. Am J Surg 56:511～514, 1990.

8 Jurkovich GJ: Injury to the duodenum and pancreas. In Feliciano DV, Moore EE, Mattox KL(eds): Trauma, 3rd ed. Norwalk, CT, Appleton & Lange, 1996.

9 Jurkovich G, Carrico C: Management of pancreatic injuries. Surg Clin North Am 70(3):575～593, 1990.

10 Kunin JR, Korobkin M, Ellis JH, et al: Duodenal injuries caused by blunt abdominal trauma. Value of CT in differentiating perforation form hematoma. AJR 160:1221～1223, 1993.

11 Moore E, Cogbill T, Malangoni M, et al: Organ injury scaling. II: Pancreas, duodenum, small bowel, colon, and rectum. J Trauma 30:1427～1429, 1990.

12 Pachter HL, Hofstetter SR, Liange HG, et al: Traumatic injuries to the pancreas: The role of distal pancreatectomy with splenic preservation. J Trauma 29:1342, 1989.

13 Sivit CH, Eichelburger MR, Taylor GA, et al: Blunt pancreatic trauma in children: CT diagnosis. AJR 158:1097～1100, 1992.

14 Stone A, Sugawa C, Lucas C, et al: The role of endoscopic retrograde pancreatography (ERP) in blunt abdominal trauma. Am Surg 56:715～720, 1990.

15 Wisner DH, Wold RL, Frey CR: Diagnosis and treatment of pancreatic injuries. Arch Surg 125:1109～1113, 1990.

第二十二节 颈穿通伤

Robert A Read 医学博士 Ernest E. Moore 医学博士

1. 为什么颈穿通伤特殊?

这个身体小区域(身体体表面积的1%)包含着很多生命结构,包括喉、气管、胸导管、颈动脉、椎体、锁骨下动静脉、颈外内静脉、脊柱、脊髓、颅神经、臂丛、咽、食管、甲状腺、甲状旁腺和唾液腺。

2. 必须穿通颈部的哪层组织才构成颈穿通伤?

必须穿通颈阔肌。这层颈部被盖筋膜是盖在所有生命结构的表面。

3. 什么是颈前和颈后损伤?

颈前三角的界限为中线,下颌骨下缘和胸锁乳突肌前缘。颈后三角由胸锁乳突肌后缘,锁骨的中 1/3 和斜方肌前缘形成。颈前三角受伤较为危险,因为能伤及血管、气管食管。颈后三角损伤很少有危及生命的损伤,但它可能累及主要的神经和血管结构。

4. 什么是第Ⅰ、Ⅱ和第Ⅲ平面损伤?

第Ⅰ平面损伤是在环状软骨下方。第Ⅱ平面损伤是在环状软骨和下颌骨角之间。第Ⅲ平面损伤是在下颌骨角上方。

病史询问和体格检查

5. 什么问题在病史中最重要?

吞咽困难,发音障碍,咳血,神经功能不足,休克或在事故现场大量失血,提示是一种严重损伤。

6. 颈外伤中什么体征最重要?

持续性出血或休克,发音障碍,声音嘶哑,喘鸣、血肿逐渐增大,皮下捻发音,神经功能不足,这提示生命结构已受损伤。

7. 空气消化道伤的病人有多少出现皮下捻发音?

1/3 有皮下捻发音的病人有咽、喉、食管、或气管损伤,然而在这些病人中,2/3 的病人,空气是从伤口入口进入的,而没有显著潜在损伤。

8. 枪伤和刀伤能造成相同的损伤吗?

颈穿通伤的损伤式样

	枪伤(%)	刀伤(%)
动脉	18	11
静脉	13	30
气道	23	7
食管	27	7

9. 颈的哪一侧更容易损伤?

颈的左侧更容易损伤,因绝大多数的行刺者是用右手。

病人的处理

10. 所有的病人必须做动脉造影吗?

对血液动力情况稳定的第Ⅰ或Ⅱ平面损伤的病人,一般做术前动脉造影,在这种情况中,其价值是识别胸腔入口或颅底大血管的损伤。这类损伤可能需要特殊的手术方法处理。

11. 其他诊断检查的价值如何?如食管吞咽钡检查、食管镜、喉镜、气管镜检查及CT扫描?

在早期诊断隐匿食管损伤中,辅助检查是非常重要的。隐匿食管损伤如果不迅速治疗,死亡的危险率为15%~30%。不幸的是,这类检查在20%~50%病例可能为假阴性。

12. 颈深部出血在事故现场和急诊室里如何将它控制?

直接压迫几乎总是成功的,即使对大动脉损伤。偶尔,第Ⅰ平面血管损伤的病人(颈基底部)需要在急诊室开胸止血。

13. 在急诊室里的处理次序是什么?

ABC(气道(airway)、呼吸(breathing)、循环(circulation))是创伤

复苏的应用原则。病人的气道是首要次序。神经无损的病人(是大多数)可以经口插管,存在神经缺陷的病人,需要同时保护颈椎和气道,它们可能需要经鼻气管插管或环状软骨甲状软骨切开。尽早控制气道,对一个扩展着的颈部血肿病人特别必要。

14. 什么是颈穿通伤口的选择性处理?

大多数的外科医生不探查所有的颈部伤口。当前的文献报道,50%的颈穿通伤不伴有重要器官的损伤。如果因伤口引起明显的体征或症状,或观察不可靠(如喝醉酒的病人),应迅速在手术室探查伤口。大多数清醒的和无症状的病人,可结合诊断检查做出评估,或多次反复体检,严密观察。

15. 伤口的选择性处理有什么优点?

颈部手术不必要的并发症和费用可以省去。

16. 颈穿通伤无症状的病人,能从急诊室回家吗?

威胁生命的颈部损伤起初可以无临床症状。因此,安全的策略是将所有的病人在医院内至少观察 24h。

参考文献

1 Asensio JA, Valenziano CP. Falcone RE, et al: Management of penetrating neck injuries. Surg Clin North Am 71:267～296, 1991.

2 Beitsch P, Weigelt JA, Flynn E, et al: Physical examination and arteriograph in patients with penetrating zone II neck wounds. Arch Surg 129:577～581, 1994.

3 Bishara RA, Pasch AR, Douglas DD, et al: The necessity of mandatory exploration of penetrating zone II neck injuries. Surgery 100:655～660, 1986.

4 Elerding SC, Manart FD, Moore EE: A reappraisal of penetrating injury management. J Trauma 20:695～697, 1980.

5 Feliciano DV, Bitondo CG, Mattox KL, et al: Combined tracheoesophageal injuries. Am J Surg 150:710～715, 1985.

6 Monsour MA, Moore EE, Moore FA, Whitehill TA: Validating the selective management of penetrating neck wounds. Am J Surg 162:517～521, 1991.
7 Ngakane H, Muckar DJ, Luvunno FM: Penetrating visceral injuries of the neck: Result of a conservative management policy. Br J Surg 77:908～910, 1990.
8 Winter RP, Weigelt JA: Cranial esophageal trauma, Arch Surg 125:849～852, 1990.
9 Wood J, Fabian TC, Mongiante EC: Penetrating neck injuries: Recommendations for selective management, J Trauma 29:602～605, 1989.

第二十三节 面部撕裂伤

Lawrence L. Ketch 医学博士

1. 面部撕裂伤与其他撕裂伤有什么处别?

美容术(外貌)无疑是头等重要的。质量的最后结果,是依靠严格坚持伤口处理的基本原则和精细技术。大量冲洗伤口,审慎清创,轻柔夹持组织,细心止血和细线缝合,结合早拆线,是最好结果的关键。要求细微的缝合,锐利的器械,创缘外翻,逐层缝合,闭合死腔和没有张力。

2. 什么因素影响伤口治疗的选择?

损伤的机制,沾污和临床估计,治疗时间的延迟,受伤时的口授治疗。清洁撕裂伤、重度沾污伤、挤压伤和咬伤,它们的治疗都不同。

3. 怎样修补清洁撕裂伤?

清洁撕裂伤,要用生理盐水或乳酸林格氏液冲洗,只要清洁伤口周围皮肤,不要把消毒液注入伤口。最好用区域麻醉,因为直接在伤口边缘注射局麻,会将沾污扩散。避免用肾上腺素,因为它可灭活组织和潜在感染。伤口的深部组织,要用可吸收的缝线分层修补。用能承受伤口张力的最小号缝线缝合。缝线在 3～5d 内拆除,伤口边缘继续用消毒带支持。

4. 怎样修补脏撕裂伤?

一般对重度沾污的伤口保持开放,随后给予冲洗、清创,行延期缝合。因为考虑到美容,这个方法在面部不可取,为此可将无生命组织做仔细的清创和去除伤口内异物。在大量冲洗前要做伤口培养。用广谱抗生素做预防性治疗。这种病人在修补后要加强感染的观察。

5. 什么因素影响缝线选择?

任何缝合方法,对组织都有损害和削弱宿主的防御力,增加瘢痕增生和招致感染。伤口内存有一根丝线,将降低感染阈 1 万倍,因此需用细的、单丝缝线、强度正好足以承受伤口张力的缝线。留在伤口内的缝线物的数量在最低限度。用束带拉拢伤口使伤口拉力很小或无拉力,达到最小损伤和产生最好的瘢痕。

6. 修补面部撕裂伤时要剃眉吗?

不,它对破裂组织边缘的重新对合,能提供一个界标和不返工。

7. 怎样修补有皮肤缺损的挤压撕脱伤?

挤压撕脱伤导致伤缘不齐和组织失活。无活力的组织必须用外科方法将其切除,因为它易感染和造成过多瘢痕形成。假如对伤口组织的生命力有所怀疑,伤口要彻底冲洗、开放,持续湿敷,待有问题的组织活力恢复,再延期缝合。常常经仔细的缝合面部的组织后,其结果比直接清创和缝合的瘢痕浅得多。

8. 咬伤该怎样治疗?

动物和人咬伤的伤口都是高度沾污和易发生感染的。另外,因美容的考虑,伤口应像上面所说的那样治疗和细心的缝合及抗生素预防感染。如果伤口发生感染，必须拆去缝线和任伤口自愈。在这种情况，必须告诉病人，瘢痕需要重新修正。

9. 一期伤口缝合时可用植皮或皮瓣移植吗？

复杂的组织转移操作在急诊治疗面部伤中没有地位，缝合应当尽可能用最简单的方法。而复杂的重建应当努力推迟直到瘢痕已成熟。但在组织缺损已不能直接缝合时，可能有必要用薄的断层游离植皮以获伤口闭合。

10. 治疗面部撕裂伤什么时候用抗生素？

坚持既往提出的大量冲洗、清创、轻柔夹持组织等原则，对预防感染比使用抗生素在清洁和清洁沾污伤口中更重要。然而在挤压撕脱伤、咬伤和严重沾污伤中，用抗生素保险是必要的。

11. 怎样确定瘢痕质量？

伤口的部位、病人的年龄、皮肤的类型和质地，对瘢痕的最终结果都是很重要的。最起码的决定因素是所用缝合物的类型、质量和伤口的护理。伤口最后的外表很少取决于缝合的方法。挫伤、感染、异物残留、不合适的方向撕裂、张力和边缘歪斜，都预示着坏结果。缝线中的不同材料被忽视，缝合技术因素造成的伤口外翻和时间的消逝，都会影响瘢痕最后的质量。

12. 瘢痕应在什么时候修正？

瘢痕外表最差的时候常在缝合后2w到2个月。瘢痕修正需等到它完全成熟。瘢痕的完全成熟需要4～24个月。根据经验，瘢痕修正至少要在最初修补后6～12个月进行。伤口的成熟可以根据舒适的程度、红斑和变硬的程度来估计。

争 论

关于面部撕裂伤的处理和修补争论不多。很好地注意遵守伤口处理的基本原则，常常会产生出一个满意的瘢痕。因为在面部创伤中要考虑美容，可以与其他部位不同，这里有几个例子，其中，为了外表的原因，尽管有感染的危险仍进行一期修补，这在身体其他区域，将被认为是不能接受的。

参考文献

1 Mason PN: Facial injuries. In McCarthy JG(ed): Plastic Surgery, vol. 2. Philadelphia, W.B. Saunders, 1990, pp 899～916.

2 Davis PKB, Shaheen O: Soft tissue injuries of the face and scalp: Fractures of the larynx. In Rowe NL, Williams JL (eds): Maxillofacial Injuries. New York, Churchill Livingstone, 1985, pp 184～200.

3 Junkiewicz MJ, Krizek TJ, Mathes SJ, Ariyan S: Principles and practice. In Plastic Surgery, St. Louis, Mosby, 1990, pp 244～277.

第二十四节　手损伤的基本处理

Michael J.V.Gordon 医学博士　Lawrence L.Ketch 医学博士

1. 手修补的目标是什么？

在手创伤的治疗中功能的考虑超过美容。没有小的手损伤。最初的诊断和治疗决定最后的结果。专家的二期修补不能克服开始的诊断或决定所造成的忽略或错误。

2. 决定手损伤的最后结果是什么？

要尽量少的牺牲组织和早期伤口缝合，达到一期愈合是必要的。控制水肿，预防感染，早期伤口缝合，使瘢痕组织减到最少和充分的物理治疗，使之产生最好的功能结果。

3. 影响手创伤治疗的因素是什么?

损伤的机制,部位,时间以及手的特点,职业,年龄和病人的全身情况,有助于决定治疗的计划。

4. 职业性手损伤怎么常见?

手损伤造成失去工作,比任何其他类型的职业性损伤要多。

5. 什么是检查手损伤的要点?

观察部位、颜色和温度,常常能呈现损伤。部位可使人联想到下面结构损伤的可能。活动、感觉和多普勒超声检查是起确定作用的。所有的损伤都必须做 X 线检查,给手术探查提供最后的诊断。

6. 怎样和什么地方做手损伤手术?

手的伤口,要在止血带控制出血下,和充分无痛,用精巧的器械,在一个光线良好的手术间里进行手术,并且常常还要用手术显微镜。

7. 怎样达到损伤手紧急止血?

在急诊环境中,手术室外面,没有止血带可用,又不能在损伤部位盲目钳夹任何结构,在这种情况下,用抬高肢体、直接压迫伤口,可以达到止血。在不能认清组织结构的这种环境下,这种方法可以防止损伤下面的精细结构。

8. 怎样治疗指尖损伤?

如果指尖破损不到 1cm,每日清洁伤口和用不粘的湿敷料换药,伤口会自行愈合。大块缺损需要植皮,植皮材料常可由指端截下的断片,除去脂肪来提供。骨暴露者可用皮瓣覆盖以保持手指长度。指间关节的指神经无法修补。

9. 怎样修补甲床损伤?

甲下血肿可用烧红的夹纸回形针头或电池电烙器灼穿指甲放出血肿。无菌的或原始甲床破坏的修补,要细心。甲床破坏在未去指甲是无法诊断的。

10. 什么是指尖截断的分类?

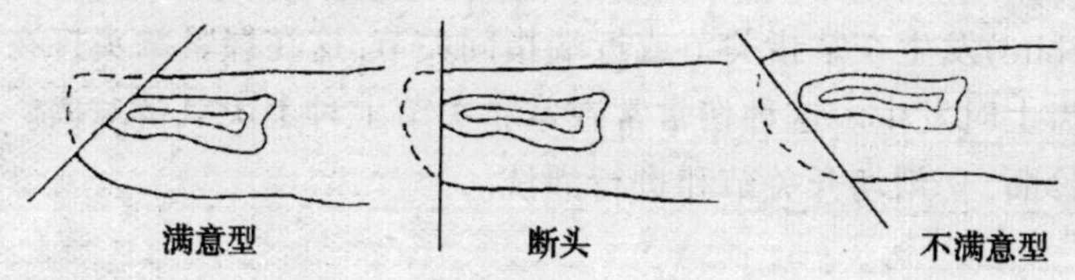

这是根据残留手掌感觉皮肤量的指尖截断分类。满意型的角状截断,虽然常切去一些指甲和指骨但手掌皮肤可很容易用来覆盖指尖截面。这种截断型称作“满意”,治疗只需换药就可以了,伤口可通过收缩和上皮形成而修补。手掌侧的角形指尖截断对常规处理“不满意”,常需要再造手术处理。

11. 什么是屈肌肌腱撕裂的初次处理?

屈肌肌腱撕裂不是急诊。修补不要在急诊室由一位不熟练的医生修补。如果没有手外科医生,伤口经大量盐水冲洗后缝合,给预防性抗生素治疗,然后将病人转到权威医生那儿去修补。

12. 什么是开放性骨折的正当处理?

开放性骨折的伤口应先做细菌培养,然后用生理盐水或林格氏液进行大量冲洗,给广谱抗生素治疗,伤部用夹板固定在功能位,盖上大块敷料。

13. 什么是手感染的正确治疗?

肢体止动和抬高,从肠道外给予抗生素。病人应尽可能早地做外科切开引流。

14. 什么是人咬伤的正确处理？

首先是检查，包括 X 线摄像和清洗伤口。伤口应开放（不缝合），开始给予抗生素，24h 和 48h 复查伤口。如果出现明显感染，应从肠道外给予抗生素和尽可能安排手术引流。所谓的“战咬伤”（fightbite）发生在掌指关节或近端指间关节，这在握紧拳头打在对手的门齿上时发生。这种伤常常在掌指关节上种上厌氧链球菌。一旦做出诊断，立刻切开关节和进行灌洗。

15. 怎样治疗刺伤？

仅管刺伤看上去无害，但刺伤可能造成手结构的深部破坏，因此任何这种伤要求立刻住院和迅速和广泛减压和清创。

16. 什么是腕管综合征？

腕管综合征是最常见的周围神经压缩神经病。手的麻木和刺痛是腕管综合征的信号。

17. 腕管综合征是老年人还是年轻人多见？是男人还是女人多见？

腕管综合征较常见于 40 岁以上的人，但据近年报道，年轻人的数目已在不断增加，腕管综合征通常发生于从事反复手工工作职业者，女性的发病约常见于男性的 2 倍。

18. 什么是手损伤畸形大部分可预防的原因？

水肿和感染导致瘢痕增加和功能受限。在不良的部位延长了制动时间也可损坏功能。延迟皮肤缝合、X 线照片不佳或漏诊及严重的损伤后遗症认识太迟。

19. 什么是所有手损伤急诊室最适当的治疗?

给予病人镇静药。伤口做细菌培养和冲洗。进行全面检查和消毒敷料压迫包扎。上肢用夹板固定,破伤风预防注射和广谱抗生素应用,包括对挤压撕脱伤或严重沾污的伤口。摄取 X 线照片,手术前抽血化验检查。

20. 什么是截断部再移植的指征?

没有绝对指征。应请示再移植会会员的显微外科医生会诊。如果计划做再移植,再植部不要直接浸泡在水里或直接放在冰或干冰上,应将再植部用大量盐水冲洗,湿棉球擦洗和放在一个消毒塑料容器内,然后把塑料容器放入冰水里待移植。

参考文献

1 American Society for Surgery of the Hand: The Hand: Primary Care of Common Problems New York, Churchill Livingstone, 1985.

2 Dray GS, Eaton RG: Dislocations and ligament injuries in the digits. In Green DP(ed): Operative Hand Surgery. New York, Churchill Livingstone, 1988.

3 Flatt AE: The Care of Minor Hand Injuries , 2nd ed. St Louis, Mosby, 1963.

4 Flynn JE: Hand Surgery, 3rd ed. Baltinore, Williams & Wilkins, 1982.

5 Green DP: Operative Hand Surgery, 2nd ed. New York, Churchill Livingstone, 1988.

6 Hunter JM, Schneider LH, Mackin EJ, Callahan AD(eds): Rehabilitation of the Hand, 3rd ed. St, Louis, Mosby, 1990.

7 Kasdan ML(ed): Occupational Hand and Upper Extremity Injuries and Diseases. Philadelphia, Hanley & Belfus, 1991.

8 Sinclair TM, Williams HB: Hand infection. In Wilmore DW Cheung LY, Harken AH, et al (eds): Infection, vol 15. New York, Scientific American, 1995, pp 2～11.

第二十五节 冻 伤

Ben Eiseman 医学博士 Bruce Paton 医学博士

1. 什么是冻伤?

冻伤是由于局部组织暴露在冷的环境中被破坏和细胞冻结。

2. 什么因素影响冷暴露后组织损伤的范围?

影响组织破坏范围的因素包括冷(温度)的度数,暴露的时间,风冷因素,暴露部分的保护,足够的血供和由于接触水或金属使热丢失加速。

3. 什么是风冷?

风冷是一个专门名词,常常表示因为不同速度的风增加热的丢失。风速的不断增加并不减低温度,但增加失热率,因周围温度相等。按照热的丢失和对冻伤的可能性或低温,直到温度很低,都称风冷。

风冷的影响,用合适的保护服装保护暴露部位,如手、面、耳,是能预防的。油性保护霜涂抹在鼻、唇、颊、耳也可以缓和一些热的丢失。

4. 暴露于结冰以上温度能造成组织破坏吗?

肢体长期暴露在温度在结冰以上的潮湿环境,可以产生与冻伤一样的破坏(战壕足,浸渍足)。

5. 什么是冻伤中组织破坏的原因?

从理论上讲,破坏包括细胞外结冰,红细胞沉积,血栓形成和直接作用与细胞的温度低于6℃。冻伤是缺血/再灌注损伤的一种形式，同样对心肌、肾或肠道血管闭塞和再灌注后的组织也受破坏。冻伤同时伴随释放细胞毒细胞质，如肿瘤坏死因子、各种白介素、粘连分子和细胞毒物质，如过氧化物、蛋白酶。中和剂如细胞质、粘连分子，在复温前可以减弱冷的损伤。但到目前为止还未证实对临床上有帮助。

6．什么是预防冻伤的原则？

避免无保护的肢体或脸的外露部位暴露于冷、潮湿和接触金属物。保持肢体干燥。在军队范围里，冬季冻伤较流行，冻伤的特点是冻伤发生在撤退、士气沮丧的部队，因为他们的纪律已被破坏。

7．什么是诊断性的体征和症状？

暴露肢体最初出现死白（缺血），继之既失去传入神经支配（麻醉、麻木）又失去传出神经支配（麻痹）。

8．什么是怀疑冻伤早期处理的原则？

避免结冰——融化——结冰循环。不要用雪擦伤部，一旦病人到治疗环境中，不要再暴露到冷的环境中去。将冻伤肢体浸泡在40～45℃的水里(手触水温暖)，直到肢体回到正常体温（20～30min）。复温常引起疼痛。在冻伤区盖一块消毒或清洁的非闭合的敷料。透亮的水疱可以穿破或剪去表皮，用无菌冻伤油膏治疗，保留出血性水疱，表示勿动深部损伤。

9．在冻伤早期处理中什么全身疗法证明有益？

证明唯一有益的疗法是给病人复温和全身支持治疗，避免低温，保持血行，没有奇迹治疗的文献报道，虽然有很多建议包括用抗凝血药、抗交感神经作用药、交感神经切除术、血管扩张剂、高压氧、低分子右旋糖、毒品，以减低表面张力等。毒品干扰血小板活性。但损伤仍在发展，即使是最好的医生也束手无策。最好的唯一能做的是不要因鲁莽干扰而扩大组织损伤。只有在继发感染时给以抗生素，破伤风抗毒血清应有明确指征时给予。每日提供旋流温水浴治疗，轻柔清创。如果伤部很肿和危及循环时，偶尔需要筋膜切开。

10. 冻伤的临床过程是什么?

冻伤组织的破坏范围能自己慢慢分界。水疱 4～8h 内可以扩大。清亮的水疱表示破坏表浅，出血性水泡位于手指或足趾近侧，表示深部破坏。7～10d 内水疱干瘪和变成焦痂；10～30d 坏死明显；30～60d 典型症状变得明显。

11. 冻伤的长期后患是什么?

① 对冷敏感；② 多汗；③ 在儿童，骨骺破坏导致关节炎和手指或足趾畸形生长。

参考文献

1 McCauley RL, Hing D, Robson MC, Heggers JP: Frostbite injuries: A rational approach based on the pathophysiology. Trauma 23:143～147, 1983.

2 Mills WJ, et al: Cold injury. Alaska Med Jan－Mar: 5～143, 1993.

3 Paton BC: Pathophysiology of frostbite. In Sutton JR, Houston CS, Coates G (eds): Hypoxia and Cold. New York, Praeger, 1987, pp 329～339.

第二十六节 上尿路损伤：肾和输尿管

Norman E. Peterson 医学博士

1. 什么时候要怀疑肾损伤?

在损伤后血尿时(即使微量血尿)。某些其他损伤，常常同时存在肾损伤(肝、脾、结肠、脊柱横突)可以帮助诊断。

2. 怎样检查肾损伤?

外伤后血尿病人的传统检查是做膀胱尿道造影,和排泄性尿路造影(静脉肾盂造影 IVP)。流行病学分析显示,在存活的病人中,罕见有上下尿路损伤同时存在的,因此,诊断工作在于明确损伤的部位:IVP 或肾 CT 检查腹、侧腹部或胸部损伤,而下腹和盆腔损伤可用膀胱尿道造影检查。肾有无损害,最好的检查是用 IVP。病人在做其他损伤 CT 扫描(用造影剂增强)时,可以一并检查肾脏,IVP 可以省去。

3. 什么是单次注射 IVP?

每千克体重 2ml 肾造影剂静脉注射。10min 时拍摄第一张 X 线片,此外根据诊断需要,每隔 5~10min 摄取一张。低血压或休克为尿路造影禁忌证。手术中怀疑肾损伤(如腹膜后血肿)可做手术中 IVP。手术中也能同时做动脉造影。将 5~10ml 造影剂直接注入肾动脉,立即摄片。

4. 肾外伤怎么分类?

肾外伤的一贯分类为:1 度(挫伤,70%);2 度(表浅撕裂伤,15%);3 度(深部撕裂伤或集合系统破坏,10%);4 度(肾实质星状破碎或肾蒂断裂,5%)。1 和 2 度损伤可安全地用保守治疗。3 和 4 度需要手术修补或切除,此外造影剂外渗一般认为要手术修补。4 度损伤(粉碎肾或肾蒂损伤),可表现同侧尿路造影无功能和明显的出血图像。治疗排除分类基础是一种误解,即使损伤度更高,自动吸收也是常见的。

5. 单以肾出血的量能反映损伤的重要性或预后吗?

肾出血的形式,是最可靠的预后因素。除肾蒂断裂外,肾的出血常表现为一种有名无实的出血。肾出血的情况，在外伤后最初几小时内就应积极区别肾损伤是能靠它自己消退愈合，还是需要手术处理修补矫正？肉眼血尿早期减退是一个可信的信息，表示出血可自行停止(常在共存损伤急诊手术结束前)，可免除急诊探查。相反的，持续出血或出血短暂减退后又复发，需要开腹探查或选择性治疗性栓塞性动脉造影。

6. 肾蒂外伤的种类是不同的？

是的。肾蒂可能被形成的血栓阻断或完全撕裂；两种病情的特征是 IVP 不显影和血尿不明显。虽然教课书常描述无血尿，由微血尿转为短暂的肉眼血尿。强调在所有情况都要做尿液分析，但左肾肾蒂撕断，产生很小的腹膜后出血，因为动脉很快缩回，反之，右肾损伤常常出血广泛，因为肾静脉从腔静脉上撕裂。没有可靠的非手术方法能识别撕裂的肾蒂内有可用的血栓形成。

7. 什么是肾热缺血耐受的时限？

不管移植外科医生说什么(他们被冷藏肾所骗)，肾的热缺血耐受可逆时限不知道，毫无疑问它受一些因素而变动。4h 已形成为一个有效的标准。再血管化能在这期间内完成，未必可能。因此我们提倡，血管修补只对有选择的情况(单个肾和边缘性的肾功能)。

8. 肾蒂损伤和实质粉碎两者的特征者是 IVP 不显影，它们需要区别吗？

很可能。虽然很明显区别没有什么临床意义，因为肾无功能是无法避免的。如前所述，肾蒂损伤通常出现少量血尿，相反，肾粉碎表现侧腹部、腹膜后尿广泛渗出和持续的出血，需要做肾切除治疗。

9. 什么是延迟肉眼血尿的重要性？

传统上，延迟肉眼血尿已成为手术处理，和全肾或部分肾切除治疗未发现的动静脉伤的依据。但我们组的病人中，50％经保守处理自行消退。其余的用选择性治疗性栓塞常成功。刀伤病人中这类并发症最多。

10. 手术中发现意料外的腹膜后出血的意义是什么?

腹膜后血肿，文献中讨论的问题始终还是关于血肿的扩张和搏动，两者都很罕见。搏动性血肿反映大血管的损伤。必须尽快手术控制出血和快速输血。稳定的血肿不论其大小，不要扰乱它，除非IVP(术前或术中)发现情况严重。当存在怀疑时，探查要仔细。

11. 损伤后尿外渗的意义是什么?

尿外渗的同时有侧腹部的广泛持续性出血时，很可能撕裂进入到集合系统，应考虑手术处理，然而尿外渗通常吸收很快。

12. 什么情况易诱发外伤性肾损伤?

异常的肾解剖易增加外伤性肾损伤。预先存在的主要异常是肾盂积水(50％)和异位肾(盆腔、马蹄)。肾肿瘤，特别是儿童必须经常想到。

13. 什么是包括保守治疗的肾外伤处理?

当临床和放射造影认为可以非手术治疗时，嘱病人绝对卧床休息，直到肉眼血尿消失。避免强烈活动，直到微血尿消失(通常在3w内消失)，此后必须随访。对分离的实质碎片，在6w时进行尿路造影，那时解剖恢复常已完全。这期间不需住院治疗。对延迟出血病人，不能用延长卧床来治疗。早期起床，限止活动不至掩盖延迟出血，必要时可用治疗性栓塞或手术治疗。

14. 什么是可能发生的后续高血压?

肾性高血压是肾缺血而不是肾梗塞的后果，因此阻碍了常规手术处理和部分或全肾栓塞。外伤后高血压的发生率在2%以下,一般发生在损伤后最初几个月内。血压能用限止盐或利尿治疗得到控制。

15. 钝性和穿透性肾损伤的临床要求和处理要求是否不同?

不,肾损伤的预后和处理要求都是相同的,不管它外伤的性质如何。

16. 什么情况下应怀疑输尿管损伤?

除手术和内窥镜损伤外,枪伤是输尿管损伤的常见原因。90%的暴力输尿管损伤由枪击所致。腹部枪击伤输尿管损伤率占2.2%~5%。所有泌尿系穿透伤的病人中,输尿管损伤约占17%。受伤的部位和管道可推测出输尿管损伤的可能性,特别是显微镜下有血尿。输尿管从肾盂处撕脱可能来自钝性力作用于过度伸展的输尿管干所致,尤其是儿童。输尿管远端损伤,偶尔可发生在骨盆后环的骨折。

17. 怎样辨认或证实输尿管损伤?

输尿管损伤的临床症状不明显,并常因其他损伤和诉述共存所掩盖。枪击伤占90%,刺戳伤占60%。在损伤输尿管时也可损伤小肠、结肠、肝、脾、血管或胰腺。血尿几乎除外显微镜检查就可诊断。IVP在损伤的36h内显示尿外渗占90%,36h后IVP更常见的是损伤部位梗阻(无外渗),伴近端输尿管扩张。外渗只有逆行输尿管造影时才明显。膀胱、输尿管外渗的鉴别,要靠膀胱和输尿管造影。

18. 怎样在手术中识别输尿管损伤?

剖腹探查时怀疑输尿管损伤,而又没有放射造影帮助,暴露腹膜后诱导利尿(速尿20mg静脉滴入)可显露损伤部位。靛洋红(1小瓶静脉滴入)变成蓝色,有助于漏处的定位。

19. 什么是遗漏输尿管损伤的可能后果?

并发症可包括发热、白细胞增多、氮质血症、腰痛、肠梗阻、腰部肿块(尿液肿),或尿瘘。这些情况的出现常常较晚,常在损伤后 2w 或 2w 以上出现。瘘管引流出尿,血清肌酐水平增高,外加尿液肿或腹膜外渗吸收,血清血尿素氮(BUN)升高,血清肌酐不增加,因此,增大了正常血清 BUN/肌酐比率,由 10:1 上升高到 30:1。

20. 什么是输尿管修补的原则?

将损坏的输尿管清创,直到断端边缘有活动性出血。吻合必须无张力,用可吸收的细线缝合。手术完毕后用大量盐水冲洗伤口,置引流管及抗生素。远端输尿管损伤,最好的处理是直接将输尿管种植到膀胱。将脂肪、大网膜或腹膜插放在修补部和附近肌肉之间,预防粘连和梗阻。

参考文献

1 Cass AS, Bubrick M, Luxenburg M, et al: Renal trauma found during laparotomy fou intra-abdominal injury. J Trauma 24:651, 1984.

2 Cosgrove MD, Mendez R, Morrow JW: Traumatic renal arteriovenous fistula. J Urol 110: 627, 1973.

3 Esho JO. Ireland GW, Cass AS: Renal trauma and pre-existing lesions of the kidney. Urology 1:234, 1973.

4 McAninch JW: Genitourinary trauma. In Moore EE. Mattox KL, Feliciano DV(eds): Trauma, 2nd ed. Norwalk, CT, Appleton & Lange, 1991, p 571.

5 Peterson NE: Blunt renal injuries of intermediate degree. J Trauma 17:425, 1977.

6 Peterson NE: Significance of delayed post-traumatic renal segment. Urology 27:237, 1986.

7 Peterson NE: Fate of the functionless post-traumatic renal segment. Urology 27:237, 1986.

8 Peterson NE: Review article: Traumatic bilateral renal infarction. J Trauma 29:158, 1988.

9 Peterson NE, Norton L: Injuries associated with renal trauma. J Urol 109:766, 1973.

10 Peterson NE, Pitts JC III: Penetrating injuries of the ureter. J Urol 126:587, 1981.

11 Peterson NE, Schulze K: Selective diagnostic uroradiology for trauma, J Urol 137:449,

1987.
12 Whitney RF, Peterson NE: Penetrating renal injuries. Urology 7:7, 1976.

第二十七节 下尿路和骨盆损伤

Norman E. Peterson 医学博士

1. 什么临床情况引起怀疑膀胱损伤?

下腹或骨盆受伤后产生血尿,应怀疑有膀胱损伤。其他征象包括无能力排空尿,或尿管灌洗液不能完全排出。膀胱损伤不需要力量过大,如一个充盈的膀胱中等外伤就可破裂。穿透伤也是常见原因。

2. 膀胱损伤有什么样的类型?

撕裂或穿孔。可以在腹膜内也可以在腹膜外。腹膜外损伤构成所有膀胱损伤的 85%。

3. 骨盆骨折的病人中膀胱损伤的可能性怎样?

膀胱损伤的全部病人中,10%的病人同时存在骨盆骨折。反过来说,83%的膀胱损伤,是由于(共存)骨盆骨折所致。腹膜内膀胱破裂,可发生在穿透伤或钝性伤使膨胀膀胱突然破裂,因此,不需要骨盆骨折。膀胱损伤更常发生于耻骨联合旁骨折,双侧骨折比单侧骨折更常发生。游离骨片产生膀胱撕裂占 10%。

4. 怎样证实膀胱损伤?

下腹或骨盆损伤后,病人有血尿应怀疑膀胱损伤。逆行尿道膀胱造影,对膀胱破裂可提供 95%的诊断正确性。放射造影时,应先注入 30ml 稀释的 50% 标准放射对比剂,用尿道注射器注入。投照包括前后位和斜位片，以及排空尿后或导尿管排空膀胱后再投照片。在15%的尿外渗病人中，只有在排空膀胱片中看到。当怀疑肾或远端输尿管损伤时，应在膀胱造影前先做IVP。诊断性腹膜灌洗不可靠(30%假阴性结果)。

5．膀胱损伤的放射造影是什么样的？

充满造影剂膀胱外侧收缩呈“滴泪状”，或上升到骨盆似悬在天空，也表示膀胱周围出血，但并不表示膀胱完整已被破坏。腹膜外损伤见造影剂溢出到耻骨联合附近，但膀胱底部受未破的腹膜限止，造影剂无外溢。腹膜内外渗，从膀胱圆顶产生出一种像太阳光破云射出一样的现象称“阳光实现”。外渗的造影剂集中在结肠旁现出肠袢轮廓可在肝下、脾下、聚积成一水池。膀胱挫伤可合并膀胱周围血肿和肉眼血尿，但无外渗。

6．膀胱破裂怎么处理？

腹膜外膀胱撕裂的处理是简单的在膀胱内放置导尿管引流7～10d。在其间常用膀胱造影来确定外渗是否消退。若未消退，反映有小骨针穿透粘膜需手术矫整。腹膜内膀胱撕裂通常也是用导尿管引流的非手术处理，膀胱挫伤要求导尿管引流，直到肉眼出血停止。

7．尿道损伤的诊断需提供什么临床资料？

近端尿道损伤常并发于骨盆骨折(挤压或减速/碰撞)，因剪力集中在前列腺膜交界处所致。骑跨伤发生在尿道球部损伤。远端尿道损伤常为单一损伤，常发生在强奸、自伤或自恋物插入所致。尿道损伤表现为尿道出血。直肠指检可发现前列腺移位、会阴瘀斑、无力排尿，或尿道里不能插入导尿管。

8．当一个病人有骨盆骨折时，都应想到伴有尿道损伤？

是的，尿道损伤10%发生在骨盆骨折。它最常见于前骨盆环的破裂。单侧耻骨联合旁骨折尿道损伤的发生率为20%,双侧耻骨联合旁骨折为50%。

9. 尿道损伤最好的检查怎样进行?

在插入Foley导尿管之前,必须常规进行逆行尿道造影(见本节问题4)。不完全尿道横断伤可见局部造影剂外渗伴膀胱显影。完全撕裂则出现广泛的造影剂局部外渗,造影剂不进入膀胱。不完全横断前尿道多见(50%)于后尿道(10%)损伤。

10. 尿道损伤怎么治疗?

对不完全横断的尿道,不管其部位,最好最有效的治疗是插入一导尿管越过缺损部位。完全尿道横断,第一步是耻骨上膀胱造瘘减压,第二步是手术放置尿道导尿管桥,恢复尿道连续。导尿管桥的方法可防止严重疤痕形成,避免很多病人以后再次手术和早期进行有关损伤的探查。

11. 什么情况能使尿道破裂或修补变复杂?

并发症包括狭窄(一般用内窥镜能矫正),尿失禁(不常见)和阳痿(据统计只限于前列腺损伤移位)。医原性并发症与耻骨后解剖或血肿扰乱有关。对永久性阳痿病人可用假体治疗。

12. 怎样诊断骨盆骨折?

挤压或活动骨盆和髋部时产生疼痛和/或不正常运动,必须怀疑骨盆骨折。可用骨盆放射照片或CT扫描确定诊断。

13. 从损伤的性质和类型可以推断出什么结果?

骨盆骨折有很多分类,分为侧向压缩、前后压缩或垂直剪切。在很多系统中,髋臼骨折占一个不同的亚组。骨盆单支骨折常意味着尿道—膀胱损伤,其发生率在10%。Malgaigne骨折(任何骨盆的前后骨折或脱臼所致的不稳定骨盆环),最常见是来自垂直剪力,并可能合并血管损伤。

前后骨盆压缩骨折常见于步行意外事件,骨盆前面可能裂开,包括耻骨联合分离(翻书畸形)。侧向压缩骨折通常由机动车意外事故造成,并导致产生前骨盆环的移位骨折。垂直剪力骨折,见于从高处坠落造成,并且合并后骨盆(骶髂)骨折和明显不稳定。

14. 什么构成骨盆不稳定?

骨盆环必须破坏;定义规定耻骨联合移位 2.5cm,或骨盆支骨折,或骶髂关节移位 1cm。

15. 什么情况可使骨盆骨折变复杂?

骨盆较广泛的碎块和骨盆的不稳定以及共存损伤的严重度、出血、发病率和死亡率有关。

肛门直肠损伤,要求早诊断、早治疗,控制感染并发症。检查指套上有血,有理由做内窥镜和放射对比造影检查。手术治疗包括盆腔冲洗和引流,结肠造瘘和抗生素治疗。会阴撕裂要求手指检查。女性骨盆骨折要求检查阴道有无损伤和尿道、膀胱外口可能的撕裂或撕脱。不稳定的骨盆出血可能很顽固,尽管用尽所有的保守治疗方法。因填塞止血使不稳定的骨盆环扩开,骨盆容积增大,出血可能变得更广泛。失血需输血。预后与骨盆容量不断产生扩张的情况相关联。内外固定骨盆,和/或用军用抗休克裤,可望改善骨盆的稳定和填塞止血。

参考文献

1 Carroll PR, Lue TF, Schmidt RA, et al: Penile replantation. J Urol 133:281, 1985.
2 Carroll PR, McAnnich JW: Bladder trauma: Mechanisms of injury and a unified method of diagnosis and repair. J Urol 132:254, 1984.
3 Cryer HM, Miller FC, Evers BM, et al: Pelvic fracture classification: Correlation with hem-

orrhage. J Trauma 28:973, 1988.

4 Evers BM, Cryer HM, Miller FB: Pelvic fracture hemorrhage. Arch Surg 124:422, 1989.

5 Evins SC, Whittle T, Rous SN: Self－emasculation. J Urol 118:775, 1977.

6 Flint L, Babikian G, Anders M, et al: Definitive control of mortality from pelvic fractures. Ann Surg 211:703, 1990.

7 Hegmann AD, Bell－Thompson J, Rathod DM, et al: Successful reimplantation of the penis using microvascular techniques. J Urol 118:879, 1977.

8 Jacob TD, Gruen GS, Udekwu AO, Peitzman AB: Pelvic fracture. Surg Rounds Aug: 583, 1993.

9 Jonassen EA, Fisher RC: Pelvic fractures. In Abernathy CM, Harken AH(eds): Surgical Secrets. Philadelphia, Hanley & Belfus, 1991, p 87.

10 Morehouse DD, Belitsky P, MacKinnon KJ: Rupture of posterior urethra. J Urol 107:255, 1972.

11 Moreno C, Moore EE, Rosenberger A, et al: Hemorrhage associated with major pelvic fracture, J Trauma 26:987, 1986.

12 Peltier L: Joseph Francois Malgaigne and Malgaigne's fracture. Surgery 44: 777, 784, 1958.

13 Pennal GF, et al: Pelvic disruption. Clin Orthop Rel Res 151:12～21, 1980.

14 Peterson NE: Traumatic posterior urethral avulsion. Mongr Urol 7:61, 1986.

15 Peterson NE: Current management of urethral injuries. In Rous S(ed): 1998 Urology Annual. New York, Appleton－Century－Crofts, 1988, pp 143～179.

16 Peterson NE: Repair of a traumatically amputated penis with return of erectile function (letter to the editor) J Urol 147:1628, 1992.)

17 Richardson JR Leadbetter GW: Non－operative treatment of the ruptured bladder. J Urol 114:213, 1975.

18 Spinak JP: Pelvic fracture and injury to the lower urinary tract. Surg Clin North Am 68: 1057, 1988.

19 Turner－Warwick RT: A personal view of the management of traumatic posterior urethral strictures. Urol Clin North Am 4:111, 1977.

20 Wolk DJ, Sander CM, Corriere JN Jr: Extraperitoneal bladder rupture without pelvic fracture. J Urol 134:1199, 1985.

第二十八节　烧　伤

C. Edward Hartford 医学博士

1. 烧伤的原因是什么?

烧伤是暴露于过热环境中所致(火焰、热水、热的物体面,摩擦和电流)。热破坏组织是凝固蛋白质。晒斑和皮肤癌是由于暴露于同样的紫外线光束。X线照射也可导致皮肤破坏。化学药品损坏组织不是靠热而靠化学反应,如氧化、还原、腐蚀、盐形成、发疱和干燥。

2. 烧伤怎样分类?

烧伤分类

损伤深度	临床体征和症状	结　果
Ⅰ度(浅表损伤限于表皮)	皮肤红斑和轻度到中度不适	伤面在5~10d内自愈,破坏上皮脱落无不适
Ⅱ度		
表浅(累及整层表皮和浅表部皮肤)	部分起泡或渗出,红斑和疼痛	伤面在3w内自愈,不留疤痕,皮肤质量好皮肤色泽可能改变
深(累及较深皮肤但表皮部分的附属器未损)	皮肤干燥,水泡,常可见有焦痂,伤面偶见潮湿,很难与Ⅲ烧伤鉴别	伤口自愈在3~4w以上,常发生疤痕肥大,偶尔上皮附着不牢,最好的结果是切痂断层皮片植皮
Ⅲ度(全部表皮附属器破坏)	无血管,蜡白色,皮革样黄或黑,无知觉,焦痂	除非小面积,伤面愈合需切痂植皮

3. 烧伤损伤的发生率为多少?

在美国,每年遭受烧伤的人约为人口的0.8%(200万人)。烧伤大部分是小面积的,不需要住院治疗的。但每年约有55 000病人住院治疗,5 000人死于烧伤。

4. 在什么情况下烧伤应该植皮?

在3w内愈合的烧伤,重建的皮肤柔韧度很好,一般色泽正常,无肥大疤痕(疤痕红、隆起和变硬)。时间较长的,3w以上愈合的烧伤创面,肥大疤痕形成的发生率很大,功能、美容结果很差。因此,如果出现伤面将在3~4w内愈合,就让其自愈,一旦确定伤面不能在限期内愈合,应告诉病人,此烧伤痂需要后术切除和伤面植皮,以获得较好的美容和功能。

5. 什么是烧伤病人开始治疗时的次序?

烧伤病人与任何外伤病人治疗一样,首先是尽快检查直接威胁生命的情况,建立气道,保证呼吸,监测循环。儿童烧伤超过10%,成人烧伤超过15%总体表面积时,应给静脉输液,以防止或治疗低血容量休克。第二是检查,包括病史和完整的体格检查。在治疗最初期间,应将病人保暖,烧伤创面盖以清洁干燥的被单,或包以消毒纱布。无需抗生素预防治疗,因为烧伤是破伤风易感的伤口,破伤风免疫治疗应立刻进行。

6. 怎样进行烧伤病人的液体复苏?

液体的丢失是由于很快地渗透到烧伤创面区域内。治疗用大口径导管进行静脉输液。为复苏需要的液体量可按Parkland公式计算,即伤后第一个24h给林格氏乳酸液为4ml/kg体重/%烧伤体表面积。在第一个8h期间给1/2量,另一半在以后16h输入。不过,一旦液体复苏开始,为液体治疗做出决定的焦点应当从公式偏移到临床反应。病人的临床情况要经常检查,包括观察生命体征、精神状况、心肺功能和尿量。基于这些功能调整液体治疗。目标是治疗产生血液动力稳定和尿量,儿童保持在每小时0.5~1ml/kg体重,成人约50ml/h。

7. 怎样测定体表面积的百分比?

虽然其他测定体表面积的方法测定烧伤更为精确(如Lund和Browder方法),但是9分法是最容易记和最实用的方法。将身体分成几个区,每区代表约9%或18%的体表面积。头和每条上肢为整体的9%。躯干的前面和后背(包括臀部)和每条下肢为整体的18%。手掌相当于表面积的1%。婴儿的头相对的面积较大(婴为18%,成人为9%),而每条下肢婴儿的比成人的小(14%比18%)。

8. 说出火焰烧伤的三个重要呼吸道并发症?怎样证明它?怎样治疗它?

(1) 上气道水肿梗阻:上气道梗阻最早的症状是发音改变。典型的症状,如焦虑(一种低氧惊恐症),吸气性喘鸣,肋间收缩和继之发绀。早期气管内插管常常是必须的,待到烧伤后第3d,直到水肿消退。

(2) 一氧化碳中毒:一氧化碳是所有有机物燃烧时的一种产物。它对血红蛋白有一种吸引力,其吸引力比氧大240倍,这导致动脉氧含量降低。如果不纠正,可引起低氧脑病和急性肾小管坏死。所有病人应给100%氧吸入,直到一氧化碳血红素水平在5%以下。一氧化碳半衰期,在吸入室内空气为250min,吸入100%氧,它将降到40min。

(3) 烟吸入损伤综合征:烟吸入损伤和高龄是烧伤病人中预示预后最差的。当烟吸入后,在气道内产生一种化学引起的炎症反应。继之细菌移居到下气道的发生率增加。肺炎是最常见发生的并发症。烟吸入损伤最好的诊断方法是气管镜检查,病人常需要呼吸机支持。

9．什么是切痂术？

当皮肤被热破坏，皮肤则失去弹性并形成坚硬的焦痂。坚硬的焦痂不能扩展，不能调节水肿，这样水肿就被隔绝在烧伤的下面，结果，组织压增加，造成血管受压损害。当间质组织压达到40mmHg时，神经血管开始损坏。因为在烧伤损伤中，缺血的临床征象是靠不住的，因此用Doppler检查远端脉搏或直接测定组织压是确定切痂必不可少的方法。切去烧伤焦痂后，组织得到了松解和扩展，从而减低了组织压，恢复了血流。同样，绕胸烧伤，强烈的增加了呼吸做功，因此用焦痂切除术，解除焦痂包裹胸，可恢复胸腔的顺应性和改善通气。

10．烧伤怎样治疗？

松动无活力的组织碎片，轻轻地将它剪去，过晚的剪去这类组织细菌将聚集于此。伤面局部可用以抗菌药，如磺胺嘧啶银，是最常用的药，它有广泛的抗微生物活力和极少的副作用。当认为伤面在3w内不能愈合时，应决定手术切痂植皮。切痂有两种方法：一次切到筋膜和浅层削痂，即一层一层地削切伤面，直到见到有活力的组织。浅层削痂较好，因为它可以保留大量组织，并且断层皮瓣植到筋膜上，产生的结果是功能差、美容差。在大面积烧伤病人中，分期切除30％体表面积的痂，直到所有深部烧伤全部切除和植上了皮。每次手术的范围要根据手术中的出血和热的丢失。

11．伤口缝合有什么次序？

如果烧伤不威胁生命，伤口缝合的次序是手第一，脸颈第二，然后其他。在大的威胁生命的烧伤病人中，其次序是用可能利用的供皮覆盖尽可能多的损伤创面。

12．什么是伤口可用的选择物？

自体移植皮肤（病人自己的）是现时唯一肯定的伤面覆盖物。伤面不是自愈。自体移植皮肤的使用，和断层皮肤移植一样。移植皮肤用植皮刀取下，整张植上最好，通常用于覆盖手、脸、颈。清创后的烧伤创面，也可以暂时用生物敷料（尸体异体皮）保护创面，或用合成皮肤代替物，但移植的代替物必需用自体移植皮替换下来。

13．什么是网状皮？

在伤面大，供皮有限时，要使皮肤扩大，最常用的是网状法，即将皮肤放进一装置，将皮肤切割成多条平行纵切口使皮肤面积扩大。

14．什么是烧伤代谢的后遗症？

大面积的表面烧伤，可引起高代谢反应。高代谢反应的高峰是在伤后的 7～10d。基础能量的消耗通常可达到无烧伤休息时的 2 倍半。造成能量消耗的因素是循环儿苯酚胺大量增加，伤面蒸发丢失热量和炎症介质，及败血症的反复发生。烧伤的高代谢消失只有在烧伤完全愈合之后。

15．烧伤病人应该在什么时候开始营养支持治疗？

营养支持必须立即开始。

16．什么是最好的营养支持途径？

最佳途径是肠道，但常需中心静脉营养补充。

17．为什么烧伤病人最常见的并发症是感染？

免疫系统广泛损坏有即刻的和后期的，并一直到伤面愈合以后。烧伤焦痂是细菌最好的培养基。一旦细菌聚集，烧伤的皮肤无力阻止细菌经焦痂进入到全层皮肤。实验证明，烧伤创口细菌能够在 8h 内从区域淋巴结复活。

18. 怎样在烧伤感染治疗中应用抗生素?

抗生素只用于特异性感染。预防性全身性的抗微生物药物的应用,不能防止烧伤病人的败血症。相反,预防性使用抗生素,反而增加抗药细菌感染的危险性。抗生素首先用于临床怀疑感染并在细菌药敏的基础上应用。在烧伤病人中,感染的第一高潮常由革兰氏阳性菌引起。烧伤后期过程的败血症,主要由革兰氏阴性需氧杆菌引起。在免疫受损的烧伤病人,长时间应用广谱抗生素,常导致发生念球菌病。

19. 儿童烧伤的治疗是否不同?

不,成人的液体复苏原则、植皮时间,营养支持和败血症的治疗等,同样适用于儿童。除婴儿外,儿童、青少年的生存,预后都特别好。

20. 化学烧伤的处理方法是什么?

实验证明,如果化学品能在15s内从皮肤上去掉,损伤的程度可能极小,因此伤后立刻用大量清水冲洗污染区,是最理想的治疗。冲洗要连续冲20min。很多化学品或一部分化学化合物能被伤面吸收和造成全身中毒,所以,当已明确化学烧伤,应电话通知中毒控制中心治疗。

21. 低电压和高电压电烧伤之间有什么不同? 怎么处理?

坏死组织的程度,直接与电能(电流强度)传送到组织的电水平有关。低电压(家庭用电)接触后,引起心室纤颤致心脏死亡的危险性很大,但组织损伤极小。高电压(工业用电)接触后,组织广泛损伤的危险性很大。典型的损伤是接触的伤口是电流的入口,伴广泛的坏死可达肌肉,甚至常侵及到骨。肌肉被破坏后,可发生肌红蛋白血症和肌蛋白尿,增加了急性肾功能衰竭的危险,必须给予积极的利尿,以清除肌蛋白,此外,不可避免的会产生代谢性酸中毒,需用碳酸氢钠纠正，直到病人情况好转。由高电压电流造成的伤口，应探查和外科清创。

22. 什么因素决定烧伤病人的预后？

年龄、吸烟、阻碍和改变其他结果。烧伤治疗结果最顺利的是在5～34岁年龄段的病人。年龄超过60岁极大的增加了死亡率。烧伤面积越大，深度越深，预后越差。先前有内科疾病而伴损伤，更增加了治疗困难，反过来影响结果。

争　论

23. 烧伤病人开始复苏时应该用晶体液还是胶体液？

没有人知道，但是晶体液便宜。烧伤复苏中，主要的目标是适当的恢复循环血浆容量，任何一种溶液或两种合用，都能达到这一目标。如果单用晶体液，则需要大量的液体。

24. 给烧伤病人营养：经肠内还是经肠外？

全肠道外营养可以较容易的经静脉输入高热量、高蛋白质，提供营养支持，但费用大，伴有中心静脉并发症。经肠内营养支持费用低，操作简单，还能保持胃肠道的完整和减少细菌移位。不过单由肠内途径为成功治疗大面积烧伤病人需要的大量食物的输入，可能有困难。

参考文献

1 Baxter CR: Emergency treatment of burn injury. Ann Emerg Med 17:1305, 1988.
2 Curreri PW, Luterman A: Burns. In Schwartz SI, Shires GT, Spencer FC(eds): Principles of Surgery, 6th ed. New York, McGraw - Hill, 1994.
3 Deitch EA: The management of burns. N Engl J Med 323:1249～1253, 1990.
4 Demling RH: Burns. In Wilmore DW. et al(eds): American College of Surgeons Care of the Surgical Patients, vol. 3. New York, Scientific American, 1995.

第二十九节　头　损　伤

Kerry Brega 医学博士　John Nichols 医学博士、哲学博士

1. 我能略过这章吗？

绝对不能。不管它属于哪个领域，因为所有的临床医生将被叫来临床处理大小脑外伤病人。

2. 脑外伤是一个常见问题吗？

绝对是。在美国，因外伤死亡的 12 人中，就有一个是脑外伤。外伤死亡的 1/3 与脑外伤有关。因机动车车祸死亡的，60％是因脑外伤。即使最常见的是小的脑外伤，但有 70％～80％因头部损伤而住院治疗。

3. 为什么没有叫神经外科医生或神经专家？

因为很多脑外伤的病人在到急诊室之前，或在急诊室已死亡，这就极大的影响着那些直接见到病人到来的急诊医生、普外医生和家庭医生所做出的预防死亡的措施。

4. 脑损伤是永久的和结果常是坏的，为什么要浪费我们时间？

不能这样说。脑损伤发生在两方面，第一，损伤发生在碰撞瞬间的一般不可逆。第二，损伤是可治的，包括缺氧，低血压，颅内压升高(intracranial pressure, ICP)和因缺血脑灌注减低，脑水肿，血肿扩大。经积极内科和/或外科治疗，是能够挽救生命的。

5. 脑损伤病人怎么处理？

首先通过神经系统的检查辨认问题。在外伤中，神经系统检查

较容易，检查时间不到1min，包括三个重要部分：① 意识状态；② 瞳孔；③ 运动。其中有一个不满意，检查必须5～10min重复一次。如果情况恶化未发现，未给及时快速的合适治疗，脑损伤的结果可能不可逆。

6. 这种检查和Glasgow昏迷评分(GCS)一样吗？

不一样。GCS是一种15分评定法。计分方法从观察中来。15分是最好分，3分是最坏分。最好运动反应(1～6分)；最佳语言反应(1～5分)；和最佳睁眼反应(1～4分)。GCS有助于医生之间交流，但它离开2个很重要的信息部分，瞳孔反应和聚焦力。为此，一个满15分的病人，可能有轻偏瘫和威胁生命的病变。

7. 半昏迷这个名词无意义吗？

是的。病人要么活跃(像多数医学生和外科医生)，要么冷淡(喊话可以保持清醒)、迟钝(使保持清醒需要持续的机械刺激)或昏睡(语言和机械刺激都不能使清醒)。意识程度的改变，常是颅内压增高的第一征象，它也是多数神经检查记录最差的部分。

8. 瞳孔大小不等的意义是什么？

瞳孔大小不等是真正的神经急症，通常是肿块病变所致(如硬膜下或硬膜外血肿、挫伤，或一侧大脑半球的弥漫性水肿)，脑疝和同侧第3颅神经受牵拉。在早期开始减退水肿治疗，CT扫描做出诊断和需要手术治疗，时间是关键，要有序的进行。

9. 瞳孔扩大反应的意义是什么？

如果瞳孔有反应，表示第3颅神经有功能，要想到另一侧Horner's综合征(瞳孔缩小，上睑下垂，无汗)。此综合征可能由于损伤到颈部与颈动脉相交连的交感神经。这种情况应考虑颈动脉松解。

10. 运动反应试验是什么意思?

弄清病人对问话人问题的反应能力,如举手指、活动脚。如果病人不能回答问题,可做疼痛试验反应和疼痛刺激定位试验。随着疼痛停止,病人呈弯曲姿势(去皮质),表示上脑干机能障碍。呈伸肌姿势(去大脑)表示下脑干机能障碍和最后(极少)无反应。病人没有活动反应,可能有颈脊髓损伤。

11. 头皮撕裂伤应该在急症室探查吗?

是的,但要劲柔。头皮撕裂伤应该清创和探查,寻找撕裂伤下面有无骨折。撕裂伤在没有移位的骨折线上,可以清创后缝合,如伤口内有脑脊液(CSF)或脑组织,或确定有明显的压迫骨折,需要手术治疗,清创后缝合所有的硬膜撕裂。

12. 眼窝瘀血(浣熊眼)**和乳突上瘀血**(Battle 's 征)**的意义是什么?**

在缺乏眼和乳突区直接损伤时,眼窝瘀血和乳突上瘀血,是颅底骨折可靠的体征。颅底骨折的病人中,5%~11%有 CSF 漏、鼻漏或耳漏。

13. 哪些病人需要头部 CT 扫描?

很多中心都有 CT,指征包括意识丧失、记忆缺失、神经系统检查不正常或外颅面外损。CT 扫描部分用于小的脑损伤,而费用与住加强病房观察差不多。集焦检查(显示脑损伤局部)在没有扫描设备的手术室可以不做。扫描时,首先病人的血液动力要稳定而不致延迟治疗,即使病人的手术病变很少见,如果有可能,更可取,应尽量做到正确诊断。

14. 什么时候需要颅内压(ICP)监测?

通常病人无意识时,和存在 ICP 升高威胁时,换句话说,在神经系统检查时，颅内压的改变变得不敏感时。

15．为什么外伤性脑损伤低血压的病人复苏要优先？

低血压，从来没有设想到低血压是由于脑损伤。如果低血压是由于脑损伤，则是一个极端晚期的事情。

16．描述 ICP 升高病人的治疗

首先，保证脑的良好灌注。脑像其他每一个器官一样，必须有适当的血流和氧的传送，甚至在脑损伤，ABC（气道、呼吸、循环）也成为第一。收缩期血压低于 90mmHg 和动脉血氧分压（PaO_2）低于 60mmHg 在后果不好的外伤性脑损伤（TBI）病人中，意义是相互关联的。

17．所有 ICP 升高的病人都应该过度通气吗？

任何有意识水平降低和无能力保持气道通气的病人，应该气管插管。在得到 CT 扫描之前，神经系统检查中想到有肿块的病人，应该过度通气以降低二氧化碳分压（PCO_2），是对 ICP 升高最快，最有效的治疗，目标是 PCO_2 在 30mmHg。避免不变的延长过度通气。过分的血碳酸过少，可能产生脑缺血。

18．在血液动力学稳定的病人，渗透性利尿是控制 ICP 的第二内科治疗，请举例适当的用药剂量。

(1) 甘露醇：1gm/kg 体重Ⅳ。

(2) 尿素：1gm/kg 体重Ⅳ。

勿忘膀胱内插 Foley 尿管和限止静脉输液。

19．什么是利尿终点？

通常，血清钠水平 145～150 和血清溶质度 290～300 是利尿的高限。血容量用胶体维持有助于形成血管外实质内间隙和血管内间隙之间的渗透梯度。用胶体和血液产品防止血管内低容量。

20. 第二步是什么?

(1) 排除外科病变。

(2) 有些病例脑室造口术引流脑脊液有帮助。

(3) 巴比妥酸盐昏迷可减低脑代谢的需要和减低血流。需当心的是控制 ICP 的必需剂量,可能引起深度低血压,可用胶体和多巴明治疗。

21. 外伤后癫痫发作要治疗吗?

一般不需要,在 10% ~20% 的病人中,癫痫发作出现在损伤的头 7d,但也有后期癫痫发生的。因为抗癫痫药物的副作用,不推荐常规预防治疗。病人有 ICP 增加的危险,可以给予预防治疗,因为癫痫发作增加脑的代谢率和 ICP 的有害影响。

22. 脑灌注压的意义是什么?

脑灌注压(Cerebral perfusion pressure, CPP)是平均动脉压(mean arterial pressure, MAP)和 ICP 之间之差。

$$CPP = MAP - ICP$$

CPP 是一个重要参数,脑能够生存于 CPPs 在 50s,但神经后果最好的是病人 CPPs 在 70s。有些病人需要用升压剂提高 CPP。

23. 为什么所有外伤性脑损伤的儿童要脱光衣服和彻底检查?

大约有一半儿童在非意外外伤时存在外伤性脑损伤。一个高怀疑指数是有根据的。

24. 哪些血液凝固病与严重脑损伤有关?

播散性血管内凝血(DIC),推测机理是从损伤的脑释放大量凝血激酶进入循环。纤维变质产物的血清水平与脑实质损伤的程度有相互关联。所有严重脑损伤的病人都应该测定凝血酶原时间(PT)、部分凝血激酶时间(PTT)、血小板计数和纤维蛋白原水平。

25. 举出严重头部损伤的其他内科并发症

糖尿病尿崩症(Diabetes insipidus, DI)因为不适当的分泌抗利尿激素,是由于损伤脑垂体或下丘脑系统引起的,这导致肾脏无能力减少游离水的清除。通常尿的排出为大于200ml/h以上,尿比重小于1.003。血清纳必需严密监测,如果DI没有迅速治疗,它可以很快上升。治疗是静脉输入合成血管加压素。其半衰期为10～20min而且能滴定,使产生适当的排尿量。因为多数外伤引起的DI是能自身限止的,因此DDAVP,一种加压药(半衰期12h)不必急于用。

26. 穿过脑中线的枪击伤一样是致命伤?

不是的。子弹造成的弹道是重要的,但一般射击物的动能(E)最易损坏脑组织。

$$E = 1/2MV^2$$

MV=射击物速度。高初速武器可产生相当小的可见子弹弹道而可导致严重的脑损伤。反之则不同。所有的枪击伤都要用CT检查,因为40%的病人有明显的血块,可能需要手术清除。CT扫描同样可明确穿透骨的情况,这可能需要清创。

27. 在上述的外伤中,当病人有一个病变、神经有缺陷,CT扫描正常,还有什么别的方法要考虑的?

血管造影应该考虑,以明确颈动脉或颅内血管病变。

28. 脑震荡定义

脑震荡是一种瞬时的神经功能丧失,而没有肉眼可见的脑不正常。

29. 小的脑损伤病人能从急症室出院吗?

小外伤性脑损伤病人,经检查(包括短时的记忆)已恢复正常,头部 CT 扫描正常,能出院回家。

30. 脑震荡的重要性是什么?

轻的外伤性脑损伤的症状,是常见的外伤后遗症(脑震荡后综合征)。在很多对小外伤性脑损伤的研究中,大于 50% 以上的病人诉述有头痛、疲劳、头晕、兴奋和认识及短时间记忆改变,重要的是要警惕这种症状发展的可能性。这种神经行为问题可明显影响病人的生活。但这些症状一般在伤后 1~6 个月内消退。

参 考 文 献

1 Barrow DL: Complications and Sequelae of Head Injury. Park Ridge. IL, American Association of Neurological Surgeons, 1992.

2 Chesnut RM. Marshall LF, Klauber MR, et al: The role of secondary brain injury in determining outcome from severe head injury. J Trauma 34:216~222, 1993.

3 Cooper PR: Head Injury. Baltimore, Williams & Wilkins, 1993.

4 Mangaiardi JR: Neurologic injuries. Top Emerg Med 11:1~84, 1990.

5 Rosner MJ. Daughton S: Cerebral perfusion pressure management in head injury. J Trauma 30:933~941. 1990.

第三十节 脊 髓 损 伤

Kerry Brega 医学博士 John Nichols 医学博士、哲学博士

1. 什么其他损伤常与颈椎损伤合并?

颅面损伤。合并有明显头和脑损伤的力可能转送到颈椎。约有 15% 一个脊椎损伤的病人,在其他地方有第 2 个脊椎损伤。

2. 这种联合作用的含意是什么?

所有有明显颅面外伤的病人,开始治疗时,应将他们视为有颈椎损伤的病人。在任何移动前,病人必须用硬的颈圈止动。胸腰椎应放在木板上止动。

3. 描述对有可能脊椎损伤病人的检查?

第一,确定病人有适当的止动。第二,做神经系统检查,包括四肢、强度、感觉和反射试验,记录最低功能平面,与脑伤情况一样。病人要经常反复检查以除外恶化。如果出现恶化,首先改变的是最低功能平面。所有病人必须要做直肠检查以估计肛门张力,一个松弛张开的肛门,是脊髓或马尾损伤最好迹象。运动无力、无反射应该怀疑有脊髓损伤。这种发现在脑外伤绝对不常见。仔细扪触脊椎,压痛区可以帮助确定损伤平面。

4. 明显的脊椎损伤总是由直接触诊提供?

不要说总是,但常常是。前面骨折触诊可能不能提供,但是要意识到和警惕病人诉述痛的可能部位。

5. 如果神经系统检查正常颈椎需摄放射线相吗?

是的。骨折、韧带撕裂、甚至不稳定的颈椎,神经系统检查可以正常,特别是在 C_1 和 C_2 区,那里脊椎管较宽。

6. 一个脊髓损伤的病人能有正常放射摄像平片?

是的。在椎体间纯系韧带损伤。脊髓损伤无放射摄像异常(Spinal cord injury without radiographic abnormality SCIWORA)多见于儿童。20%~30%的儿童有脊髓损伤无放射摄像异常。SCIWORA 在成人少见。一个先前存在先天性或退行性骨性颈椎狭窄病人,过伸或屈曲,可致脊髓损伤而无脊柱破坏。

7. 一个合适的放射学检查是什么?

最小的视野。包括水平位,前后位,开口齿状位,C_7 和 T_1 之间的相互关系,轻牵双肩摄侧位片。如果这些区域在平片上看不清则需照侧位断层或 CT 扫描。斜视野在观察关节蒂和关节面很有用。有明显的或可能的骨折,需有 CT 扫描才能看出最详细的明确损伤。

8. 在急症颈椎损伤检查中,MRI 扫描是否总是需要?

是的。如果 X 线平片和 CT 扫描不能很好的解释神经系统检查发现的损伤范围,可用 MRI 扫描检查。MRI 可以用于检查椎间盘脱出或脊椎压迫性病变,如脊椎硬膜外血肿。还可在当一个椎体向前半脱位,在上牵引前除外存在椎间盘脱出。如果有椎间盘脱出,在牵引时椎体重新对合时,有可能把椎间盘推入脊髓。这种椎间盘脱出必须摘除。

9. 描述阅读颈椎侧位 X 线片的正确方法

养成一个全面有序的读片习惯。同一个方法用于每一张 X 线片。首先查看椎旁的软组织间隙,有多达 30%～40%的 C_1 和 C_2 骨折,椎旁软组织间隙是 X 线片上唯一不正常的。间隙的前面到 C_3 不应超过椎体的 1/3。其次检查椎体的前面和后缘的排列,确信椎间盘间隙一样高。再检查棘突的排列和不正常的展开。最后检查每个椎体的骨折。

10. 又怎样阅读前后位(AP)片?

仔细察看棘突中线的排列。突然成角提示单侧某一面脱位。椎体骨折可能在 AP 位更明显。

11. C_1 和 C_2 骨折用哪个投照位显像最好?

齿状位。寻找 C_1 离 C_2 外侧缘的侧块突出部,这突出部各侧不应大于 1～2mm，不正常的突出见于 Jefferson 's 骨折（C_1 环爆裂骨折）。齿状骨折有三型。第Ⅰ型发生在齿状体；第Ⅱ型发生在齿状体结合部和 C_2 体部；第Ⅲ型在齿状体以下穿过 C_2 体。

12．什么是悬吊人骨折？

穿过 C_2 蒂或椎板的双侧骨折是由严重过伸损伤造成，通常由于高速机动车事故。考虑损伤有关机理，C_2-C_3 的椎盘间隙可能前方破裂。法院判决绞刑，这种致命的损伤是由于垂落造成的脊髓拉长，而不是由单独骨折造成脊髓损伤。多数悬吊人骨折的病人，神经学上无损伤。

13．解释完全横断脊髓病、前脊髓综合征、中脊髓综合征和 Brown－Sequard 综合征

（1）完全横断脊髓病：可能由脊髓横断、伸展、或挫伤引起。在这病变平面以下的全部功能——运动、感觉和反射——消失。完全性横断脊髓病可以伴随脊髓休克和/或神经性休克。

（2）前脊髓综合征：由于丧失前面 2/3 脊髓的结果。前脊髓载有运动、疼痛和温度系统，因保存了后索，轻触感和自体感完好。

（3）中央脊髓综合征：由于损伤了脊髓中央区引起的。常常是损伤病人先前存在脊椎改变的颈椎狭窄。其特征是上肢运动欠缺比下肢更严重。运动功能受影响比感觉功能多。

（4）Brown－Sequard 综合征：见于穿通伤，但也可见于钝挫伤，特别是有单侧外伤性椎间盘脱出的病人。综合征由于损伤一半脊髓的结果。临床上，运动、体位感和振动感在受伤同侧受到影响，这些系统在脑干交叉。疼痛和温度感觉在病变对侧消失。这些系统在脊髓内交叉。在或靠近神经支配平面。

14．什么是脊髓休克？

病变平面以下全脊髓功能消失，致使运动肌张力松弛和无反射。

神经性休克指的是低血压由颈或上胸完全性脊髓病变引起。低血压是因为病变以下缺乏交感血管运动神经支配和来自迷走神经输入心脏不平衡的心动徐缓。输液用 α 和 β 两类加压素刺激是最好的处理方法。严格的 α 药物刺激,可导致极度心动徐缓或心搏停止。通常脊髓休克消退和血管运动张力恢复需数日。

15. 甲基泼尼松龙治疗急性脊髓损伤的作用是什么?

第二届国家急性脊髓损伤研究结果提出,高剂量甲基泼尼松龙治疗结果在统计学上有明显改善。剂量是 30～40mg/kg 一次量,或 5.4mg/(kg·h)共 23h(很容易记)。这个方案对任何怀疑有脊髓损伤病都适用。穿透性外伤不属本研究。

16. 脊髓损伤的病人,是否总是需要急症手术?

是的。神经学检查情况恶化的病人,可能需要紧迫的脊髓减压。恶化是由于突出的椎间盘物质、硬膜外出血或脊髓水肿的结果,造成脊髓受压和症状变坏。

17. 怎样治疗脊椎多骨损伤?

在棘突损伤治疗计划中有两个最重要的因素,即排列和稳定。

(1) 排列不良——牵引,如果获得良好排列,颈背石膏床加手术固定或不固定。

(2) 排列良好但不稳定(明显韧带破裂),颈背石膏床加手术固定或不固定。如果排列不好,侧需要切开复位加固定。

(3) 排列良好而且稳定——通常用硬颈圈治疗。

18. 脊髓损伤病人的结果是什么?

完全性病变(病变以下无运动或感觉功能)恢复机会很少,恢复能离床走动的为 2%。多骨损伤的最好治疗是帮助防止疼痛,防止后期神经恶化。

19．高位胸段脊髓损伤，可能有什么其他重要的损伤？

胸主动脉剥脱中，可能存在 T_4 区的脊髓损伤，因为 T_4 区是椎动脉分支和主动脉根动脉之间在脊髓中的分水岭。

参考文献

1 Bracken MB. Shepard MJ, Collins WF, et al: A randomized, controlled trial of methylprednisolone or naloxone in the treatment of acute spinal - cord injury. N Engl J Med 322:1405 ~1411, 1990.

2 Cooper PR: Head Injury: Epidemiology of Head Injury. Baltimore, Williams & Wilkins, 1993.

3 Harris JH, Edeiken - Monroe B: The Radiology of Acute Cervical Spine Trauma. Baltimore, Williams & Wilkins, 1987.

4 Mangaiardi JR: Neurologic injuries. Top Emerg Med 11:1~84, 1990.

5 Pang D: Disorders of the Preiatric Spine. New York, Raven Press, 1995, pp 509~516.

6 Rea GL, Miller CA: Spinal Trauma: Current Evaluation and Management. American Association of Neurological Surgeons, 1993.

7 Wang AM(ed): Spinal Trauma. Philadelphia, Hanley & Belfus, 1989, pp 189~384.

第三章 腹部外科

第三十一节 阑尾炎

Alden H. Harken 医学博士

1. 阑尾炎病人的典型表现是什么?

典型的表现是脐周围疼痛转移至右下腹。

2. 麦氏点在哪儿?

髂前上嵴与脐连线的中外1/3交界处。

3. 什么是麦氏点?

阑尾炎时压痛最明显的典型部位。

4. McBurney 是来自于波士顿吗?

也许。另一位 McBurney 是来自于纽约的外科医生,他与外科医生 Fitz 合作创造了阑尾炎一词,并于1886年及1889年发表在经典文章上。

5. 阑尾炎病人典型的化验室所见是什么?

白细胞计数:12 000～14 000

尿化验阴性(无白细胞)

妊免试验阴性

6. 外科医生经 Rockey - Davis 切口暴露阑尾要遇到哪些层次?

皮肤,皮下脂肪,腹外斜肌腱膜,腹内斜肌,腹横筋膜及肌肉,腹膜。

7. Rockey - Davis 是来自于费城的拳击家吗?

也许是。另外的 Rockey - Davis 是一对外科医生——A. E. Rockey 和 G. G. Davis。他们发展了右下腹横行切开肌肉切口,此切口可延伸至腹直肌鞘。

8. 供应阑尾及右侧结肠的血管是哪些?

回结肠及右结肠动脉。

9. 因阑尾炎而施行的手术是否存在死亡率?

没有一种外科手术不存在危险。未穿孔的阑尾手术死亡率小于0.1%,穿孔的阑尾手术死亡率高达5%。

10. 何种人群患穿孔性阑尾炎的危险性高?

(1) 极幼小的病人(小于2岁)。兽医学亦是如此;

(2) 老年病人(大于70岁)。此类病人腹部神经反应迟钝, 症状出现晚;

(3) 糖尿病病人。此类病人亦因糖尿病性内脏神经性病变, 症状出现晚;

(4) 使用类固醇的病人。类固醇掩盖任何症状。

11. 超声检查在急性阑尾炎诊断中起什么作用?

超声检查可以提供阴性或阳性的帮助。通过超声检查可以清楚地见到右侧输卵管及卵巢,还可以见到感染及水肿的阑尾,从而消除诊断上的疑虑。

12. 腹腔镜阑尾切除术是否可以取代传统的开腹手术?

外科医生现在可以轻松地进行腹腔镜胆囊切除术、结肠切除术及裂孔疝修补术。正常阑尾可以很容易及安全地通过腹腔镜切除,但感染/穿孔的阑尾就变得困难了。腹腔镜阑尾切除术也许只能作为正常阑尾切除的保留治疗方法。

13. 何谓"白蚯蚓"?

正常阑尾。

14. 右下腹疼痛的鉴别诊断有哪些?

(1) 美克耳憩室炎;
(2) 憩室炎;
(3) 宫外孕;
(4) 克隆氏病;
(5) 输卵管卵巢脓肿;
(6) 盆腔感染性疾病;
(7) 类癌;
(8) 胆囊炎。

15. 什么是美克尔(Meckel)憩室?

美克尔憩室是由于先天性脐肠系膜残留所致,它可以含有异位胃粘膜。美克尔憩室的发生率为2%,位于距回盲瓣2ft处。其感染率为2%。

16. 慢性憩室炎是否可以伪装为阑尾炎?

是的。50岁以上的人50%伴有结肠憩室。阑尾正是一个大的盲肠憩室。因此认为可将憩室炎,阑尾炎同样观察、处理。

17. 克隆氏(Crohn)病最初可以表现为阑尾炎吗?

的确,这种表现是典型的。克隆氏病是远段回肠沼泽状水肿性炎性肉芽肿病变。传统的外科观点是将克隆氏病患者的阑尾切除是适宜的,除非阑尾根部所在的盲肠受累。

18. 阑尾炎是否有可能与输卵管卵巢脓肿(tuboovarian abscessTOA)相混淆?

当然。深埋于感染、水肿、粗糙的右侧附件处的卵巢脓肿可以仅靠静脉应用抗生素成功地得到治疗。不要将脓液引流入游离腹腔,这样只会加重患者的病情。

19. 如何看待盆腔感染性疾病(pelvic inflammatory disease, PID)?

除"输卵管散端征"阳性外,PID 实际可以看做是阑尾炎。盆腔检查时手触宫颈移动感染疼痛的附件,传导到病人的输卵管散端部。PID 应该用抗生素治疗(根据病人的情况选择口服或静脉用药)。

20. 如何处理阑尾类癌?

类癌可以存在于消化道的任何部位,然而 60% 存在于阑尾。梗阻性类癌如同粪石可以导致阑尾炎,0.3 % 阑尾切除术因类癌所致。多数类癌体积小(小于 1.5cm)且为良性,70% 位于阑尾远端。该病仅通过阑尾切除就可得到有效治疗。位于阑尾基底部大的类癌(大于 2cm),尤其是侵犯阑尾系膜者,应考虑为恶性并行右半结肠切除术。

21. 阑尾炎可以误诊为急性胆囊炎吗?

是的,偶尔地。两者均可表现为反应性急性局部腹膜内感染,化验室检查可能相同:WBC 12 000~14 000,尿化验阴性,妊免试验阴性。如果考虑一个人为"阑尾炎",最大的区别点大概就是右上腹痛还是右下腹痛。不能试图经右下腹切口切除感染的胆囊。急性胆囊炎时可以行腹腔镜胆囊切除术,但中转开腹手术的机率要多得多。

参考文献

1 Bailey LE, Finley RK Jr: Acute appendicitis during pregnancy. Am Surg 52:218, 1986.

2 Binderow SR, Shaked AA: Acute appendicitis in patients with AIDS/HIV infection. Am Surg 162:9. 1991.

3 Fitz RH: Perforating inflammation of the vermiform appendix with special reference to its early diagnosis and treatment. Trans Assoc Am Physicians 1:107, 1986.

4 Matsagas MI, Fatouros M, Koulouras B, Giannouras AD: Incidence, complications and management of Meckel's diverticulum. Am Surg 130:143, 1995.

5 Rockey AE: Transverse incisions in abdominal operations. Med Rec 68:779, 1905.

第三十二节　胆囊疾病

Rebecca Wiebe 医学博士　Robert McIntyre 医学博士

胆囊结石的发病机理及流行病学

1. 胆囊结石的类型有哪些？它们的发病机理是什么？

胆囊结石由胆固醇、胆色素、钙及粘蛋白组成。在美国,75%胆囊结石为胆固醇结石,20%为黑色素结石,5%为棕色素结石。黑色素结石多见于肝硬变及溶血性贫血的患者。原发性胆管结石通常为棕色素结石,多与感染有关。

当胆汁中胆固醇浓度超过胆盐与其结合的能力时即形成胆固醇结石。正常情况下,胆固醇与胆盐及磷脂(如卵磷脂)一起形成微粒及囊泡以液体形式存在,当胆固醇浓度高时,囊泡融合形成结晶,由粘蛋白聚集成为结石。胆固醇浓度高或胆盐浓度低的胆汁为易形成结石的胆汁。

2．美国胆囊结石的发病率为多少？

大约11％成人有胆囊结石。流行情况依年龄、性别、种族而不同。

3．胆石症的易患因素有哪些？

最常见的因素有女性、经产、40岁以上及肥胖，简称4F(female, fertile, forty, fat)征。某些种族发病率高，黑人及亚洲人发病率低，体重迅速下降及依赖TPN的患者易患胆囊结石。

4．所有胆囊结石均有症状吗？

多数胆囊结石患者无症状。每年约2％的胆囊结石患者出现症状，约20％～30％的胆囊结石患者在他们的一生中发病。

临床表现

5．有临床症状的结石患者最常见的临床表现是什么？

患者最多见的临床症状是右上腹痛，疼痛的高峰期在夜间并放射至右肩部，对脂餐不耐受。胆囊结石的急性并发症包括胆囊炎、黄疸、胰腺炎及胆管炎。

6．急性胆囊炎的症状是什么？

急性胆囊炎伴有躯体的疼痛，其原因为胆囊对腹膜的刺激。疼痛局限于右上腹，放射至背部及右肩。经常伴有恶心、呕吐及发热。

7．急性胆囊炎的体征是什么？

急性胆囊炎的体征有发热、右上腹压痛及白细胞增高。压痛性右上腹肿块可在20％的患者中查到，具有确诊意义。

8．什么是莫菲氏(Murphy)征？

莫菲氏征是指检查者压患者右上腹，让患者深吸气，患者因疼痛在吸气过程中停止呼吸。

9. 胆总管结石有何症状?

当结石阻塞胆总管时出现黄疸、尿色深、陶土色大便及瘙痒。

10. 什么是夏科氏(Charcot)三联征? 什么是雷诺尔德(Reynold)五联征?

夏科氏三联征提示感染在胆管(胆管炎),包括右上腹痛、黄疸及发热。雷诺尔德五联征除前述三点外增加精神状态改变及严重胆管炎时出现的休克伴有脓毒症表现。

11. 什么是库瓦济埃(Courvoisier)定律?

胆石症时,胆囊不因结石阻塞胆总管而增大,其原因为既往感染使胆囊壁增厚。然而当胆道梗阻继发于胰腺癌时造成无病变的胆囊膨大。

诊断性检查

12. 对胆囊疾病最好的化验室检查是什么?

血液化验不能确定胆囊病变但对诊断有帮助。急性胆囊炎时,白细胞计数、胆红素及碱性磷酸酶可能轻度升高。当胆总管阻塞时,肝功化验显示胆红素及碱性磷酸酶升高。胆石性胰腺炎时淀粉酶可能升高。

13. 诊断胆石症的主要方法是什么?

右上腹超声(Ultrasound US)是诊断所有胆道疾病的金标准。其敏感性97%,特异性95%。超声检查安全且无创性。当检查者见到胆囊内可移动的回声团并伴有声影时即可确诊。超声还能看出瘀胆,胆囊壁增厚时提示有感染。胆总管扩张提示有胆管炎。

14. 有多少结石能从 X 光平片上见到？

10％～15％的结石因大量钙化不能穿透 X 射线。

15. 哪些检查可替代超声？

口服胆囊造影(oral cholecystography OCG)适用于那些怀疑结石而超声检查阴性或可疑的患者。检查前一天晚上口服碘造影剂丁酰碘番酸钠。此造影剂被白蛋白吸收结合，由肝细胞摄取，分泌入胆汁，浓聚在胆囊。OCG 时可看到胆囊息肉、结石及瘀胆。但不能看到胆囊胆管梗阻或胆囊炎。

核素胆系闪烁图检查可以帮助评价急性胆囊炎患者的胆囊功能。经静脉注射锝 99 标记的亚氨基乙酰乙酸(HIDA 扫描)，此药高浓度地从胆汁分泌，γ 照相可以观察。位于右上腹有感染征象的胆囊不显影提示为急性胆囊炎，其特异性为 95％。

16. HIDA 扫描时还有什么原因造成胆囊不显影？

除了急性胆囊炎外，胆囊不显影还可能由于长期禁食及肝脏疾病所致。为了提高本试验的准确性可给患者应用缩胆囊素相似物以刺激胆汁分泌。

17. X 光平片上胆管内有气体意味着什么？

胆管内有气体意味着与胃肠道相通。胆石侵蚀进入临近的肠袢可导致胆肠内瘘，结石可通过肠腔。可能会出现机械性梗阻(胆石性肠梗阻)，通常发生在回盲瓣处。患者在出现小肠梗阻症状以前有胆囊疾病的症状。胆道内气体还可以由外科手术造成，如胆总管十二指肠吻合术。

胆囊的其他疾病

18. 急性胆囊炎的发病机理是什么？

胆囊胆管被结石阻塞造成胆汁瘀积及感染。另一方面，10％～

20％的病例不伴有胆石症(无结石性胆囊炎)。无结石性胆囊炎为因其他病住院的患者，可能由于脱水引起胆汁浓缩或胆汁瘀积而成。多见于创伤后，严重系统性疾病或大手术后。此症还多见于应用TPN的患者。

19．胆汁中经常培养出的细菌有哪些？

大肠杆菌、克雷伯氏杆菌、肠球菌、假单胞菌及脆性类杆菌是最常见的从胆汁中培养出的细菌。第二代头孢菌素、广谱青霉素如美洛西林及派拉西林被推荐用药。

20．什么是胆囊气肿？

梭状芽胞杆菌及其他产气菌可能感染胆囊，在X光平片上可以见到胆囊壁及胆囊腔内有气体。

21．什么是胆囊积脓？

胆囊内充满脓液，通常由于延迟治疗所致。同时还经常伴有腹腔内其他脓肿及胆总管结石。

22．什么是白胆汁？

胆囊胆管完全闭塞，导致胆囊腔内无胆汁而只有粘液聚集，其外观为白色透明状。

23．什么是胆囊运动障碍？

胆囊运动障碍指的是胆道系统的功能障碍，有时涉及到乳头括约肌功能失调。其原因为胆道内压力周期性地异常升高引起疼痛。胆囊切除术不能使症状缓解并继续复发。其诊断是困难的，尚存在问题。

24. 艾滋病患者合并胆道疾病时有什么特殊结果吗?

艾滋病患者受巨细胞病毒及隐孢子虫感染的机率高。这种感染可导致胆道狭窄。此类患者非结石性胆囊炎发生率高,应采用胆囊切除进行治疗。

治　疗

25. 哪些胆囊结石患者需要治疗?

除了在患者全身情况不允许的情况下,急性胆囊炎应行胆囊切除术。由于胆管内存在结石造成的胆管梗阻及胆管炎也是治疗的指征。间断性复发的上腹部疼痛是进行治疗的最常见指征,然而,经过几个月观察疼痛可能会有所缓解。

预防性胆囊切除术:建议对无症状的胆囊结石患者区别对待,如儿童发展为有症状及发生并发症的概率高。对镰状细胞性疾病的患者行病态性肥胖手术时建议顺便行胆囊切除术。预防性胆囊切除术还被推荐应用于胆囊癌高危患者,如美国本土人(3%～5%恶性危险性)或瓷胆囊(胆囊壁钙化,恶性危险度 50%)。多数作者建议不对无症状的糖尿病患者施行胆囊切除术。

26. 如何施行胆囊切除术?

开腹性胆囊切除术施行了整个一个世纪并取得了满意的结果。结扎胆囊胆管及胆囊动脉并从肝床上切除胆囊。择期胆囊切除术伴有 2%的并发症及 0.2%的死亡率。

由于腹腔镜胆囊切除术首次于 1987 年开始应用,所以是一种新的术式。其方法为向腹腔内注入气体并在腹壁上戳 4 个孔,观察镜从其中一个孔放入,仪器从其他孔放入,胆囊被切除并从其中一个孔取出。大约 95%择期胆囊切除术采用腹腔镜技术。

27. 什么是 Calot 三角?

Calot 三角由肝脏、胆囊胆管及肝总管组成,胆囊动脉通常位于此处。

28．什么是卢施卡管(Luschka 管)?

卢施卡管直接将胆汁从肝脏引流入胆囊，有时术后胆漏即由于此管未扎所致。

29．腹腔镜胆囊切除术的优点是什么?

腹腔镜胆囊切除术避免了腹壁切口。腹壁切口是造成患者术后疼痛的主要原因。开腹手术后患者伴无力，而接受腹腔镜胆囊切除术者可于手术当天出院并于一周内恢复工作。

30．腹腔镜胆囊切除术的禁忌证是什么?

接受开腹胆囊切除术有危险的患者亦不是腹腔镜胆囊切除术的适宜对象。有几种因素为腹腔镜胆囊切除术的相对禁忌证，包括腹膜炎、重症胆囊炎、肝硬变、胆管炎、胰腺炎、凝血系统疾病、既往上腹部手术史及妊娠者。医生的经验及选择适当的病例是重要的因素。

31．从腹腔镜胆囊切除术中转为开腹手术的最常见原因是什么?

据报道，根据选择的病例不同其开腹手术中转率可高达 15%～30%。造成中转手术最常见的原因是感染或继发于急慢性感染后的粘连致使解剖不清。解剖不清或出现并发症必须中转手术。术前预测可能中转手术的因素有：急性胆囊炎、高龄、女性及 B 超报告胆囊壁增厚。

32．胆囊切除术的并发症是什么?

胆囊切除术的危险包括出血、感染及胆漏。腹腔镜造成的少见并发症包括由套管所致的肠管及血管损伤。在大宗腹腔镜胆囊切除术报告中胆管损伤的危险为 0.2%～0.4%，然而有报道胆道损伤发生率高需要进行修补。通常患者能较好地耐受气腹。向腹腔内注入CO_2可发生预料得到的心血管改变,如心动过速、中心静脉压升高、高血压及心搏出量降低。呼吸系统改变包括PCO_2升高及pH降低。

33. 术中胆道造影的指征是什么?

术中胆道造影能发现20%~30%患者有胆总管结石并有相应的症状:黄疸、淀粉酶升高、多发小结石及胆总管扩张。有些作者认为术中胆道造影提供有意义的解剖资料,应该在所有腹腔镜手术中应用。

34. 治疗胆总管结石应选择何种方法?

胆总管结石的处理方法在腹腔镜时代已有了进展,其方法的选择取决于可利用的条件。有三种途径:①腹腔镜胆囊切除术加术前或术后ERCP;②腹腔镜胆囊切除术加经胆囊胆管胆总管镜检查或腹腔镜胆总管造口术;③打开胆总管探查。

参考文献

1 Boland GW, Lee MJ, Jeung J, et al: Percutaneous cholecystostomy in critically ill patients: Early response and final outcome in 82 patients. AJR 163:339, 1994.

2 Frazee RC, Nagorney DM, Mucha P Jr, et al: Acute acalculous cholecystitis. Mayo Clin Proc 64:163, 1989.

3 Fried GM, Barkun JS, Sigman HH, et al: Factors determining conversion to laparotomy in patients undergoing laparoscopic cholecystectomy. Am J Surg 167:35. 1994.

4 Hunter JG: Avoidance of bile duct injury during laparoscopic cholecystectomy. Am J Surg 162:71, 1991.

5 Kaplan MM, Johnston DE: Pathogenesis and treatment of gallstones. N Engl J Med 328: 412, 1993.

6 NIH Consensus Conference: Gallstones and laparoscopic cholecystectomy. JAMA 266:1018, 1993.

7 Norby S, Herlin P, Holmin T, et al: Early or delayed cholecystectomy in acute cholecystitis? A clinical trial. Br J Surg 70:163, 1983.

8 Ransohoff DF, Gracie WA, Wolfsen LB, Neuhauser D: Prophylactic cholecystectomy or expectant management for silent gallstones: A decision analysis to assess survival. Ann Intern Med 99:199, 1983.

9 Ress AM, Sarr MG, Nagorney DM, et al: Spectrum and management of major complications of laparoscopic cholecystectomy. Am J Surg 165:655, 1993.

10 Shea JA, Berlin JA, Escarce JJ, et al: Revised estimates of diagnostic test sensitivity and specificity in suspected biliary tract disease. Arch Intern Med 154:2573, 1994.

11 Voyles CR, Sanders DK, Hogan R: Common bile duct evaluation in the era of laparoscopic cholecystectomy . 1050 cases later. Ann Surg 219:744, 1994.

12 Woods MS, Traverso LW, Kozarek RA, et al: Characteristics of biliary tract complications during laparoscopic cholecystectomy: A multi - institutional study. Am J Surg 167:27, 1994.

第三十三节 胰 腺 癌

Nathan Pearlman 医学博士

1．胰腺癌的临床征象是什么？

(1) 无痛性黄疸占 30%～40%；

(2) 疼痛(上腹部、右上腹及背部)及黄疸占 30%～40%；

(3) 转移性疾病的表现(肝肿大、腹水、肺结节、锁骨上淋巴结转移)占 20%～30%。

2．如果患者血清胆红素明显升高并伴有硷性磷酸酶升高，但其他肝功检查只有轻度异常。既往无疼痛、发热或类似的症状。下一步确定诊断最好的检查方法是什么？

超声检查对诊断肝外胆管扩张、胆囊或胆总管结石的准确率为 90%～95%，诊断胰头肿物的准确率为 80%。CT 扫描和/或 ERCP (endoscopic retrograde cholangiopancreatography) 可提供更多相同的结果，但费用要贵得多，还可能证明不了最初的化验。

3. 超声显示胆总管扩张，结石存在于胆囊内而非胆总管内，胰头部有明确的肿块。为什么不接着施行手术?

不是所有这类病人均有胰头癌。有些为结石嵌塞在胆总管远端(不管超声检查表现什么)，有些为胰腺炎、有些为胆总管远端癌而非胰腺癌。对胰腺癌患者如果打算施行手术了解其他部位有无扩散是极有用的。

4. 如果下一步不施行手术，应该做什么处理?

CT检查之后要进行ERCP及经肝胆道造影。ERCP及经肝胆道造影可以明确梗阻的部位(胆总管高位或低位)及可能的原因(结石、肿瘤、狭窄)。此时还可以进行胆道减压，以在有计划地开始进行治疗之前改善肝功能。CT扫描有助于明确肿瘤所在的范围及切除的可能性。

5. ERCP及CT检查仅能证实B超检查所见：肝外胆道狭窄及胰头部肿物。为什么不试图通过经皮细针吸引(fineneedle aspiration FNA)确定诊断?

如果病人的情况一般或良好，所进行的检查不改变对治疗的选择可用FNA。如果FNA提示为癌，有切除可能则手术切除，不能切除的，行短路手术。如果FNA提示为良性胰腺组织或不能确诊，仍需要手术，因为FNA可能漏掉病变。此外，FNA很少造成胰腺内出血，增加胰十二指肠切除术的难度。对手术风险大的患者来说，接受FNA有益处。此类患者没有可能切除肿瘤，可以通过ERCP或请放射科医生放置腔内支架，以便胆道减压并避免手术。

6. 医疗小组未进行FNA就进入了手术室并已开腹，他们在胰头部见到一3cm肿块，无腹水及肝转移，下一步该怎么做?

打开肝胃韧带，探查胰腺的其他部分。如果肿物坚如磐石但体及尾部相对正常，诊断为癌。如果胰腺的其他部位弥漫性地变硬并与肿块处相似,诊断多为慢性胰腺炎。许多外科医生试图通过经十二指肠或直接细针穿刺活检冰冻切片得到明确的组织学诊断。

病理学家要诊断出是肿瘤还是癌(区分是困难的)。如果诊断为癌,外科医生要决定肿瘤是否能够切除。抓住肿物并上下移动观察它是否与后腹膜固定。检查腹腔轴周围、肠系膜根部及肝门部有无可疑淋巴结和/或增硬区。如果见到淋巴结不要主观地认为癌性的,要送冰冻切片确诊。

7. 腹腔轴周围、肠系膜根部及肝门部淋巴结活检切片显示为癌,肿瘤能否治愈性切除?如果不能治愈性切除,行姑息性切除吗?

两问均为否定回答。

8. 活检显示无癌,病理医生报告针吸活检仅发现胰腺炎,仅根据临床判断施行切除或短路是否是恰当的?

对于有经验的胰腺外科医生来说答案是肯定的。多数胰腺癌被一圈胰腺癌包裹,后者经常为肿瘤的感觉且易被穿刺取到。此外,此种情况下临床判断准确率约为90%(10%切除后未见肿瘤组织)。然而,另一方面回答是否定的。因为手术死亡率太高,除非明确存在癌才施行切除手术。过去这一争论有些价值,因为在1960~1970年间胰腺切除的死亡率在10%~20%之间。然而在过去的10~15年间,切除术已变得安全,许多中心报告手术的死亡率少于3%。

9. 病理医生询问外科医生是否行 Whipple 手术,如果施行,他需要血源吗?

Whipple 手术出血及危险,过去手术时是否输血同样存在争论。其观点近来有所改变,足有一半这类手术不再需要输血。

10. 什么是 Whipple 手术?什么是全胰切除?

Whipple 手术包括切除全部胆囊、远端胆总管、十二指肠及胰头。全胰切除术除切除上述部位外还加上胰体尾部及脾脏。很多情况下，这两种手术还加胃窦部切除，加或不加迷走神经切断术。

11．各种术式的优缺点是什么？

理论上讲，20％的患者存在胰体尾部的多发癌灶，Whipple手术后遗留下来。此外，胰腺小肠吻合口漏为手术后并发症的主要来源。全胰切除术可以避免上述两个问题。

另一方面，全胰切除术出现胰岛素依赖性糖尿病，这一疾病如果伴随其他的问题将很难控制，如胃切除术后倾倒综合征、腹泻、胰腺功能不全。此外，除了理论上的优点外，全胰切除术在生存率上并没有优于Whipple手术。最后，胰腺空肠吻合处漏不再是常见问题。由于这些原因，作者相信全胰切除的并发症超过了其可能的优点，而施行Whipple手术无论何时都是可能的。

12．如果肿瘤位于胰腺，为什么要切除胆囊、十二指肠及胃？

一旦乏特氏(Vater)乳头被切除，胆囊不能很好地工作并形成结石。十二指肠第二、第三部分血液供应与胰头部相同，当胰头部被切除后，血供阻断。从历史上看，胃窦部切除与肿瘤保持好的界限，加做迷走神经切除术以减少残胃与肠吻合处溃疡的发生率。然而边缘溃疡主要发生在有反流的胆管、胰管肠道吻合处(上反流发生在胃肠吻合处，碱性液中和胃酸冲洗缝线处，下反流无中和发生)。此外，保留胃窦不影响切除边界，因此，许多外科医生现在施行保留幽门的Whipple手术，此术式保留了胃窦及十二指肠第一部分，不做迷走神经切除术。应用此术式的生存率与广泛切除的相同，而远期功能要好一些。

13．肿瘤可移动，淋巴活检阴性，此时外科医生还需要了解其他情况吗？

外科医生需要了解肠系膜上静脉及门静脉在胰颈后方有无受

侵。

14. 门静脉看起来牵向肿瘤，肿瘤是否不能切除了？

如果此点为肿瘤不能切除的唯一原因，一些外科医生考虑将肿瘤及受累的门静脉部分一并切除。静脉的重建方法有两断端吻合或移植物植入。这种操作需要特殊的条件(年轻健康的患者，局部解剖清楚)，无论如何切除门静脉已经显示提高了生存率。尽管这样对多数患者来讲肿瘤侵犯门静脉仍意味着不能治愈。

15. 在分离肿块的过程中外科医生发现肿块与门静脉粘连并确定肿瘤不能切除，还应该做哪些呢？

最低限度应该施行胆肠短路术(胆囊空肠吻合或胆总管空肠吻合术)。最好不用十二指肠作短路手术，因为肿瘤长大后压向吻合口会造成梗阻。然而，当肠系膜根部受侵或小肠活动受限时十二指肠也许是最好的选择。

一些作者还建议常规行胃短路(胃空肠吻合术)，因为30%的患者后期随肿瘤增大出现胃排空梗阻症状。本文作者倾向于症状出现时再行手术，因为无症状的患者接受胃空肠吻合会出现一些问题。

最后，如果患者术前出现疼痛，向腹腔神经节注射酒精或许有些益处。不幸的是，去感觉神经作用在理论上优于在实践上。

16. 患者短路手术后恢复良好，想了解是否还能做哪些治疗，对局部未切除的胰腺癌，何种措施有效？

放疗和化疗(5－FU或5－FU加阿霉素及丝链霉素)可延长生存3～4个月，但治愈的希望甚微。

17. 如果有可能切除肿瘤，预后如何？

1年生存率为70%～80%，2年生存率40%～60%，5年生存率20%～50%。胰腺本身的癌生存率低，乏特氏乳头或胆总管远端肿瘤生存率高。

18. 生存率不高,特别是胰腺癌,为什么外科医生还如此热心于Whipple手术?

首先,不是经常非常清楚肿瘤是胰腺癌(预后相当不好)还是远端胆管癌(预后相当好),因为这两个位置非常靠近。其次,当肿瘤不能切除时,用或不用放化疗的中位生存时间都只有8~12个月,如此差的数字表明手术是优于其他治疗方法的方法。

参考文献

1 Brennan MF, Pisters PW, Posner M, et al: A prospective randomized trial of total parenteral nutrition after major pancreatic resection for malignancy. Ann Surg 220:436~444. 1994.

2 Cameron JL, Pitt HA, Yeo CJ, et al: One hundred and forty-five consecutive pancreaticoduodenectomies without mortality. Ann Surg 217:430~438, 1993.

3 Crist DW, Stizmann JV, Cameron JL: Improved hospital morbidity, mortality. and survival after the Whipple procedure. Ann Surg 206:358~365, 1987.

4 Cubilla AL, Fitzgerald PH: Cancer of the exocrine pancreas: The pathologic aspects. Cancer 35:2~18, 1985.

5 Evans DB, Termuhlen PM, Byrd RD, et al: Intraoperative radiation therapy following pancreaticoduo denectomy. Ann Surg 218:54~60, 1993.

6 Fortner JG: Regional, total and subtotal pancreatectomy. Cancer 47:1712~1718, 1986.

7 Hansson JA, Hoevels J, et al: Clinical aspects of nonsurgical percutaneous transhepatic bile drainage in obstructive lesions of the extrahepatic bile ducts. Ann Surg 189:58~61, 1979.

8 Haslam JB, Cavanaugh PH, Strapp SL: Radiation therapy in the treatment of unresectable adenocarcinoma of the pancreas. Cancer 32:1341~1345, 1973.

9 Neuberger TJ, Wade TP, Swope TJ, et al: Palliative operations for pancreatic cancer in the hospitals of the U.S. Department of Veterans Affairs from 1987 to 1991. Am J Surg 166:632~637, 1993.

10 Peters JH, Carey LC: Historical review of pancreaticoduodenectomy. Am J Surg 161:219~225, 1991.

11 Proctor HJ, Mauro M: Biliary diversion for pancreatic carcinoma: Matching the methods and the patient. Am J Surg 159:67~71, 1990.

12 Traverso LW, Longmire WP: Preservation of the pylorus in pancreaticoduodenectomy.

Afollow－up evaluation. Ann Surg 192:306～309, 1980.

第三十四节 急性胰腺炎

Jon M. Burch 医学博士 Lawrence W. Norton 医学博士

1. 急性胰腺炎的常见原因是什么?

(1)胆石症(50%)

2. 胰腺炎的不常见原因是什么?

高脂血症(Ⅰ型及Ⅴ型),甲状旁腺机能亢进症,家族性易感者,药物性(利尿剂、磺胺药、硫唑嘌呤、四环素、雌激素)及手术,约10%为特发性。

3. 急性胰腺炎的特征性症状是什么?

上腹部及右上腹疼痛,疼痛性质为钻孔样并向背部放射或呈束背样,经常伴有恶心呕吐。

4. 是否高淀粉酶血症的人伴腹痛就证明为胰腺炎?

回答是否定的。溃疡病穿孔、肠梗阻、输卵管炎及腮腺感染可造成淀粉酶升高。然而,当淀粉酶高于500时,提示为胰腺炎。

5. 是否所有急性胰腺炎的患者均伴有血淀粉酶升高?

否。有5%～30%的患者淀粉酶水平正常,最多见于酒精性慢性胰腺炎(一个烧坏的胰腺不能合成淀粉酶)及血清脂症者。

6. 鉴别胰腺炎的高淀粉酶血症是如何检测的?

胰腺炎的高淀粉酶血症是通过测定胰腺的特异性同功酶而检出

的。以前此项检查复杂且未广泛应用。现行的方法采用单克隆抗体抑制唾液片断的活性，标本可以在标准的自动分析仪上检测。

7. 重症(坏死性)胰腺炎的发病率及死亡率各为多少?

发病率小于10%，死亡率10%～15%。

8. 急性胰腺炎的手术指征是什么?

大体上讲适应证为诊断不肯定、局部出现并发症及感染坏死的胰腺炎。胆石性胰腺炎可在急性发作控制后行胆囊切除术。

9. 通过何种手段可以预知重症胰腺炎?

事实上，所有威胁生命的重症胰腺炎都是由于胰腺坏死所致。目前最好的全面检查胰腺是否为重症的方法是静脉内注射造影剂，对比增强胰腺CT扫描，又称为动态胰腺成像。对比剂在无坏死的胰腺组织充盈，斑状及带状胰腺坏死预示不佳。Ranson标准、APACHE II评分及多项参数预后系统都是用来进行预测而非诊断。它们还能用来预测坏死性胰腺炎。

10. 什么是Ranson标准?

Ranson标准是11项生理及生化测定结果，该标准对预测发生重症胰腺炎有用。

入院时：

年龄＞55岁

WBC＞16 000/mm^3

血糖＞350IU/L

乳酸脱氢酶＞350IU/L

谷草转氨酶(GOT)＞250Frankel单位

48h 后：

尿素氮(BUN)>5mg/ dl
红细胞压积下降>10%
血清钙<8 mg/ dl
动脉血氧分压<60mmHg
碱缺失>4mEq/L
液体移位>6 000ml

11. 对轻度胰腺炎缓解疼痛的最好药物是什么?

麦啶(Demerol)在理论上优于吗啡,因为它对 Oddi 氏括约肌的收缩作用小。这两种镇痛剂的止痛效果在临床上无明显差别。

12. 应该给轻度胰腺炎患者抗生素吗?

不。抗生素既不能改善早期病变也不能预防晚期并发症败血症。

13. 鼻胃管吸引是否对治疗轻症胰腺炎有效?

否。控制性的前瞻性研究显示鼻胃管吸引对轻症胰腺炎无益处,尽管可以减轻恶心及呕吐。

14. 坏死性胰腺炎可能出现哪些并发症?

(1) 附近血管出血;
(2) 慢性穿孔、瘘或梗阻脓肿;
(3) 胰瘘或假性囊肿;
(4) 感染性胰腺坏死。

15. 胰腺炎早期低氧血症的意义是什么?

坏死性胰腺炎及感染坏死性胰腺炎能够引起呼吸衰竭或多器官衰竭。低氧血症为呼吸衰竭的预兆。

16. 重症胰腺炎低钙血症的原因是什么?

不能用一种原因解释低钙血症。可能的原因包括:①小网膜囊钙化灶形成;②胰高血糖素刺激钙释放;③低镁血症;④低蛋白血症;⑤甲状旁腺素水平下降;⑥低血容量血症。

17. 为什么重症胰腺炎时会发生休克?

回答是多因素的:①液体丢失在腹腔引起血容量降低;②心肌功能损害;③通常外周血管阻力下降。

18. 胆石性胰腺炎的自然病史是什么?

反复发作。切除胆囊后治愈疾病。

19. 酒精性胰腺炎的自然病史是什么?

如果患者持续饮酒将反复发作胰腺炎,许多患者发展为慢性胰腺炎。

20. 诊断感染坏死性胰腺炎的最佳方法是什么?

最佳的诊断方法是CT引导下在可疑的部位针穿吸引行革兰氏染色及培养。这一技术可在病程过程中根据需要反复进行。

争 论

21. 为了改进急性胰腺炎治疗,重新定义和统一了哪些术语?

改进急性胰腺炎治疗的最大障碍是缺少统一的术语。为了消除这种混乱,已重新定义了这些术语。

急性间质性胰腺炎:胰腺急性感染及水肿,伴或不伴有脂肪坏死。

坏死性胰腺炎(或胰腺坏死):感染伴有胰腺和/或胰腺周围组织的失活。

感染性胰腺坏死:坏死性胰腺组织加弥漫性细菌坏死。

胰腺脓肿：位于胰腺组织中的脓性物质被感染性囊壁包裹。

急性假性囊肿：胰腺渗出液被感染性囊壁包裹。

脂肪液化：坏死的脂肪被感染性囊壁包裹。

原来使用及最近修订的 Marseilles 分离法与临床无关，应予废弃。

22．如何掌握对胆石性胰腺炎者适时施行胆囊切除术的时机？

由 Kelly 进行的一项随机性前瞻性研究结果表明，胆囊切除术应该在急性期渡过之同一次住院期间施行。对多数患者来讲需要 2～3d；对坏死性胰腺炎患者，几天甚至几周的准备时间是必要的。

23．什么是生长抑素？

生长抑素抑制胃肠道所有激素的合成。虽然给急性胰腺炎患者早期投予生长激素可能降低局部并发症，但不能提高生存率。

24．什么是腹腔灌洗？。

治疗性腹腔灌洗的理论基础是可以稀释严重感染的胰腺合成释放的血管活性肽及酶。最初给重症患者灌洗的结果令人鼓舞，但近来的报告证明对提高生存率无效。

25．胰腺切除对治疗坏死性胰腺炎有何作用？

大多数坏死性胰腺炎（胰腺坏死）患者可以通过手术成功地治疗。对少部分伴有一个或多个器官衰竭的患者清除坏死的胰腺及胰腺周围组织是有益处的。普遍一致认为感染的胰腺坏死组织必须通过外科手术清除。目前通过清除坏死组织、引流、打开包裹及术后灌洗已取得了满意的结果。

参考文献

1 Acosta JM , Rossi R , Galli OMR , et al: Early surgery for gallstone pancreatitis : Evaluation

of a system－atic approach Surgery 83:367～370, 1978.

2 Beger HG:Surgical management of necrotizing pancreatitis, Surg Clin North Am 69:529～549, 1989.

3 Bradley EL, Muphy F Ferguson C: prediction of pancreatic necrosis by dynamic pancreatography, Arch Surg 210:495～504, 1989.

4 Choi TK, Mok F, Zhan WH, et al: Somatostatin in the treatment of acute pancreatitis: A prospective ran－domized controlled trial Gut 30:223～227, 1989.

5 Demmy TL, Burch JM , Feliciano DV, et al: Comparisons of multiple－parameter prognostic systems in acute pancreatitis, Am J Surg 156:492～496, 1988.

6 Howard JM: Delayed debridement and external drainage of massive pancreatic or peripancreatic necro－sis, Surg Gynecol Obstet 168:25～29, 1989.

7 Howes R , Zuidema GD Cameron JL:Evaluation of prophylactic antibiotics in acute pancreatitis, J Surg Res 18(2):197～200, 1975.

8 Kelly TR, Wagnet DS:Gallstone pancreatiitis, A prospective randomized trial of the timing of Surgery, surgery 104:600～605, 1988.

9 Luiten EJ Hop WCJ Lange JF, Bruining HA:Controlled clinical trials of selective decontamination for the treatment of severe acute pancreatitis Ann Surg 222:57～65, 1995.

10 Normal JG, Franz MG, Fink GS, et al:Decreased mortality of severe acute pancreatitis after proximal cytokine blockade Ann Surg 221:625～634, 1995.

11 Stanten R, Frey CF: Comprehensive management of acute necrotizing pancreatitis and pancreatic abscess Arch Surg 125:1269～1275, 1990.

第三十五节　慢性胰腺炎

Jon M. Burch 医学博士　Lawrence W. Norton 医学博士

1. 什么是慢性胰腺炎?

典型的综合征包括腹痛、糖尿病、脂肪痢及胰腺钙化。经常缺少后三项中的一项或多项。糖尿病出现在胰腺严重损害(90%)的情况下,约有 1/3 合并糖尿病。钙化的原因为胰石蛋白减少,胰石蛋白的作用是防止形成不溶解的钙盐。

2. 慢性胰腺炎是急性胰腺炎的结果吗?

许多患者无急性胰腺炎的病史(尽管酒精性胰腺炎患者可以有两种可能)。慢性胰腺炎患者的平均年龄较急性胰腺炎患者年轻13岁。

3. 脂肪泻的症状体征是什么?

脂肪泻经常但不是一程不变地与胰腺功能不全相关。典型的大便特征为软便、油脂过多、腐臭味。便池中留有油迹。

4. 何种化验能够证实脂肪泻?

显微镜及生化检查可见大便中中性脂肪(甘油三脂)增多,粪便中脂肪浓度超过10%为胰源性脂肪泻的特征。

5. 哪些化验对鉴别不同原因的脂肪泻有帮助?

D-木糖试验在小肠疾病时阳性,而在胰腺外分泌功能不全时则正常。检测维生素 B_{12}吸收功能的希林(Shilling)试验表明40%的慢性胰腺炎患者尿分泌标记的氰钴铵下降,此项试验还可以在贫血、细菌过度生长、回肠疾病时阳性。

6. 患者有慢性胰腺炎引起的腹痛,但无脂肪泻,还有什么方法确定胰腺功能不全吗?

当75%的胰腺功能丧失时分泌刺激试验变为不正常。正常情况下,胰液中碳酸氢盐的浓度高于80mEq/L。继发于慢性胰腺炎的患者伴有腹痛而无脂肪泻,碳酸氢盐的浓度在60～80 mEq/L。此类患者胰腺多肽水平正常。

7. 慢性胰腺炎患者血清淀粉酶升高吗?

不。血清胰腺同种淀粉酶通常正常或降低(烧坏的胰腺炎)。

8. 治疗脂肪泻的方法是什么?

多数患者对胰酶替代治疗有效。如果这一方法不能使大便中脂肪的排出少于15～20g/d,食物中脂肪就应减量。如仍有持续性脂肪泻,最后可应用含铝的抗酸剂甲氢咪胍。

9. 如何缓解疼痛?

胰酶作为反射弧的角色也许可以缓解疼痛。因为麻醉肠综合征与疼痛有关,酒精及麻醉剂应该戒掉(包括盐酸可乐定)。医学上,建议对难治性疼痛进行手术治疗。

10. 慢性胰腺炎可能导致哪些局部并发症?

可能出现胰腺假性囊肿或瘘(胰性腹水)。纤维化的组织爬过管道时可致胆总管远端狭窄引起梗阻性黄疸。少见的并发症有脾静脉血栓及十二指肠梗阻。

11. 对慢性胰腺炎患者手术前要了解哪些基本情况?

应得到胰管的对比X线照片。最好是通过ERCP获取照片。术中可通过以下方法了解胰管情况:①直接用针将造影剂注入扩张的胰管;②经切开的十二指肠向胰管插管;③切除胰尾部后从胰管远端造影。

12. 哪种手术方式适于多发性胰管梗阻(可以导致链状"湖"征)?

Peustow手术纵行打开胰管系统通过胰空肠吻合术使胰腺从头部至尾部得到引流。

13. 胰管正常的患者何种术式有效?

不同程度的胰腺切除能够减轻疼痛,其作用与减压术相似。应避免全胰切除,因为全胰切除并不比多处局限性切除好,而随之导致的糖尿病是非常脆弱的。

14. 上述手术的效果如何?

术后1年70%的患者疼痛缓解,术后5年50%的患者疼痛缓解。

争 论

15. 对内脏神经节切除术有哪些认识?

有时对胰腺切除缓解疼痛失败的患者或作为一种胰腺手术的替代方式行支配胰腺的交感神经纤维切除术,切除水平在腹腔神经轴。疼痛缓解率不同(50%~90%)。

16. 对结扎胰管治疗效果如何?

结扎胰管及副胰管,其穿过十二指肠的腺泡及管道部分(外分泌)萎缩,但保留了岛细胞(内分泌)功能。本术式缓解疼痛的效果不理想。

17. 自体移植对治疗胰腺炎的作用如何?

在胰管阻塞后进行部分胰腺自体移植或许可以预防胰腺部分切除术后发生糖尿病。本项技术的有限经验是令人鼓舞的。保留胰岛功能的另一方法是只自体移植胰岛细胞。这一技术为将移岛细胞制品通过向门静脉(希望它们种植在肝脏)注射或埋藏在富含血管的肾囊内。

参考文献

1 Ammann RW, Akovbiantz A, Lariader F, et al: Course and outcome of chronic pancreatitis Gastroenterology 86:820~828, 1984

2 Arnaud J - P, Bergamaschi R, serra - Maudet V, Casa C: Pancreaticoduodenectomy for hemosuccus pancreaticus in silent chronic pancreatitis Arch Surg 129:333~334, 1994

3 Bradley EL III: Long - term results of pancreaticojejunostomy in patients with chronic pancreatitis, Am J Surg 153: 207～213, 1987
4 Cooperman A: Chronic pancreatitis, Surg Clin North Am 61: 71, 1981.
5 Fernandez - del Castillo C, Rattner DW, Warshaw AL: Standards for pancreatic resection in the 1990s, Arch Surg 130: 295～300, 1995.
6 Niederau C, Grendell JM: Diagnosis of chronic pancreatitis Gastroenterology 88: 1973～1995, 1985.
7 Rossi RL, Meiss FW, Braasch JW: Surgical management of chronic pancreatitis Surg Clin North Am 65: 79, 1985.
8 Sarles, H: Etiopathogenesis and definition of chronic pancreatitis. Dig Dis Sci 31 (Suppl): 91, 1986.
9 Stone WM, Sarr, MG Nagorney DM, et al: Chronic pancreatitis: Results of Whipple 'sresection and total pancreatectomy Arch Surg123: 815～819, 1988.
10 Warshaw RL: Pancreatic surgery: A paradigm for progress in the age of the bottom line, Arch Surg 130: 240～246, 1995.
11 Warshaw AL, Popp, JW, Schapiro RH: Long - term patency pancreatic function and pain relief after lateral pancreaticojejunostomy for chronic pancreatitis, Gastroenterology79: 289～293, 1980.

第三十六节　门静脉高压症和食管静脉曲张

James B. Downey 医学博士　Grey Van Stiegmann 医学博士

1. 肝脏的血液供应有哪些?

整个肝脏的血流量大约为心排出量的1/4, 1500ml/min。肝动脉提供约30%的血流量但供给肝脏70%的氧,而门静脉提供70%血流量却供给肝脏30%的氧。

2. 什么是门脉高压症?

正常情况下门静脉压力7～10mmHg,门脉高压时门脉压力平均20 mmHg。这种压力的增高可能导致汇入门脉的血管处血液倒流。

3. 门静脉与系统静脉之间的有哪些交通支？有哪些临床意义？

有四个交通支连接门静脉与系统静脉：

(1) 门静脉→冠状静脉(胃左静脉)→食管静脉→奇静脉及半奇静脉,导致食管静脉曲张；

(2) 门静脉→肠系膜下静脉→痔上静脉→粘膜下痔丛→中、下痔→下腹部静脉,导致痔；

(3) 门静脉→脐静脉→腹壁浅静脉→上腹部上下静脉,导致脐周围海蛰头样改变；

(4) 门静脉→肠系膜静脉→雷济俄斯(Retzius)静脉→腹膜→下腔静脉。

当门静脉压力超过 12 mmHg 时,形成食管及胃静脉曲张。痔及脐周围海蛰头样改变在门脉高压时常见。

4. 门脉高压症的原因是什么？

门静脉压力增高可以由于门静脉血流增加及血流阻力增加或两种原因并存。血流增加见于动静脉瘘(先天性或外伤性)或脾静脉血流量增加。血流阻力增加有三种原因：

(1) 肝前性：门静脉血栓,肿瘤或假性囊肿外压门静脉；

(2) 肝性：肝硬变、血吸虫病、肝纤维化；

(3) 肝后性：肝静脉血栓(Budd - Chiarai 布 - 加氏综合征),缩窄性心包炎,右心功能衰竭。

5. 美国成年人、儿童门脉高压的最常见原因是什么？在世界上如何？

西方国家门脉高压症的最常见原因是酒精性肝硬变,美国约占85%。慢性酒精性肝硬变窦后性血流阻力增加。肝外门静脉阻塞(通常缘于门静脉筛状畸形)是儿童门脉高压的最常见原因。世界上门脉高压症的最常见原因为血吸虫性肝硬变。

6. 门脉高压症的并发症是什么?

食管静脉曲张出血是最糟糕的并发症。其他并发症包括腹水、脾功能亢进、痔、胃炎及门体循环脑病。

7. 食管静脉曲张的发生率如何? 出现症状的比例多大?

60%肝硬变患者出现食管静脉曲张。诊断1年内因食管静脉曲张所致出血者占30%;如不进行治疗40%~60%将发生再出血。尽管近来有所改善,食管静脉曲张所致出血的死亡率仍为30%~40%。

8. 肝硬变者上消化道出血的原因是否常为食管静脉曲张所致?

否。25%肝硬变患者出血因其他原因所致。内镜对诊断出血原因有确定作用。95%食管静脉曲张位于胃食道交界3cm范围内。

9. 当怀疑食管静脉曲张时最初的治疗是什么?

最初的治疗是积极地复苏,包括向大静脉或中心静脉插管,进行有创性监测,插入Foley导管,谨慎地应用血替代品及血制品。应放置粗径鼻胃管(Ewald管)进行胃灌洗。在患者血液动力学状态平稳后应尽快行内镜检查。如果诊断为静脉曲张出血,可采用机械法、药物法、内镜法、介入法及手术等治疗。

10. 什么是三腔二囊管(Sengstaken-Blakemore管)?

三腔二囊管(SB管)是用来对静脉曲张进行机械压迫的管子。当透视下证实管子在胃里时,向远端胃的囊内注入250ml空气,在胃食道交界处拉紧并放置牵引。如果单独应用胃囊不能控制出血,则将近端食管的囊充盈至20mmHg。气囊填塞是控制出血的临时措施,可以应用12~24h。50%的患者在气囊放气后再出血。气囊过度压迫食管粘膜的危险包括食管穿孔及坏死。

11. 治疗食管静脉曲张的药物是什么?

单纯应用药物治疗可以成功地控制约 50%的急性出血。但约 30%~50%的患者在 7~10d 内再出血。常用的药物如下:

血管加压素(Vasopressin 0.4~0.8U/血管加压素 IV)是门静脉血管收缩药,可以降低内脏的血流。但是此药有严重的全身负作用,如外周血管收缩,降低冠状血管血流,降低心脏排出量,低血压及肠痉挛。硝酸甘油(血管舒张剂)更进一步降低门脉压力并改善血管加压素的负作用。

三甘酸赖氨酸(Glypressin 2mg IV/4h)为合成的半衰期长的血管加压素替代物,应用简单,全身负作用小。硝酸甘油同样结合应用。

生长抑素(Somatostatin 250 μg IV 冲击量,然后 250μg /h IV)通过选择性地收缩内脏血管降低门静脉压力,无全身负作用。

奥曲肽(Octreotide)是一种在临床调查中的合成的生长抑素替代物。

12. 什么样的内镜治疗是可利用的?

可利用的内镜治疗为硬化剂治疗及结扎治疗(endoscopic band ligation EBL)。曲张静脉内注射硬化剂(5%氨基乙醇油酸盐,鱼肝油酸钠)促进血栓形成。用橡皮圈圈套使曲张的静脉缩窄被认为是治疗肛门痔的好方法。上述两种方法的目的是使曲张的静脉被纤维化的疤痕组织代替。

13. 内镜治疗的结果如何?

急性静脉曲张出血单纯应用内镜治疗的有效率为 75%~95%,隔周或隔月进行 4~8 次内镜巩固治疗将使曲张静脉消失。50%的患者有再出血,但其出血的程度及出血的频率均较未治疗者好。

14. 是否有优越的内镜治疗方法?

是的。EBL 安全、迅速、经济。此法还能较好地控制出血,在粘膜及粘膜下层形成疤痕。硬化剂注射的并发症如食管狭窄及蠕动不良在 EBL 尚未见报道。结扎操作仅用短时间就可学习掌握。EBL 消除静脉曲张需要的治疗期较硬化疗法短,而且治疗期之间间隔时间短。这些特点使 EBL 较硬化治疗花费少。最后多数作者报告 EBL 治疗后不仅改善了急性静脉曲张的出血,也因减少了再出血而改善了生存率。

15. 介入治疗及手术治疗在治疗食管静脉曲张出血中起何作用?

多数中心首选内镜治疗,介入治疗及分流手术通常用于内镜治疗失败的患者或居住在偏远地区的患者。

16. 什么是 TIPS?

经颈静脉途径肝内门体分流术(transjugular intrahepatic portosystemic shunt TIPS)是治疗门脉高压的一种微创技术。将 8~10mm 直径的支架用气囊管经肝实质置入肝静脉系统并进入门静脉系统。TIPS 的目是使门静脉压力下降到 15mmHg 以下,以减少腹水及静脉曲张出血。再出血的原因通常为支架内有血栓形成,发生率 25%。增加支架的直径能使血流增加且明显降低门静脉系统的压力,支架血栓发生的机率亦降低,但肝性脑病的发生率增加。

17. 什么是 Child 分级?

Child 分级通过几个肝功能及营养的参数估价肝功能衰竭的程度及手术的危险性。

Child A 级的患者手术危险小,死亡率低。而 Child C 级者死亡率明显增高。

Child 分级

	A	B	C
血清胆红素 (md/dl)	<2.0	2.0~3.0	>3.0
血清白蛋白 (mg/dl)	>3.5	3.0~3.5	<3.0
腹水	无	容易控制	难以控制
肝性脑病	无	轻微	严重
营养	非常好	良好	差

18．哪些分流术可用于治疗门脉高压症？选择性分流术与非选择性分流术有什么不同？

门腔静脉及肠腔中心分流为非选择性地降低门静脉系统的压力。但此类术式经常导致门静脉血液瘀滞及倒流，因此加重肝功能衰竭及肝性脑病。选择性的脾肾分流降低食管静脉曲张，而保持了门静脉对肝的血液灌注。手术操作包括将脾静脉远端与左肾静脉吻合，并结扎冠状静脉(胃左静脉)。本术式通过使胃短静脉血流入脾并增加脾静脉与肾静脉、体循环之间的侧支循环，降低食管静脉曲张的压力。门静脉因保持了高压保证了对肝脏的灌注。

19．选择性的门体分流术死亡率为多少？再出血率多少？再出血的原因是什么？

Child A 级患者选择性门体分流术的死亡率为 5%，Child B 级 10%，Child C 级 20%～40%。再出血率约 5%，TIPS 手术者再出血原因多为支架内血栓形成。

20．食管静脉曲张出血急诊手术采取什么术式？

急诊手术的目的是控制出血及预防贫血；对可能发生的术后并

发症(如肝性脑病)也予以了一定的注意。非选择性(中心性)门体分流有作用。最迅速常用的分流是通过在肠系膜上静脉上端与下腔静脉之间放置一个移植物。其他紧急手术方法包括曲张静脉直接结扎、脾切除、用外科钉合器进行食管横断,但此术式除非在危急情况下很少应用。

21. 因急性出血而行紧急分流手术的死亡率是多少?

急诊分流手术的死亡率为 50%,肝功能衰竭占死因的 2/3。

22. 门脉高压及食管静脉曲张治疗程序有哪些选择规则?

Child A 级患者内镜治疗失败后最好的选择是施行门体分流手术。对解剖条件良好(脾静脉怒张,肾静脉正常)的患者建议施行选择性的脾肾静脉分流术,因此术式肝性脑病发生率低。Child C 级选择性分流术死亡率高,尚未显示出对提高生存率有改善,因此是没有把握的。Child B 和 C 级肝病者最好的治疗方法是肝移植。TIPS 可以作为肝移植的过渡或手术条件差患者的主要治疗。

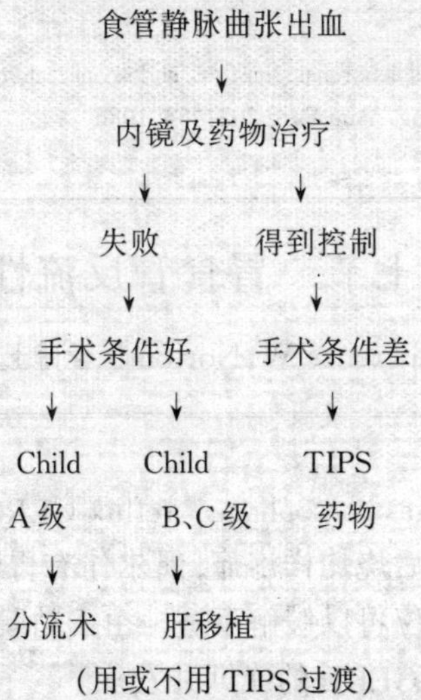

食管静脉曲张出血
↓
内镜及药物治疗
↓　↓
失败　得到控制
↓　↓
手术条件好　手术条件差
↓　↓　↓
Child A 级　Child B、C 级　TIPS 药物
↓　↓
分流术　肝移植
(用或不用 TIPS 过渡)

22. 肝移植在治疗门脉高压症中起什么作用?

肝移植是唯一能够治愈门脉高压及相应肝脏疾病的方法。所有Child B级及C级的患者都应该被估计为潜在的移植接受者。然而,器官供给受到限制,不到10%的患者可以通过器官移植受益。预先进行TIPS或门体分流术不能阻碍肝移植,但对操作技术提出了挑战。

参考文献

1 Arroyo V, Bosach J, Robes J: Treatments in Hepatology Masson, 1995.
2 Chojkier M. Conn HO: Esophageal tamponade in the treatment of bleeding varices: A deadal progress report Dig Dis Sci 25:267, 1980.
3 Knechtle S, et al: Portal hypertension: Surgical management in the 1990's, Surgery 116:687, 1994.
4 Schwartz SI: Principles of Surgery, 6th ed. New York, McGraw-Hill, 1994.
5 Stiegmann GV, et al: Endoscopic sclerotherapy as compared with endoscopic ligation for bleeding esophageal varices. N Engl J Med 326:1527, 1992.
6 Stiegmann GV: Endoscopic management of esophageal varices. Adv Surg 27:209, 1994.
7 Terblanche J: The surgeon's role in the management of portal hypertension Ann Surg 209:381, 1989.
8 Warren WD, et al: Distal splenorenal shunt vs. endoscopic sclerotherapy for long term management of variceal bleeding. Ann Surg 203:454, 1986.

第三十七节 胃食管反流性疾病

Lawrence W. Norton 医学博士

1. 胃食管反流(gastroesophageal reflux GERD)的症状是什么?

餐后或夜间胸骨后烧灼样疼痛,偶尔伴有胃液反流是GERD的常见症状。站立及坐位可以缓解不适。由于粘膜水肿及远端食管狭窄引起的吞咽困难是GERD的晚期并发症。

2. 烧心与 GERD 之间有何不同?

烧心为一非专业性术语,形容轻度间断性胃内容物向食管反流而无组织损害。这一症状在成年人相当常见。GRED 指食管远端伴有不同程度红斑、水肿及纤维化的食管炎。此病在人群中的发病率为 5%~10%。

3. GERD 的病因为何?

GERD 的根本异常为食管下端括约肌(lower esophageal sphincter LES)功能不全,因此造成胃酸、胆汁、消化酶对没有保护的食管粘膜的损害。贲门失弛缓症、硬皮病及其他食管动力异常性疾病有时与造成 GERD 有关。

4. 食管裂孔疝是 GERD 的基本损害吗?

否。GERD 患者中食管裂孔疝仅占 50%。

5. 哪些研究对诊断 GERD 有用?

内窥镜加活检是诊断 GERD 的基本方法。吞钡用或不用荧光屏可以诊断反流但不能识别出胃炎。24h 食管 pH 测定与有症状的反流有关,对有些患者的诊断有用,但不是对所有患者有用。当怀疑有食管动力异常时食管及 LES 压力测定是必要的。胃分泌及排空试验偶有帮助。

6. 对怀疑 GRED 的患者最初的处理措施是什么?

(1) 改变饮食习惯避免引起反流的食物(如巧克力,咖啡);

(2) 避免就寝前大量用餐;

(3) 戒烟;

(4) 不要穿紧身活动不便的衣服;

(5) 抬高床头 4~5in;

(6) 有症状时服制酸剂。

7. 如果最初的治疗失败,建议进行什么治疗?

约50%患者用 H_2 受体阻断剂明显治愈。这些患者中只有少数患者(10%)治愈持续时间超过1年。盐酸甲氧氯普胺(Metoclopramide)或许可以刺激胃排空。没有一种制剂持续性地减轻酸降低造成的症状。

8. 治疗 GRED 时奥美拉唑(omeprazole)作用如何?

奥美拉唑不可逆地抑制体细胞的氢离子泵,可以成功地治愈80%以上严重食管炎损伤。2/3的患者需持续用药巩固疗效。延长奥美拉唑疗程可用于治疗继发于胃窦部碱化的胃泌素增多症。胃泌素对胃肠粘膜的营养这一事实增加了远期造成肿瘤的威胁。

9. GRED 在什么情况下建议手术?

非手术治疗失败为主要手术指征。不遵守前述治疗为治疗失败的常见原因。狭窄扩张无效为手术治疗的另一指征。

10. 手术治疗的目的是什么?

GRED 手术试图通过机械性地提高 LES 压力预防反流,多数操作为重建一个腹部远段食管有效的高压带。如果存在食管裂孔疝同时去除。膈角有时可以起到近似 LES 收缩环的作用。

11. 什么手术能够实现上述目的? 如何施行此类手术?

(1) 尼森(Nissen)胃底折叠术,应用于95%以上的患者,由于胃底是活动的,在远端食管后壁包绕,在胃底前壁加固其本身,本术式改变了胃食管连接角度,并将远端食管保持在腹部以抗反流。此术式通过开腹或腹腔镜经腹完成;

(2) Belsey Mark Ⅳ术,手术完成同样的解剖改变,但手术经胸腔入路;

(3) Hill 胃固定术通过将胃贲门固定于主动脉前筋膜使食管下

端重建于腹腔；

（4）Angelchik 修复术将硅酮圈在腹腔放置于远端食管。

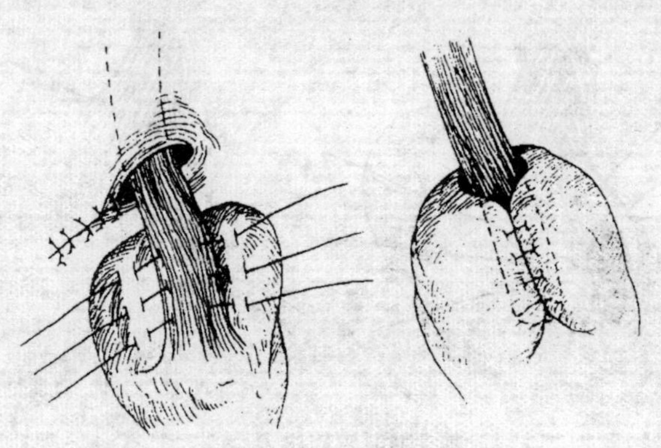

Nissen 胃底折叠术

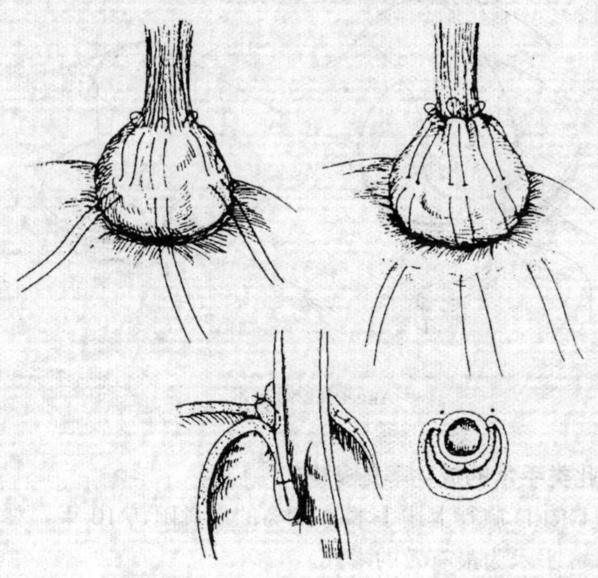

Belsey Mark Ⅳ术

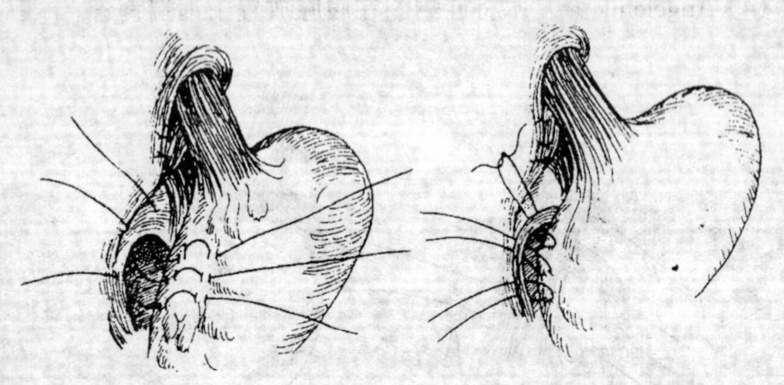

Hill 胃固定术

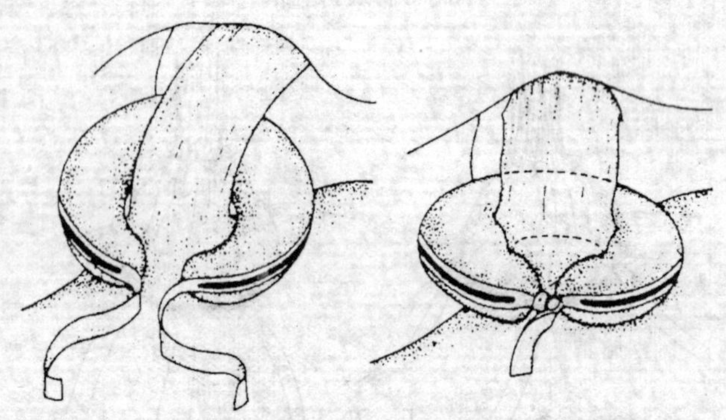

Angelchik 修复术

12. 此类手术的成功率是多少?

对因 GRED 施行上述手术的 90% 的患者随访 10 年。对比研究表明 Nissen 手术为最有效的术式。

13．此类手术的远期并发症是什么？

各类手术后修补均可能失败，反流复发。不正确的胃包绕圈位置或包绕圈滑脱可出现在 Nissen 胃底折叠术及 Belsey Mark Ⅳ 术式，因包绕圈过紧可造成咽下困难及不能打嗝（气肿综合征），Angelchik 修复术可能造成对内脏的腐蚀或移位。

14．如何处理因 GRED 造成的狭窄？

柔顺的（非固定的）狭窄可以扩张。固定的狭窄需要手术修复。这类手术用胃壁修补狭窄的食管壁。

争　论

15．奥美拉唑及 Nissen 胃底折叠术是否能够长期较好地治疗 GRED？

奥美拉唑消除食管炎及 GRED 症状的有效性是出色的，但此药常年服用的负作用还不十分清楚。胃底折叠术可以免得患者每日服药，但有 5%～10%的并发症发生机会。

16．Nissen 胃底折叠术经腹腔镜与开腹哪种更好？

准确地说，任何一种途径均可以完成同样的操作。术后并发症及死亡率类似。经腹腔镜的明显优点是术后疼痛轻，住院时间短及恢复工作早。

参考文献

1　Bremner RM, DeMeester TR, Crookes F, et al: The effect of symptoms and nonspecific motility abnormalities on outcomes of surgical therapy for gastroesophageal reflux. J Thorac Cardiovasc Surg 107:1244, 1994.

2　Collard JM, Verstraete L, Otte JB, et al: Clinical, radiological and functional results of remedial antireflux operations. Int Surg 78:298, 1993.

3　Hetzel DJ, Dent J, Reed WED, et al: Healing and relapse of severe peptic esophagitis after

treatment with omeprazole. Gastroenterology. 95:903, 1998.
4 Hinder RA, Filipi CJ, Wetscher G, et al: Laparoscopic Nissen fundoplication is an effective treatment for gastroesophageal reflux disease. Ann Surg 220:472, 1994.
5 Liegermann DA: Medical therapy for chronic reflux esophagitis: Long - term follow - up. Arch Intern Med 147:1717, 1987.
6 Spechler SJ: Comparison of medical and surgical therapy for complicated gastroesophageal reflux disease in veterans. N Engl J Med 326:786, 1992.
7 Urschel JD: Complications of antireflux surgery. Am J Surg 166:68, 1993.

第三十八节 食 管 癌

James R. Denton 医学博士

1. 食管癌的流行病学的近况如何?

食管癌占所有癌的1%及所有与癌相关死亡的2%。大约每年有10 000新病例及9 500例死亡报告。在美国有明确的人种与性别倾向:4倍以上的患者为男性,3倍以上的患者为黑人。伊朗、中国北方、南非好望角均有不同寻常的高发病率。

2. 食管癌在所有恶性肿瘤中治愈率最差,生存率最短,为什么?

食管癌为侵袭性的恶性病变,典型的是以进展期或不能切除的形式出现。典型食管癌患者的生理状况差。患者经常合并明显的心肺疾病并伴有虚弱的营养状态。

3. 哪些食管病变考虑为癌前病变?

巴特雷(Barrett)食管,腐蚀性损伤,粘膜白斑病,硬皮病,贲门失弛缓症,食管狭窄,Plummer - Vinson 综合征,饼抵形成。

4. 什么是 Barrett 食管? Barrett 食管发展成哪种类型的食管癌?

Barrett 食管是由于慢性胃食管反流及食管炎形成的粘膜腺体

化生。有远端食管柱状线的患者食管癌的发生率高出40倍。腺癌来自于腺上皮化生。与鳞癌不同,食管腺癌呈上升趋势。

5. 还有其他哪些因素与食管癌的病因学有关?

饮酒及吸烟均使食管癌发生的危险提高10倍。维生素及微量元素缺乏,化学毒素也与食管恶性病变有关。

6. 食管癌的解剖分布如何?

为了解剖目的,食管分为上、中、下各1/3,15%的食管癌发生在上1/3,50%发生在中1/3,35%发生在下1/3。

7. 叙述食管癌的组织病理学

75%的食管癌为鳞状细胞癌。如果仅统计远端1/3食管并包括胃食管交界及贲门,50%以上为腺癌。不常见的食管癌包括粘液表皮样癌、类癌、平滑肌肉瘤、黑素瘤、横纹肌肉瘤、淋巴瘤及退行性癌。

8. 食管癌最常见的症状是什么?

吞咽困难85%,反流25%,体重下降60%,声音嘶哑5%,疼痛25%,咳嗽3%。

9. 患者已有的症状与治愈性切除可能性之间的关系如何?

进固体及液体食物吞咽困难或通过GI、内镜检查证实近乎完全梗阻常说明局部环形侵润。同样当疼痛时提示食管周围扩散。声音嘶哑表明喉反神经受侵预示难以进行治愈性切除。咳嗽由于从梗阻处误吸或气管食管瘘所致,两者均为预后不良的征象。

10. 食管癌的自然病史是什么?

食管癌的自然病史通过对已经证实的未治疗的食管癌患者的随访得到。近1 000名患者的统计资料显示1年、2年生存率分别为

6%、0.3%。未治疗的患者主要出现严重营养不良并伴有吸入性肺炎、败血症，直至死亡。当形成主动脉或肺动脉与食管或气管树之间的内瘘时，有点戏剧性也许是为脱离苦海而死亡。

11. 传统的食管胃切除术后，各期食管癌的生存率如何？

术后各期生存率

	2年(%)	5年(%)
Ⅰ期	29	12
Ⅱ期	20	6
Ⅲ期	6	0

12. 因为治愈性切除可能性小，治疗的主要目的是什么？

对于治疗大多数食管癌患者来说，医生应该将持续性地缓解症状作为最主要目的。首要的是吞咽分泌液的能力及保持适量的口服营养。

13. 不同的可供选择的治疗有哪些？

治疗包括切除、放疗、化疗、激光再通、食道支架及扩张。后三项只单纯缓解症状。手术、化疗、放疗及联合治疗对多数患者来说可提供持久的缓解并对少数幸运患者提供治愈机会。经裂孔食管切除术的出现扩大了适合手术患者的范围，通过避免胸廓切开，姑息性及治愈性切除的术后并发症及死亡率均得到降低。长期生存率与传统的开胸食管胃切除术相同。放疗及化疗也许能对不宜进行手术治疗的患者提供姑息性治疗的机会。

14. 哪些是食管癌最常见的远处转移部位？

肺、肝、骨。

15. 外科医生如何暴露食管?

食管在主动脉弓后方通过并下降入后纵隔。从左侧胸腔入路主动脉及其分支明显地遮挡了上 2/3 食管,从右侧胸腔入路仅受奇静脉的限制,该静脉可以结扎而不留后遗症。

16. 定义多原化治疗,其结果如何?

多原化治疗为切除术前辅以新佐剂化疗及放疗。在所选择的患者中最初的结果是令人鼓舞的。3 年生存率达到 45%,而进行单纯食管切除术的对照组 3 年生存率仅 20%。

17. 哪些证据说明单纯化疗及放疗足以治疗早期病变?

最近的几项研究在应用新辅助化疗及放疗之后进行食管切除 25%以上的切除标本无肿瘤发现。

18. 如果术前放疗及化疗后无组织学上证明的肿瘤,为什么手术切除还是必要的?

我们的朋友在组织学上未发现肿瘤,不等于意味着就没有肿瘤,50%以上的食管癌患者仍然在 3 年内死亡。

参考文献

1 Brenner, Demeester: Surgical treatment for esophageal carcinoma, Gastroenterol Clin North Am 20:743~763, 1991.

2 Mayer R: Overview: The changing nature of esophageal cancer. Chest 103:404~405, 1993.

3 Muller J: Surgical therapy for esophageal cancer. Br J Surg 77:845~857, 1990.

4 Orringer M: Multimodality therapy for esophageal carcinorma—update, Chest 103:406~409, 1993.

5 Roth J: Surgery for cancer of the esophagus, Semin Oncol 21:4, 1994

6 Sugarbaker O: Selecting the surgical approach to cancer of the esophagus Chest 103:410~414, 1993.

7 Watson A: Operable esophageal cancer: Current results from the west. World J Surg 18:361 ～366, 1994.
8 Wright C: Evolution of treatment strategies for adenocarcinoma, Ann Thorac Surg 58:1574 ～1579, 1994.

第三十九节 十二指肠溃疡性疾病

Robert T. Rowland 医学博士 Benjamin O. Anderson 医学博士

1. 哪些人患十二指肠溃疡?

在美国,胃十二指肠溃疡累及到 1000 万人。从历史上看男性比女性发病高 3～4 倍,但现时的证据表明只有很小的性别差异。十二指肠溃疡可以发生在任何年龄但最多发生在 20～60 岁之间,发病高峰在 40 岁。

2. 十二指肠溃疡的病因是什么?

发病原因尚不完全清楚,但是十二指肠溃疡倾向于与高酸分泌相关。平均基础酸及最大酸排出量较对照者高 0.5～2 倍。然而溃疡也可以发生在酸分泌正常者,仅有 40%的十二指肠溃疡患者高酸分泌。此外,幽门螺杆菌现在被认为是发展为十二指肠溃疡的重要易感因素。

3. 胃酸分泌的刺激因素是什么?

(1) 脑相:视觉、嗅觉、味觉及思考食物可以通过刺激迷走神经增加胃酸分泌;

(2) 胃相:胃窦扩张及蛋白消化产物刺激胃窦部粘膜胃泌素释放;

(3) 肠相:小肠内的食物释放肠泌酸剂提高酸释放。

4. 正常胃酸分泌量如何?

基础酸排出量(basal acid output, BAO)为禁食状态下酸排出量,最大酸排出量(maximal acid output, MAO)为组织胺或五肽胃泌素刺激后的酸排出量。正常 BAO 为 1.5～2.5mEq/h, MAO 为 20～30 mEq/h。

5. 十二指肠溃疡患者可以观察到哪些生理异常?

(1) 壁细胞及主细胞数量增多;

(2) 主细胞对胃泌素刺激的敏感性增加;

(3) 胃泌素对食物的反应增加;

(4) 对胃内可酸化的食物的反应——抑制胃泌素释放的能力下降;

(5) 胃排空率增加;

(6) BAO 增至 3～3.5 mEq/h, MAO 增至 30～40 mEq/h。

不是所有的十二指肠溃疡患者具备上述所有的异常。

6. 十二指肠溃疡高危患者是否有一些生理标志?

高酸分泌与 O 型血人群相关,O 型血患者十二指肠溃疡的发生率较其他血型者高 30%～40%。约 75% 人胃液里分泌血型抗原,另外 25% 为不分泌者。不分泌者发展为十二指肠溃疡的机率是分泌者的一半。十二指肠溃疡患者特异性的白细胞抗原(HLA－B5、B12、BW35)水平增高。

7. 还有其他哪些高危人群?

I 型多发内分泌腺病患者 50%～85% 可能发生胃泌素瘤,后者为严重溃疡因素。α_1 抗胰蛋白酶缺乏与肝硬变、肺气肿、消化性溃疡相关。消化性溃疡尤其多发生在肺气肿的患者。

8. 什么是幽门螺旋杆菌?

幽门螺旋杆菌(Helicobacter pylori, HP)是革兰氏阴性、多鞭毛、螺旋状细菌,在人胃粘膜发现并被认为是发展成胃及十二指肠溃疡的病原体。

9. 幽门螺杆菌与十二指肠溃疡有何关系?

90%以上的患者HP感染与十二指肠溃疡之间有明显而持续的联系。HP感染合并慢性活动性胃炎者发展为十二指肠溃疡的危险高出15倍,而十二指肠感染后其危险性高出50倍。但是,HP在人群中的感染率为50%,大部分不发展为十二指肠溃疡。

10. 幽门螺杆菌致病的机制如何?

(1) HP通过宿主粘附分子及细胞毒素感染胃窦粘膜并改变胃的生理,导致胃泌素释放增多胃酸分泌增加;

(2) 十二指肠球酸负荷增加导致胃化生;

(3) 胃化生在十二指肠粘膜将HP移生至十二指肠,导致慢性十二指肠炎;

(4) 慢性十二指肠炎导致十二指肠溃疡形成并复发。

11. 如何诊断HP感染?

有不同的化验对诊断HP有用。通过内镜获取组织学标本可见螺旋杆菌贴附在胃上皮。直接培养耗时且昂贵,仅用于怀疑为耐药菌株者。HP产生尿素酶,后者为CLO试验的基础。在尿素酶的催化下尿素降解为氨及重碳酸盐,pH增高改变了pH指示剂的颜色。CLO试验需要通过内镜获取胃窦部组织。血清学检查抗HP IgA, IgG抗体滴度升高,应用酶联免疫吸附试验(enzyme - linked immunosorbent assays ELISA)可以免于内镜检查。

12. 十二指肠溃疡的症状是什么?

(1) 烧灼痛是最常见存在的症状。腹痛局限在中上腹部并放射至背部。疼痛常发生在餐前或夜间,进食及制酸剂可使疼痛缓解。疼痛还可以为间断性的,中间相隔长久缓解期;

(2) 恶心及呕吐也可能出现,甚至在无梗阻的情况下;

(3) 出血;

(4) 由于炎症性肿块、幽门痉挛、继发于反复发作的十二指肠疤痕及纤维化造成梗阻。梗阻经常导致恶心、呕吐及厌食;

(5) 穿孔造成外科急症,其死亡率 5%～10%。位于十二指肠前壁的溃疡易于穿孔,并可以没有明显的十二指肠溃疡病史。

13. 溃疡的位置对临床表现是否有指导意义?

是的。后壁溃疡侵蚀胃十二指肠动脉造成出血,前壁溃疡穿透十二指肠壁造成急腹症及膈下游离气体。

14. 十二指肠溃疡适宜的内科治疗是什么?

(1) 饮食:应避免屏障阻断剂(阿司匹林, NSAIDs)。酒及咖啡因刺激酸分泌应予以限制;

(2) 制酸剂可有效地中和胃的 pH,应在餐后 1～3h 服用;

(3) H_2 受体拮抗剂通过阻断壁细胞处的组胺受体降低胃酸分泌;

(4) 硫糖铝粘附在溃疡基底,提供一个抵抗胃蛋白酶及酸消化保护衣的作用;

(5) 铋复合物同样提供保护衣的作用;

(6) 吸烟与降低溃疡愈合相关,应予以劝阻;

(7) 奥美拉唑通过抑制胃壁细胞的氢/钾三磷酸腺苷质子泵直接阻断酸产生。

15. 药物治疗的成功率如何?

用上述的治疗方案,约75%~95%的十二指肠溃疡在4~6周内治愈。然而,复发是常见的,70%的复发发生在停止治疗1年之内。

16. 内科治疗HP感染的药物有哪些改变?

治疗方案目的在于诊断及消除HP。多种药物联合已经被采用。但尚未建立一种令人满意的制度。目前,三联疗法——铋、四环素、灭滴灵看起来提供了最好的结果。结合应用组胺受体拮抗剂,治愈率可达到90%。三联疗法失败的患者加用红霉素、阿莫西林-奥美拉唑或红霉素-奥美拉唑或许有益。

17. 药物治疗的并发症是什么?

含镁抗酸剂可能引起腹泻,而含钙抗酸剂可能引起便秘。H_2受体拮抗剂可能引起男性乳房女性化,细胞色素氧化酶代谢药物(抗凝剂、安定、心得安、利多卡因)可改变精神状态或出现精神障碍。奥美拉唑通过抑制胃酸分泌,可能引起高胃泌素血症。

18. 应在什么时候测定血清胃泌素水平?

当严重溃疡体质怀疑卓林-艾氏(Zollinger-Ellison)综合征时胃泌素分析是有用的。血清胃泌素水平应在患者术后复发或多发溃疡及多发内分泌肿瘤综合征时测定。正常血清胃泌素水平小于200pg/ml,而卓林-艾氏综合征者通常大于500pg/ml。

19. 什么是分泌刺激试验?

当患者的胃泌素水平处于邻界值时(200~500pg/ml)需接受分泌刺激试验。静脉注射胰泌素(2U/kg),15分钟内血清胃泌素水平升高不低于150pg/ml可诊断为卓林—艾氏综合征。

20. 如何诊断十二指肠溃疡?

上消化道钡餐造影可能有高达50%的假阴性率，尤其是浅表性溃疡。食管胃十二指肠镜(esophagogastroduodenoscopy EGD)诊断的敏感性及特异性为95%，能够允许观察全部GI的上部。

21. 十二指肠溃疡的手术指征是什么?

常见的手术指征为出血(24h内输血大于6个单位，或更准确地说为人血容量的2/3，体重的8%)、肠梗阻、药物治疗控制溃疡症状失败。十二指肠溃疡穿孔也是手术指征除非穿孔超过24～48h，对比造影(泛影葡胺)证明穿孔愈合。

22. 哪些手术用于治疗十二指肠溃疡?

(1) 迷走神经干切除加幽门成形或胃空肠吻合术；

(2) 迷走神经及胃窦切除加毕(Billroth)Ⅰ式或毕Ⅱ式吻合；

(3) 胃大部切除加毕Ⅰ式或毕Ⅱ式吻合；

(4) 高选择性迷走神经切除术。

23. 什么是毕Ⅰ式或毕Ⅱ式吻合?

毕Ⅰ式手术为十二指肠与胃残端吻合(胃十二指肠吻合)，而毕Ⅱ式将空肠袢与胃残端吻合(胃空肠吻合)。毕Ⅰ式技术应用更广，但其效果并未见何优势。

24. 手术后溃疡复发率如何?

迷走神经切除加幽门成形术——10%；

迷走神经及胃窦切除术——2%～3%；

高选择性迷走神经切除术——10%～15%；

胃大部切除术——1%～2%；

全胃切除术——小于1%。

25. 与手术有关的死亡率是多少?

迷走神经切除加幽门成形术——1%;

迷走神经及胃窦切除术——1%~3%;

高选择性迷走神经切除术——0.1%;

胃大部切除术——1%~2%;

全胃切除术——小于2%~5%。

26. 十二指肠溃疡穿孔的治疗方式是什么?

通常应用格雷恶姆(Graham)式关闭法,并用网膜补片在穿孔两侧浆肌层缝合使其成为永久性牢固性封闭。病情平稳的患者还可以加作减酸手术。封闭穿孔后1/3患者无症状,1/3有症状可以用药物控制,余下的1/3需要施行明确的针对溃疡的手术。

27. 谁是Billroth?

Christian Albert Billroth(1829~1894)是一位澳大利亚外科医生,因1881年首次施行胃切除而获荣誉。

28. 十二指肠溃疡手术的早期并发症是什么?

十二指肠残端漏可能出现在胃窦切除Billroth吻合术后3~6d。治疗包括迅速果断地再手术及保证十二指肠残端漏处引流通畅。

胃反流可能由于吻合口水肿或迷走神经切除术后胃瘫所致。胃反流通常在术后3~4周自行缓解。

出血可能由于缝线、遗漏溃疡、其他处胃粘膜损害所致。出血通常能够自行停止,但在有些病例内镜诊治及再手术也许是必要的。

29. 术后复发溃疡发生在哪些部位?

迷走神经切除加幽门成形术或高选择性迷走神经切除术溃疡复发率约10%,迷走神经及胃窦切除术溃疡复发率2%~3%。复发性溃疡迅速发展形成,位于吻合口的肠侧(十二指肠、空肠)。

30．造成复发性溃疡的原因是什么？

复发性溃疡的可能原因为：胃切除范围不够、迷走神经切除不完全、残胃引流不充分(吻合口近端胃内容物瘀滞)或保留胃窦。

31．什么是碱性胃炎(胆汁反流性胃炎)？

毕Ⅱ式吻合术后胆汁胰液分泌反流入胃引起严重的胃粘膜炎症。典型的症状为餐后疼痛，诊断通常需要内镜及活检。持续严重疼痛是进行消化道重建的指征，其术式为 Roux－en－Y 胃空肠吻合，输出袢空肠臂长 40cm。

32．什么是倾倒综合征(dumping)？

倾倒综合征指胃切除术后的一组症状。虽然术后早期 10%～20%的患者有此类症状，长期存在问题的仅 1%～2%。症状涉及两个方面：心血管及胃肠道。餐后短时间内患者出现心悸、出汗、面色潮红、无力、恶心、腹部痉挛性疼痛及晕厥。高渗性物质迅速进入小肠造成渗透压及葡萄糖移位从而引起症状。倾倒综合征可通过进食少量干性低碳水化合物食物及限制两餐间进水明显得到改善。抗胆碱能药物对有些患者有效。对个别严重病例需进行纠正手术。

33．什么是输入袢综合征？如何预防？

输入袢综合征表现为餐后腹痛，常常在胆汁性呕吐后缓解。其原因包括毕Ⅱ式吻合时胃与十二指肠侧空肠连接处狭窄，胆汁及胰液分泌潴留在输入袢，引起疼痛。当输入袢内内容物排入胃时疼痛缓解，经常引起呕吐和/或严重的胆汁反流。预防需要避免输入袢过长及扭曲，并建立通畅的吻合。

参考文献

1　Borody TJ, Brandl S, Andrews, P, et al: High efficacy, low－dose triple therapy for

Helicobacter pylori. Gastroenterology 102:A44, 1992.

2 Deakin M, Williams JG: Histamine H_2 – receptor antagonists in peptic ulcer disease, Efficacy in healing peptic ulcers Drugs 44:709, 1992.

3 Dooley CP, Cohen H: *Helicobacter pylori* infection. Gastroenterol Clin North Am 22:5～206, 1993.

4 Eagon JC, Miedema BW, Kelly KA: Postgastrectomy syndromes, Surg Clin North Am 72:445, 1992.

5 Emas S, Eriksson B: Twelve – year follow – up of a prospective, randomized trial of selective vagotomy with pyloroplasty and selective proximal vagotomy with and without pyloroplasty for the treatment of duodenal, pyloric, and prepyloric ulcers. Am J Surg 164:4, 1992.

6 Hunt RH: Peptic ulcer disease. Gastroenterol Clin North Am 19:101～140, 1990.

7 Malfertheiner P, Dominguez – Munoz J: Rationale for eradication of *Helicobacter pylori* infection in duodenal ulcer disease Clin Ther 15(Suppl B):37, 1993.

8 Megraud F, Lamouliatte H: *Helicobacter pylori* and duodenal ulcer. Evidence suggesteng causation. Dig Dis Sci 37:769, 1992.

9 Miedema BW, Kelly KA: The Roux operation for postgastrectomy syndromes Am J Surg 161:256, 1991.

10 Stable BE: Current surgical management of duodenal ulcers. Surg Clin North Am 72:335, 1992.

第四十节　胃溃疡及胃癌

Randall S. Friese 医学博士

良性胃溃疡

1. 诊断消化性溃疡意味着什么?

消化溃疡性疾病(peptic ulcer disease PUD)代表一组特殊的慢性复发性消化道粘膜溃疡为特征的疾病。十二指肠溃疡(duodenal ulcer DU)及胃溃疡(gastric ulcer GU)是 PUD 最常见的形式,影响到10%～15%的美国人。大多数患者(400 万～800 万)为 DU。虽然 GU 的准确发病率不清,但它的发病率较 DU 低,多见于女性及老年人。

2. 胃溃疡在临床上如何分类?

胃溃疡按规定分为Ⅰ型(溃疡位于胃角或小弯的最下端)、Ⅱ型(胃及十二指肠溃疡并存)、Ⅲ型(幽门前溃疡)、Ⅳ型(胃食管交界处/贲门旁溃疡)。

3. 胃溃疡是否由高酸分泌所致?

通常不是。胃溃疡被认为出现在酸分泌正常的情况下。胃溃疡的原因通常是由于局部缺乏酸中和剂,使酸渗入胃粘膜下。而Ⅱ型及Ⅲ型溃疡也许与高酸分泌有关。

4. 阐述对溃疡患者的病情估计?

4~6周试验性抗酸治疗后如患者仍然持续性疼痛应行内镜检查。如检出胃溃疡应多点活检以除外恶变。

5. 什么是幽门螺杆菌?

幽门螺杆菌是一种能移动、螺旋状、分泌尿素酶的细菌,它存在于胃上皮细胞的粘液层内,还存在于胃分泌粘液的细胞的胞内结合部。由于幽门螺杆菌分泌的尿素酶能将尿素降解为二氧化碳及胺,使其本身可以创造一个碱性环境从而生存在胃的高酸环境中。这一特点为从活检标本检出HP提供了诊断手段,快速尿素酶反应是将尿素加至活检标本上,当尿素酶反应发生时,试剂的pH值升高,造成颜色变化。本试验约需20min。其他诊断试验包括组织学、组织培养及血清学。

6. 是否所有HP感染者均发展为胃溃疡?

否。在美国,胃检出HP感染者20%~30%无症状。

7. HP 感染的发生率为多少?

HP 感染普遍与年龄密切相关。20 岁以下者感染率约 10%,大于 60 岁以上者 50%~60%可能有隐匿性感染。此外,HP 感染在西班牙人及黑人较白人发生率高。

8. HP 感染与胃溃疡疾病有何关系?

HP 移植于胃产生胃粘膜的非特异性及非侵蚀性炎症称为 B 型慢性活动性胃炎。这种移植及随之而来的胃炎可能引起粘膜损害导致溃疡形成。虽有有力的证据支持 HP 感染与胃溃疡形成有关,其他因素如粘膜保护受阻可能也是基本因素。

9. 根除胃溃疡患者的 HP 感染是否有益?

虽然药物治疗目的在于根除 HP 提高溃疡愈合率,但最有说服力的理论是根治了 HP 后复发率奇迹般地降低。几组调查者报告根除 HP 后一年复发率从 50%降至 10%。

10. 哪种药或哪些药用于治疗 HP 感染?

三联疗法最有效,联合用药包括铋制剂、灭滴灵、四环素或阿莫西林。一般情况下,加用 H_2 受体拮抗剂加快溃疡愈合及减少消化不良症状。

11. 胃溃疡可以恶变吗?

是的。胃溃疡可以是良性也可以是恶性的,而十二指肠溃疡为良性病变。

12. 良性胃溃疡的治疗选择哪些可用的方法?

治疗选择包括粘膜保护剂(抗酸剂及硫糖铝),抗分泌剂(H_2 受体拮抗剂)、质子泵抑制剂(奥美拉唑)及抗微生物治疗(见本节第 9 题)。

13. 如何判断胃良性溃疡?

内镜(EGD)及活检(除外恶性)是两项基本的方法。上消化道造影有帮助但不能确诊。最初药物治疗开始6~12周后通常复查胃镜以评价愈合过程。

14. 治疗良性胃溃疡的手术指征是什么?

手术指征为难治性溃疡、出血、穿孔及梗阻。现在由于相对有效的药物治疗,因难治性溃疡而手术为少见。

15. 哪些手术对良性胃溃疡有用?

标准的治疗胃溃疡的手术有半胃切除或胃窦切除不加迷走神经切除。近来非切除手术的热情提高,如迷走神经干切除加引流(幽门成形术)或近端胃迷走神经切除(选择性迷走神经切除)。非切除手术与高复发率相关,此外肿瘤必须切除,在组织学上证实为良性病变方可施行此类手术。

胃 癌

16. 胃癌的发病率如何?

胃癌的发病率在美国从1930年的30/100 000降低到1960年的15/100 000,目前保持在5/100 000。男性为女性的2倍。有趣的是胃癌发病率在其他几个发达国家发病率高,如智利(40/100 000),日本(50/100 000)及德国(25/100 000)。尽管发病率下降,胃癌病人的5年生存率(10%)在过去的30年间保持相对不变。

17. 胃癌的病因是什么?

在胃癌为数重众多的原因中包括饮食(硝酸盐、亚硝酸盐、熏烤或腌制食品)因素、环境因素(烟雾、灰尘、吸烟及饮酒)、慢性胃炎(萎缩性及肥大性胃炎、胃溃疡、胃酸缺乏、恶性贫血及既往有胃切除史)及遗传因素(A型血)。

18．胃癌的组织学类型有哪些？

几乎所有的胃癌均为腺癌。类癌及肉瘤占不到 1%，粘液腺癌极为罕见。腺癌又进一步分为肠型及弥漫型。

19．恶性贫血是否为胃癌的病因？

也许是。据估计 5%～10%的恶性贫血患者即使在充足的维生素 B_{12}治疗下也发展为胃癌。

20．筛检试验对检出胃癌是否可行？

是的。筛检技术适用于胃癌高发国家。此项技术应用在像美国这样的胃癌相对低发病率国家则其花费与效益不成比例。

21．哪些因素决定胃癌的预后？

预后因素包括：①分期——值得注意的是淋巴结受累情况；②肿瘤类型——表面/息肉型较溃疡/硬癌预后好；③组织学等级——肠型较弥漫性好；④肿瘤的位置——远端优于近端；⑤肿瘤大小。

22．胃癌的治疗策略哪项有效？

手术治疗是使胃癌获得治愈的唯一方法。

23．治愈性切除与姑息性切除原则有何不同？

治愈性切除：对远端胃病变施行胃大部切除，近端切缘距肿瘤 4～6 cm，切除网膜及清扫淋巴结。因为已知远端胃癌可扩散入十二指肠，所以远端切缘应包括 1～3 cm 十二指肠。对近端胃癌施行切除近端胃及远端食道的食道胃切除术(无瘤边缘 5 cm)，淋巴清扫是必要的。为预防胃反流还应行幽门成形术。

姑息性切除：当治愈性切除没有可能时，姑息性手术减轻症状并延长可接受的有质量的生存期。一般来说，为缓解症状而施行全胃切除并发症极高因此不予提倡。

24. 放疗对胃癌是否有益?

术前、术中及术后放疗未对胃癌提供益处,然而在有些情况下,放疗可以减轻疼痛并控制溃疡型胃癌的出血。另一方面,放疗对治疗胃淋巴瘤是有用的工具,其治愈率高达40%。

25. 化疗对胃癌是否有益?

许多化疗药物联合应用治疗胃癌收效甚微或无益。日本的学者们已经报道对根治性手术辅以化疗及放疗取得了有益的结果。这样的结果在美国没有重现。目前,没有证据支持放疗及化疗能够提高生存率。

26. 什么是倾倒综合征?

倾倒综合征是继胃切除术切除幽门后出现的一组生理紊乱。倾倒综合征是由于破坏或绕过了幽门括约肌,从而造成食物快速进入小肠。这种渗透压的突然增高将液体引入肠腔导致血容量降低及面色潮红、虚弱及低血压。少吃多餐能够控制症状。其他胃切除或迷走神经切除术后综合征包括碱性反流性胃炎、迷走神经切除术后腹泻、术后胃轻瘫、吸收障碍综合征、粪石形成及小残胃综合征。迷走神经干切除术后最常见及最明显的问题是腹泻。

27. HP 感染与胃癌之间有关系吗?

许多部位慢性刺激导致恶变。如反流性食道炎与食道癌有关。胃癌与慢性或萎缩性胃炎有明显关系已得到认可。因此,HP 移动及蓄积感染可能对发展为胃癌起重要作用。

28. 什么是 Sister Mary Joseph 征?

Sister mary Joseph 是 William Mayo 医生的长期外科助手。他注意到当患者有脐部小结及腹内恶性病变(特别是胃癌)预示不佳。由此可以确定腹腔内癌与脐之间有转移。

参考文献

1 Adam Y, Efron G: Trends and controversies in the management of carcinoma of the stomach. Surg Gynecol Obstet 189:371, 1989.

2 Ateshkadi A, Lam N, Johnson C: *Helicobacter pylori* and peptic ulcer disese. Clin Pharm 12:34, 1993.

3 Breaux J, Bringaze W, Chappins C, et al: Adenocarcinoma of the stomach: A review of 35 years and 1,710 cases. World J Surg 77:1330, 1990.

4 Dulchavsky SA, Fromm D: Benign gastric ulcer. In Cameron JL (ed): Current Surgical Therapy, 4th ed. Baltimore. B. C. Decker, 1992.

5 Efron G: Gastric cancer. In Cameron JL (ed): Current Surgical Therapy, 4th, de. Baltimore, B. C. Decker, 1992.

6 lnterdisciplinary Group for Ulcer Study: Sucralfate, ranitidine, and no treatment in gastric ulcer manage - ment - a multicenter, prospective, randomized, 24 month follow - up with a study of risk factors of relapse, Digestion 53(1～2):72, 1992.

7 Sung J: Antibacterial treatment of gastric ulcers associated with *Phelicobacter pylori*. N Engl J Med 332:139, 1995.

8 Ziller SA, Netchvolodoff CV: Uncomplicated peptic ulcer disease. Postgrad Med 93(4): 126, 1993.

第四十一节　小肠梗阻

J. Brad Ray 医学博士　Robert C. Mclntyre 医学博士

1．试举例说出引起小肠梗阻的三种机制是什么？

（1）肠腔梗阻（如胆石性梗阻、粪石、异物、蛔虫）；

（2）肠壁病变累及肠腔（包括感染性病变，如节段性肠炎、癌瘤、创伤及放射性狭窄、血肿）；

（3）肠外病变（如粘连、疝、癌瘤、腹膜内脓肿）。

2．小肠梗阻的常见原因是什么？

（1）既往手术后的粘连（70％）；

(2) 嵌顿性或绞窄性疝(10%);

(3) 肿瘤(5%)。

上述三种原因占小肠梗阻病因的约85%。

3. 小肠梗阻最常见的症状是什么?

(1) 腹痛:最初为弥漫性,非局限性,间断痉挛性疼痛,同时伴有因肠道试图使肠内容物强行通过梗阻部位造成的蠕动波;

(2) 呕吐:高位梗阻呕吐频繁,量大,并含有胆汁。低位梗阻次数少,含粪样物;

(3) 顽固便秘:由于排气排便障碍所致。

4. 小肠梗阻最常见的体征是什么?

最常见的体征包括轻度,弥漫性腹部压痛,高调金属肠鸣音,既往的腹部切口。常见的全身表现包括低烧、脱水、尿量减少。严重病例伴有局部压痛及腹膜刺激征,此时提示肠梗阻出现并发症,如缺血或穿孔。

5. 什么是确诊的最初检查方法?

三维X线连续腹部照相包括前后位胸片、立位及仰卧位腹片、小肠梗阻阳性所见包括:①扩张的小肠袢伴气液平面呈阶梯状排列;②结肠及直肠内缺乏气体;③由于肠管扩张膈肌侧面抬高;④毛玻璃状征象提示腹膜液体;⑤游离气体(胸片上观察最佳),此点为肠穿孔的征兆。

6. 通常存在哪些实验室检查异常项目?

应该行全血计数、生化检查、尿液分析,评价有无:①正常或轻度白细胞升高;②低钠血症;③低钾血症;④低氯血症;⑤代谢性碱中毒;⑥肾前性氮血症(血尿素氮及肌酐升高);⑦高淀粉酶血症;⑧尿比重增加。

7. 小肠梗阻时液体丢失的途径是什么?

血管内的液体丢失到:①呕吐液;②肠袢腔内;③水肿的肠壁;④来自于水肿肠壁的液体聚集于腹膜内。

8. 与肠管的生机有关的三种肠梗阻的名称是什么?

(1) 单纯性肠梗阻:肠腔阻塞,但血供未受累;

(2) 绞窄性肠梗阻:扭转的系膜导致血管及相应的肠管受累;

(3) 闭袢性肠梗阻:一段肠管在两点梗阻,血运受累,受累的肠袢不能从其近端减压,结果是独立的肠段严重胀气,穿孔的危险极高。

9. 小肠梗阻的治疗最初应采取什么步骤?

(1) 静脉内补液以纠正脱水及电解质紊乱;

(2) 放置福利氏(Foley)导管监测尿量并指导补液;

(3) 鼻胃管吸引用于减低近端扩张肠管的压力;

(4) 限期进行及时的手术治疗。

10. 不全肠梗阻与完全性肠梗阻如何鉴别?

不全肠梗阻最常见及最重要的临床所见是持续排气排便,腹部X光片见结直肠内有气体。目前上消化道胃肠对比造影、超声、CT用于诊断不全性及完全性肠梗阻尚处于研究中。

11. 机械性小肠梗阻如何鉴别诊断?

(1) 麻痹性肠梗阻:病史,近期有手术,创伤,败血症史。腹痛不明显。体征,肠鸣音缺失。X光片,三维系列照相显示小肠及大肠均扩张并有气液平面;

(2) 肠系膜血管栓塞:病史,老年病人近期有心肌梗死或房颤病史,突然严重腹痛。体征,腹部压痛与体征不相符。实验室检查,白细胞计数明显升高,高淀粉酶血症,难以解释的持续性的代谢性酸中毒；

(3) 大肠梗阻：病史及体检，在明显症状出现之前已出现了明显的腹胀，呕吐为后期症状。X光片，三维连续照相显示扩张的充满气体的结肠及缺乏气体的直肠。

12. 有哪些因素时应考虑及时的外科手术介入？

(1) 局限性腹痛，发热，心动过速，局限性压痛，白细胞增多，高淀粉酶血症及代谢性酸中毒提示有肠缺血。然而研究表明上述这些检查对确定受威胁的肠管无敏感性及特异性。病程早期，患者缺乏上述因素时，非手术治疗是安全的；

(2) 当缺乏上述威胁肠管的症状及体征时，非手术治疗在5d之内是相对安全的，超过这一时间仍未缓解，手术治疗是适宜的选择；

(3) 补液等治疗确认心血管状态平稳，肺功能充足，有足够的尿量，这些因素表明患者能够耐受全麻及小肠梗阻的剖腹探查术；

(4) 非手术治疗多适用于既往肠梗阻反复发作者、既往接受过放射治疗者、已知腹腔内有转移癌者。

13. 剖腹探查时的手术对策有哪些？

粘连松解；

消除及修补疝；

切除梗阻病变Ⅰ期吻合；

切除受累及坏死肠管Ⅰ期吻合；

梗阻上下短路；

放置长的肠减压管以将复发性梗阻的危险降低到最低点。

14. 剖腹探查时判断肠管生机的最好标准是什么？

最好的标准是颜色、蠕动及动脉搏动。其他方法都有报道其准确性的报告，包括荧光染色、表面血氧定量、多普勒研究及切开浆膜测量出血。

15．小肠梗阻手术死亡率如何？

现在，及时的手术治疗已将那些24h内接受手术且无需进行肠切除患者的死亡率从30年前的50%下降到1%以下。绞窄性疝的死亡率保持在约25%。

16．剖腹探查术后复发性梗阻的危险性如何？

许多作者证明患者有生之年继发于剖腹探查术后粘连性肠梗阻的危险性约为5%。在手术首次治疗粘连性肠梗阻后，约12%的患者发生继发性梗阻。

17．粘连形成可以预防吗？

否。粘连由于粗暴操作、缺血、腹腔内脓毒病、腹腔内出血、异物(如纱布)造成。没有哪种方法显示可以预防或减少粘连形成。为预防粘连形成的试验包括：①防止腹膜表面损害的形成；②通过阻断二十烷、氧自由基、炎性细胞产生预防最初的炎症反应；③溶解及去除腹腔的纤维蛋白渗出；④抑制骨胶原形成；⑤用药物刺激肠动力。

18．腹腔镜手术后是否发生小肠梗阻？

是的。小肠梗阻可发生于戳克不小于10mm的无筋膜覆盖的裂隙造成的疝。初步的资料表明腹腔镜手术造成粘连较开腹手术少，还不清楚腹腔镜手术是否能够较剖腹手术肠梗阻发生的危险性低。

争　论

19．上消化道对比造影有小肠梗阻是否有治疗作用？

钡剂经口服或鼻胃管注入用于鉴别部分性或完全性肠梗阻并确定梗阻原因。水溶性造影剂对部分性小肠梗阻可能有治疗作用。

20．何时需用超声及CT扫描？

超声及CT扫描目前用于鉴别部分性或完全性肠梗阻的方法正

处于调查之中。

21. 可否把长管用于治疗或预防小肠梗阻?

长管穿过幽门接近梗阻上端不比经鼻胃管减压有效。因放置长管需更多的时间及努力,使用该方法进行肠道减压已经废弃,取而代之的是鼻胃管法。

长管在术中放置作为支架预防高危人群复发梗阻已被应用。理论上讲长管放置可使肠管新的粘连发生时折叠于柔和的曲线,长管应用的长期疗效尚未得到明确证实。

参考文献

1 Assalia A, Schein M, Kopelman D, et al: Therapeutic effect of oral Gastrografin in adhesive, partial small bowel obstruction: A prospective, randomized trial. Surgery 115:433～437, 1994.

2 Menzies D, Ellis H: Intestinal obstruction from adhesions—how big is the problem? Ann R Coll Surg Engl 72:60～63, 1990.

3 Pickleman J, Lee RM: The management of patients with suspected early postoperative small bowel obstruction Ann, Surg 210:216～219, 1993.

4 Seror D, Feigin E, Szold A, et al: How conservatively can postoperative small bowel obstruction be treated? Am J Surg 165:121～126, 1993.

5 Tittel A, Schippers E, Anurov M: Postoperative adhesions—laparoscopy vs. laparotomy. Surg Endosc 7:A138, 1993.

第四十二节　小 肠 缺 血

Brian G. Halloran 医学博士　B. Timothy Baxter 医学博士

1. 肠道的动脉血供是什么?

肠道的腹膜内部分的血供来自于腹腔动脉、肠系膜上动脉(superior mesenteric artery SMA)、肠系膜下动脉(inferior mesenteric artery IMA),它们分别灌注前肠、中肠及后肠。前肠包括胃及十二指肠,中肠从空肠近端到降结肠近端,余下的腹膜内结肠组成后肠。

2. 哪些大的侧支受上述血管逐渐形成的血栓的影响?

在腹腔动脉与 SMA 之间,上、下胰十二指肠动脉为大的侧支血管。SMA 发出的结肠中动脉与来自于 IMA 的左结肠动脉支通常有弯弯曲曲的系膜血管交通,亦称为 Riolin 弓。德拉蒙德(Drummond)边缘血管,一种更加外周及无关紧要的侧支血管,由 SMA 及 IMA 的分支组成。

3. 小肠缺血的动脉性原因是什么?

肠道的大血管受累原因为血栓、栓塞、或绞窄性疝时外压。微血管循环受累可由于血管炎或动脉痉挛所致(非栓塞性系膜缺血),此情况出现在异常的全身低灌注情况下。长久地肠管壁扩张也妨碍局部血供可以导致缺血。

4. 前述三个大血管发生急性栓塞时是否引起缺血?继发于动脉粥样硬化的逐渐形成的栓塞对缺血的影响如何?

发生于 SMA 的栓子造成的突然栓塞是引起急性小肠缺血的最常见原因,由于缺乏建立良好的侧支,可能造成中肠梗死。当单根血管血栓继发于动脉粥样硬化性栓塞性疾病时,由于在栓塞发生前建立了丰富的侧支循环,缺血不一定发生。

5. 肠系膜慢性缺血的患者有何临床特点?

动脉粥样硬化性疾病的后期造成慢性小肠缺血,通常累及到全部三支内脏血管。体重下降是肠系膜缺血最多见的征象。由于进食后疼痛(肠绞痛)患者逐渐地,有时是不知不觉地变得怕进食(畏食)。非特异性的腹痛及腹泻也可能成为本病的特点。当没有体重下降时慢性肠缺血不可能存在。反过来说,严重动脉粥样硬化性疾病的患者伴有不明原因的体重下降要高度怀疑肠系膜血管缺血。

6. 怀疑患者有慢性肠系膜缺血时应如何估计?

多普勒扫描无侵袭性,可以提供腹腔动脉及 SMA 的生理资料,应作为首选方法。当手术被反复斟酌,多普勒扫描阳性或磨棱两可,应进行血管造影。因为慢性栓塞性疾病经常影响 SMA 及腹腔动脉的入口,动脉的侧位相是最有参考意义的资料。

7. 急性 SMA 栓塞具有什么诊断性三联征?

突发严重腹痛、肠道排泄(呕吐或腹泻),既往心脏病史,经常有动脉栓塞史。

8. 急性小肠缺血时通常伴有酸中毒吗?

不。酸中毒为晚期表现,见于不到 25%的患者,是预后不佳的标志。虽然大部分患者 WBC 升高,但没有哪项化验室检查是特异的。诊断应以临床怀疑为基础。

9. 当怀疑急性小肠缺血时,哪项检查可以确诊?

急诊血管造影可以确诊。同样动脉前后位及侧位相对观察内脏血管是重要的。

10. 非栓塞性系膜缺血的病因是什么?如何诊断及处理?

非栓塞性系膜缺血起因为系统低灌注并伴有严重系膜血管床内血管的收缩。缺乏器质性改变的血管收缩可通过血管造影证实。易感因素包括:心脏,肾脏及肝功衰竭,腹部,胸部大的手术。虽然经造影管滴注血管舒张药可以对抗局部血管收缩,患者的生存有赖于低排状态的逆转,这种可能性只见于不到 20%的患者。

11．系膜缺血可以由于静脉栓塞所致吗？

是的。肠系膜静脉血栓可由于红细胞增多症等高凝状态所致。确诊可通过增强 CT 扫描。

12．动脉粥样硬化性阻塞与 SMA 栓塞手术中如何鉴别？

由此 SMA 栓塞经常沉积于近端空肠及结肠中动脉以外，这些肠段经常不受累图 A，而血栓阻塞发生在动脉开口处，此处动脉粥样硬化最严重，引起整个中肠缺血图 B。

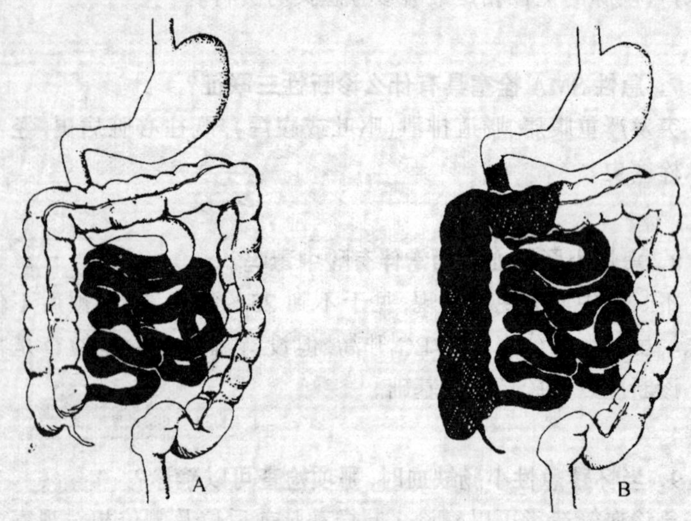

由于 SMA 的栓子通常位于端空肠及结肠中动脉的远侧，这些肠段不受影响 A，然而血栓堵塞发生在开口处，这些部位动脉硬化性狭窄最严重，引起整个中肠缺血 B

13．SMA 栓塞适宜的外科处理是什么？

栓子切除，再灌注 30min 后观察肠管生机，切除受累肠管。手术后抗凝是降低栓子进一步形成的关键。

14．血栓阻塞所致内脏缺血的适宜外科处理是什么？

血栓阻塞造成的肠系膜缺血是进行性动脉粥样硬化阻塞的后期表现。因此，单纯血栓切除是不够的，近端血管短路或动脉内膜切除术是必要的。同样，肠管的生机再灌注后予以评价，并决定是否需要行肠切除。

15．是否有哪些术中试验对判断肠管生机有帮助？

是的。系统静脉内滴注荧光素及术中用多普勒检查肠管可能有帮助，但最后的决定以临床判断为基础。

16．维持足够的营养需要多长的小肠？回盲瓣重要吗？

足够的营养需要 50～100cm 小肠。实验表明回盲瓣是重要的。

17．当肠管的生机存在问题，切除所有受累肠管的大规模手术是必要的时候，应该怎么做？

应在 12～24h 内施行二次观察手术，以判断肠管的生机并切除受累的肠管。有些有问题的肠管在此期间变得界限清楚，抢救小肠或许是避免依赖肠外营养的关键。

18．如果在临床上患者的情况得到改善，二次手术是否可以省略？

绝对不行。切除的决定是在手术室以术中所见为基础的。没有 12～24h 准确表明有问题肠管状态的临床参数。

19．急性肠系膜缺血的死亡率如何？

虽然由于栓子阻塞临床表现多样化，其预后可能要好一些，但其诊断常在肠管受累发生后。结果是不论病因如何，死亡率是高的(60％～90％)。

参考文献

1 Ballard JL, Stone WM, Hallett JW, et al: A critical analysis of adjuvant techniques used to assess bowel viability in acute mesenteric ischemia Ann Surg 59:309～311, 1993.
2 Flinn WR, Rizzo RJ, Park, JS, Sandager GP: Duplex scanning for assessment of mesenteric ischemia Surg Clin North Am 70:99～107, 1990.
3 Hallett JW Jr, James ME, Ahlquist DA, et, al: Recent trends in the diagnosis and management of chronic intestinal ischemia, Ann Vasc Surg 4:126～132, 1990.
4 Kurland B, Brandt LJ, Delany HM: Diagnostic tests for intestinal ischemia. Surg Clin North Am 72:85～105, 1992.
5 Stoney RJ, Cunningham CG: Acute mesenteric ischemia Surgery 114:489～490, 1993.
6 Taylor LM: Management of visceral ischemia syndromes. In Rutherford RB(ed): Vascular Surgery, 4th ed. Philadelphia, W.B. Saunders, 1995.

第四十三节 结肠憩室

W. Stuart Johnston 医学博士 Lawrence W. Norton 医学博士

1. 什么是结肠憩室?

结肠憩室是一种粘膜及粘膜下从肠壁肌层凸出的病变。它缺乏肌层覆盖。憩室的形成可能与血管穿出处肠壁薄弱及由于低纤维饮食,便秘造成的肠腔内压力增高有关。

2. 憩室病及憩室炎有何不同?

憩室病指结肠憩室不伴有感染。憩室炎指憩室伴有炎症及感染。只有 10%～15%的患者的病变从憩室病发展为憩室炎。

3. 憩室怎么会引起疼痛?

疼痛显然是憩室穿孔的结果。瘘随之发生并存在于结肠周围脂肪处,严重时累及系膜、其他器官或腹腔。疼痛通常局限于左下腹。

4. 结肠憩室通常位于哪些部位?

在美国,全部憩室的95%出现在左半结肠,主要在乙状结肠。然而憩室可以出现在结肠的任何部位,日本及中国右半结肠憩室更多见。

5. 什么年龄段的患者最易患憩室炎?

憩室炎多见于60~70岁的患者。50岁以下的患者发展为憩室炎多倾向于有更多的合并症。年轻患者与老年患者相比,更易患右侧结肠憩室炎。

6. 什么对策可以降低憩室发展为憩室炎的危险?

看起来高纤维食物可以降低憩室炎的危险。

7. 什么影像检查可以确诊急性憩室炎?

钡剂对比照相多年来被用作诊断标准,但CT扫描现在被许多人推崇为最好的首选影像检查方法。CT扫描看起来还是多数憩室炎局部并发症的首选检查方法。

8. 结肠憩室穿孔可导致哪些并发症?

(1) 肠系膜炎症性蜂窝织炎或脓肿;
(2) 腹膜炎;
(3) 腹腔内脓肿;
(4) 内瘘;
(5) 肠梗阻。

9. 憩室性疾病能够引起出血吗?

是的。憩室性疾病是引起下消化道出血的最常见原因之一。由于憩室炎造成的出血不常见。

10. 如何确定憩室出血的部位?

最准确的确定部位的方法是经IMA血管造影,必要时经SMA

造影。示踪红细胞已较少应用。结肠镜帮助不大。

11. 结肠憩室出血什么时候应进行手术治疗？

24h 输血 5～6 个单位及住院期间再出血是急诊切除含出血憩室在内结肠段的指征。

12. 如果出血危及生命，但结肠内的出血部位找不到，应进行什么处理？

施行结肠大部切除加回肠造口术，在腹膜反折处关闭乙状结肠(Hartmann 术)。

13. 当憩室穿孔造成脓肿时哪三个措施可以应用？哪种手术死亡率最低？

(1)转运性结肠造口及脓肿引流(三期中的第一步)；

(2)切除受累结肠，近端结肠造口远端粘膜瘘或关闭(二期中的第一步)；

(3)切除加Ⅰ期吻合(一期)。

手术死亡率在切除及近端结肠造口转流大便组最低。尽管有成功地进行Ⅰ期手术的报告，多数外科医生喜欢在穿孔性憩室炎时行二期手术。

14. 憩室穿孔后形成膀胱结肠瘘及输尿管结肠瘘的依据是什么？

气尿、粪尿及慢性泌尿道感染(特别是多种细菌的感染)。

15. 用什么方法修补膀胱结肠瘘？

直到前不久分期手术还是标准的手术。现在多数患者可一期完成包括乙状结肠切除、结肠吻合、用可吸收线修补膀胱缺损的手术。术后通常放置福利氏尿管 7～10d。

参考文献

1 Birnbaum BA , Balthazar EJ:CT of appendicitis and diverticulitis. Radiol Clin North Am 32:885～898,1994.

2 Cho KC, Morehouse HT, Alterman DD, et al:Sigmoid diverticulitis:Diagnostic role of CT－comparison with barium enema studies. Radiology 176:111～115,1990.

3 Elfrink RJ, Miedema BW:Colonic diverticula. Postgrad Med 92:97～105,1992.

4 Freeman SR, McNally PR:Diverticulitis. Med Clin North Am 77:1149～1167,1993.

5 Murray JJ, Schoetz DJ, Coller JA, et al:Intraoperative colonic lavage and primary anastomosis in non－elective colon resection Dis Colon Rectum 34:527～531,1991.

6 Roberts PL, Veidenheimer MC:Current management of diverticulitis, Adv Surg 27:189～208,1994.

7 Roberts PL, Abel M, et al:Practice parameters for sigmoid diverticulitis—supporting documentation ,Dis Colon Rectum 38:126～132,1995.

8 Rothenberger DA, Wiltz O:Surgery for complicated diverticulitis, Surg Clin North Am, 73:975～992,1993.

9 Schoetz DJ:Uncomplicated diverticulitis. Surg Clin North Am 73:965～974,1993.

第四十四节 急性大肠梗阻

Elizabeth C. Brew 医学博士

1. 机械性大肠梗阻的原因有哪些?

最常见的三个机械性原因是癌(50%),肠扭转(15%)及憩室性疾病(10%)。不常见原因包括疝、肠套叠、良性肿瘤及粪便嵌塞。

2. 如何进行诊断?

(1) 患者主诉痉挛性腹痛,腹胀及顽固性便秘。恶心及呕吐发生在大肠梗阻的后期,可以以粪性为特点。体检见腹胀及高调肠鸣音伴蠕动波。症状可能加重致肠鸣音消失及局限性压痛,这些表示有腹膜炎或脓毒症,需要迅速手术;

(2) 腹部立位平片见扩张的结肠内有气体并见结肠袋征。如果发生穿孔立位胸片可见膈下游离气体。

3. 如何证实诊断?

腹部平片通常对证实诊断有帮助。然而,钡剂造影是起确定作用的,此检查还可以进一步显示梗阻的部位及梗阻的性质。肠扭转可见"鸟嘴"样狭窄。钡剂对比造影还可以显示狭窄。乙状结肠镜或结肠镜是诊断的基本方法,因为通过此项检查能够直视观察结肠,还可以治疗乙状结肠扭转。

4. 什么时候进行手术?

结肠梗阻要早期手术。危险征象包括肠鸣音消失、右下腹压痛、疼痛加重。患者的心肺功能应予以估测并尽可能改善。静脉输液恰当地纠正脱水及电解质紊乱是基本的原则。胃肠减压预防腹胀进一步加重。抗生素也是必要的。

5. 为什么压痛在右下腹是重要的?

盲肠是最易发生穿孔的部位。当盲肠的直径达到 15cm 时,肠壁张力极大,减压是至关重要的,以预防穿孔发生。当盲肠直径进一步增宽时盲肠腔内压力将进一步增加(Laplace 定律)。

6. 应施行什么手术?

传统的治疗大肠癌的标准的(也是安全的)方法为结肠造口减压术。然而,在仔细判断患者的全身情况、肠管生机、梗阻部位、没有腹腔污染后允许行Ⅰ期吻合术。梗阻性癌 90% 可在急诊情况下满意地切除。肠扭转应予解除或切除。解除扭转可通过乙状结肠镜或通过对比钡剂流体动力减压等非手术方法解决。经单纯非手术方法处理后其扭转复发率约 50%。手术治疗包括单纯扭转校正术及扭转校正加结肠固定或切除术。憩室病变可以切除,然而由于感染存在

Ⅰ期吻合是不可能的。

7. 梗阻性癌通常位于什么部位?

大部分梗阻性结直肠癌位于脾曲、降结肠、肝曲。对比之下,右侧结肠通常存在便潜血,盲肠及直肠癌不常引起梗阻。

8. 肠扭转位于什么部位?

肠扭转是结肠沿着自身的系膜异常扭转。它发生于乙状结肠(75%)或盲肠(25%)。乙状结肠扭转发生于老年慢性便秘者,此类患者乙状结肠冗长。建议进行乙状结肠切除术。右侧结肠或盲肠扭转由于胚胎期升结肠固定不全造成盲肠游离所致。没有应用非手术疗法结肠镜成功治疗盲肠扭转的报道(与乙状结肠扭转不同),因此,多数为手术治疗。单纯盲肠固定术是预防复发的最好方法。

9. 大肠梗阻的非机械性原因是什么?

中毒性巨结肠及麻痹性肠梗阻。

10. 什么是奥吉尔维(Ogilvie)综合征?

Ogilvie 综合征是指麻痹性(无力性)肠梗阻或假性肠梗阻(如结肠极大扩张而无远端机械性梗阻的病变)。患者表现为严重腹胀,而腹痛较轻。选择的治疗为非手术治疗。对结肠直径大于 10cm 的患者来说结肠镜既有诊断作用又有治疗作用。盲肠穿孔危险性高,应试图进行结肠减压。如果手术治疗是必要的,建议行管状盲肠造口术。

11. 什么是中毒性巨结肠?

中毒性巨结肠是继发于急性溃疡性结肠炎而出现的全结肠扩张。本病表现为急性发生的腹痛,腹胀,脓毒症。最初的治疗包括静脉补液,鼻胃管吸引及广普抗生素。如果患者的症状在几小时内得不到缓解，需进行手术以避免穿孔。手术治疗经常由急诊结肠造口及回肠造口组成。

参考文献

1 Buechter KJ，Boustany C, Caillouette R, et al: Surgical management of the acutely obstructed colon: A review of 127 cases. Am J Surg 156:163, 1988.

2 Gosche JR，Sharpe JN, Larson GM: Colonoscopic decompression for pseudo－obstruction of the colon Am Surg 55:111, 1989.

3 Sariego J, Matsumoto T, Kerstein MD: Colonoscopically guided tube decompression in Oglivie's syndrome. Dis Colon Rectum 34:720, 1991.

第四十五节　炎症性肠疾病

Gilbert Hermann 医学博士

1．临床上多见的感染性肠疾病是哪两种？

克隆氏(Crohn's)病和溃疡性结肠炎，后者包括急性或慢性。

2．尽管上述两病之间常有重叠，它们通常能通过临床、影像及病理进行区别。哪些是主要的临床区别？

直肠出血在Crohn's病不常见却常见于慢性溃疡性结肠炎。腹部肿块及肛管合并症(肛裂，肛瘘)在Crohn's病更多见。

3．影像检查有何显著不同？

Crohn's病者常见远端回肠受累，有跳跃区，内瘘，指痕征，而这些征象在慢性溃疡性结肠炎却少见或缺如。

4．形态学上有何大的区别？

Crohn's病者60％可见结肠壁上肉芽肿及结肠周围淋巴结，而慢性溃疡性结肠炎却无此改变。

5．鉴于已有资料证明 Crohn's 病影响从咽到肛管的全部胃肠道，最常见的胃肠道受累类型是什么？

小肠型 28%，回肠结肠型（回结肠炎）41%，单纯结肠型 27%。后者有几种名称，如克隆氏结肠炎，肉芽肿型结肠炎。

6．Crohn's 结肠炎与溃疡性结肠炎在临床上经常难以区分。医生从结肠镜检查能发现哪些明显的不同？

Crohn's 病表现为限局性病变，以右半结肠为主。受累区域粘膜呈鹅卵石样改变，表面有溃疡穿过。活检结果提示局部肉芽肿呈穿透性改变。慢性溃疡性结肠炎结肠镜下表现为弥漫性病变。然而，如果仅仅一部分结肠受累，病变位于左半结肠，几乎总是累及直肠。病理改变主要累及粘膜及粘膜下。

7．Crohn's 病的主要手术指征是什么？

手术指征有赖于受累部位。肠—肠瘘（有争论）、脓肿及肠梗阻是小肠型及回结肠型最常见的指征。肛管周围疾病药物治疗失败，回结肠瘘脓肿形成是结肠型最常见的手术指征。

8．慢性溃疡性结肠炎的手术指征如何？

药物难以控制（包括儿童不生长发育、腹泻、体重下降及腹痛），中毒性巨结肠伴或不伴穿孔，担忧发展为结肠癌（有争论）是主要的指征。

9．治疗溃疡性结肠炎的手术措施是什么？

全结肠切除回肠肛管袋状吻合是近来被接受了的标准术式。标准的 Brooke 式回肠切开术或 Kock 袋状法可用于特殊情况。回直肠吻合受到一些医生的拥护（有争论）。

10．哪些是治疗 Crohn's 病并发症的可接受的术式？

需要手术治疗的并发症通常需要切除全部被并发症累及的区域。在一些通过选择的小肠梗阻者中用狭窄缝术(纵切横缝)对比切除术已积累了一些经验(有争论)。当切除为必须时，总的清楚的界限要满意。跳跃区要保留，与切除肠段直接相邻者除外。

11．手术以后有关感染性肠疾病的复发应如何向患者交代？

慢性溃疡性结肠炎手术治疗效果是明显及肯定的。而 Crohn's 病手术的目的是治疗并发症，如梗阻、脓毒症等等。如经过长时间的随诊可发现很高的复发率。Crohn's 结肠炎全结肠切除术后是否发生小肠复发尚存在争议。

争　议

12．Crohn's 病继发肠—肠瘘的所有患者在瘘发现后均应施行手术

支持：这些患者一般情况差，可进一步发生腹腔内脓毒症，通常最终需要手术治疗。

反对：研究表明许多肠—肠瘘的患者无需手术而处于无症状状态。

13．所有被证实了的慢性溃疡性结肠炎患者发病 10～15 年以上，无论是否为活动性，应接受结肠切除以避免结肠癌的危险

支持：发生结肠癌的机率为 3%～5%，此为普通人的 10～15 倍。此外，当确诊时癌倾向于多灶性，且多为进展期。

反对：应用活检技术，仅对那些伴有非典型增生的静止期病变的患者有施行手术的必要。

14．溃疡性结肠炎结肠切除术后回直肠吻合术是一种可接受的手术

支持：患者有理由具备正常排便习惯，并能避免其他术式伴有的问题及并发症。

反对:至少50%的患者由于病变复发需要再手术。而且,保留下来的直肠是发展为癌的场所。

15. 标准的回肠造口术(Brook)是不是慢性溃疡性结肠炎全结肠切除术后控制末端回肠的好方法?

支持:并发症非常少。90%以上的被研究者具有非常满意的生活质量。

反对:造口术存在肯定的心理—社会—性问题。这些在十几岁的患者中尤其突出,而慢性溃疡性结肠炎在本年龄段非常常见。

16. Kock袋是不是慢性溃疡性结肠炎结肠切除术后的一种好方法?

支持:本法避免应用造口装置,且管理相当容易。

反对:大约全部具有Kock袋的患者的20%～30%因瓣的机械滑动造成袋失禁而需行修改手术。

17. 慢性溃疡性结肠炎结肠切除术后回肠肛管吻合术是一种好的术式吗?

支持:此术式使患者避免了外口装置及造瘘,这一点当然很易于为患者接受。这种术式或许是当今结肠切除术后最常用的术式。

反对:这是一种难度大的再建手术,因此,并发症的发生率也增高。白天平均每天排便4～6次,夜间也可能造成污染。

18. 狭窄缝术是不是Crohn's病继发纤维性狭窄造成小肠梗阻的一项可接受的手术?

支持:此术式最大限度地保留了易于复发的病变小肠的长度。

反对:手术死亡率可能增加,在狭窄缝术的位置可能发生再狭窄。

参考文献

1 Azon ATR: Cancer surveillance in ulcerative colitis-a time for re-appraisal. Gut 35:587～589,1994.

2 Block GE, Michelassi F: Surgical management for Crohn's disease. Adv Surg 26:307～322, 1993.

3 Chevalier JM, et al: Colectomy and ileorectal anastomosis in patients with Crohn's disease. Br J Surg 81:1379～1381,1994.

4 Cornell WR, et al: Lower gastrointestinal malignancy in Crohn's disease. Gut 35:347～352, 1994.

5 Grotz RL, Pemberton JH: The ileal pouch operation for ulcerative colitis. Surg Clin North Am 73:909～930,1993.

6 McLeod RS: Chronic ulcerative colitis-traditional surgical techniques , Surg Clin North Am 73:891～908.

7 Spencer MP, et al: Strictureplasty for obstructive Crohn's disease-The Mayo experience, Mayo Clin Proc 69:63～66,1994.

8 Strong SA, Fazio YW: Crohn's disease of the colon, rectum and anus Surg Clin North Am 73:933～963.

9 Tjandra JJ, Fazio YW: Surgery for Crohn's disease. Int Surg 77:9～14,1992.

第四十六节　上消化道出血

Lawrence W. Norton 医学博士

1. 什么是上消化道(upper gastrointestinal UGI)**出血?**

出血病变位于 Treitz 韧带近端(十二指肠与空肠连接处),导致呕血、便血、柏油便。

2. 上消化道出血最常见的原因有哪些?

急性胃炎(酒精性、药物性、紧张型),40%;

十二指肠溃疡,17%;

胃溃疡,15%;

Mallory－Weiss 撕裂伤，11%；

食管或胃静脉曲张，8%。

注：上述病变在不同的人群比例不同。如，酗酒者食管静脉曲张发生率高，而急性胃炎为各类人群最常见的出血原因。

3．上消化道出血最初的处理措施是什么？

治疗必须先于内镜检查等诊断措施。用大口径的针或导管穿入外周静脉采集血液测定红细胞压积、血型、交叉配血，测定肝功能并开始输入晶体液（盐水或林格氏液）。

4．呕血患者应用鼻胃管的作用是什么？

鼻胃管的主要作用是监测胃内出血的状况。这也许是确定出血停止或复发的唯一方法。大口径的管（Ewald）允许血块吸出，用或不用盐水冲洗均可。但此管操作应用不便。

5．如何判断出血来源？

内窥镜检查食管、胃、近端十二指肠（食管胃十二指肠镜，EGD），甚至在出血的时候可检出85%～90%患者的出血部位。

6．哪些内镜技术可以用于控制出血？

用单极或双极电凝止血；

热探头；

激光（YAG或氩激光）；

向出血血管直接注射硬化剂或血管收缩剂；

硬化剂注射或橡皮圈套扎食道静脉曲张。

7．治疗内镜止血的成功率是多少？

根据不同的病变成功率不同。急性胃炎出血90%可自行控制及缓解。消化性溃疡因有大的血管出血，控制率低。Mallory－Weiss

撕裂伤95%患者内镜治疗有效。用硬化剂注射或橡皮圈套扎治疗静脉曲张出血可使90%的患者出血停止,但再出血率达40%。

8. 还有其他哪些非手术措施对胃炎或溃疡造成的出血有效?

如果出血部位能够从血管造影图像中见到,有些患者的出血血管可以用动脉内注射加压素达到收缩,还可以通过介入技术将血管用栓子堵塞。

9. 上消化道出血保守治疗(非手术治疗)的失败率是多少?

10%。

10. 手术指征是什么?

(1) 持续性低血压伴进行性出血。

(2) 第一个24h输血2500ml(5单位血或患者血容量的2/3)。

(3) 第二个24h输血1500ml。

(4) 从住院后经最大剂量的药物治疗后又出现了再出血。

11. 急性胃炎有效的止血术式是什么?

对多数酒精或药物导致的急性胃炎施行迷走神经干切除止血。因迷走神经切除影响胃排空,需加做幽门成形术或胃肠吻合术。胃切除很少需要。

12. 消化性溃疡有效的止血术式是什么?

十二指肠溃疡通常需要缝扎出血的血管,施行迷走神经切除和幽门成形术(对高危人群)或迷走神经切除和胃窦切除术(对危险性小的患者)。高选择性的迷走神经切除术是一种少用的治疗上消化道出血的应急措施。胃溃疡出血最好的止血措施是行胃局部切除术或胃大部切除术。对位于食管胃连接处的溃疡在结扎出血处后行迷走神经切除加幽门成形术是有效的措施。

13. 肝硬变患者食管静脉曲张哪种急诊手术可以止血?

当食管静脉曲张出血不能靠非手术疗法止血(硬化疗法、橡皮圈圈套、经皮经肝门体分流 TIPS、三腔二囊管),应急诊施行降低门脉压力的手术。通常施行门腔分流或肠腔分流,内置移植物。少数情况下施行阻断近端胃及远端食道血供的改良 Sugiura 手术。

14. 食管静脉曲张的死亡率是多少?

将近 60%的患者在静脉曲张第一次出血后一年内死亡。

15. 上消化道出血手术控制后再出血率为多少?

10%。

争　论

16. 是否所有上消化道出血的患者均应接受即刻的诊断性内镜检查?

支持:内镜是一种相当安全(并发症发生率:0.25%)、准确(85%~90%)的检出出血部位的手段。有关病变出血位置及出血类型的资料帮助外科医生选择最适宜的手术方式。

反对:大出血的患者接受内镜检查有误吸及呼吸受损的危险。几项随机试验显示上消化道大出血早期内镜检查对提高生存率无益。

17. 胃灌洗是否应用冰盐水?

支持:理论上讲冰盐水灌洗可以造成胃粘膜局部低温及血管收缩,这种情况下小的血管出血或许可以停止。

反对:研究表明用冰盐水未显示出较等温盐水有优越性。

参考文献

1 Branick FJ, Boey J, Fok PJ, et al: Bleeding duodenal ulcer. Ann Surg 211:411, 1990.

2 Cook DJ, Guyatt GH, Salena BJ, et al: Endoscopic therapy for acute nonvariceal upper gastrointestinal hemorrhage: A meta-analysis. Gastroenterology 102:139, 1992.

3 Gomes AS, Lois JF, McCoy RD: Angiographic treatment of gastrointestinal hemorrhage: Comparison of vasopressin infusion and embolization. AJR 146:1031, 1986.

4 Hunt PS: Bleeding gastroduodenal ulcer: Selection of patients for surgery. World J Surg 11: 289, 1987.

5 Miller AR, Farnell MB, Kelly K, et al: Impact of therapeutic endoscopy on the treatment of bleeding duodenal ulcers: 1980～1990. World J Surg 19:89, 1995.

6 O'Connor KW, Lehman G, Yune H, et al: Comparison of three nonsurgical treatments for bleeding esophageal varices. Gastroenterology 96:899, 1989.

7 Warren WD, Henderson JM, Millikin WJ, et al: Distal splenorenal shunt versus endoscopic sclerotherapy for long-term management of variceal bleeding: A preliminary report of a prospective randomized trial. Ann Srug 30:454, 1986.

第四十七节　下消化道出血

Kathleen Liscum 医学博士

1. 叙述下消化道出血患者的治疗方法。

治疗始于 ABCs(airways, breathing, circulation 气道、呼吸、循环)。用大口径的输液管迅速在上肢建立两个静脉通路。血化验应查血红蛋白、红细胞压积及血型,并交叉配血。应放置福利氏导管以帮助监测循环状态。

2. 评价患者病情的下一步方法是什么?

应放置鼻胃管以除外上消化道来源的出血。如果吸出物内有胆汁,检查者可间接判定出血来源于 Treitz 韧带以下。然而,如果吸引物内无胆汁,患者出血来源可能在十二指肠且幽门功能良好。

3. 下消化道大出血的两大原因是什么?

憩室出血(憩室病)及静脉曲张出血是最常见的两个原因。历史上憩室病被认为是下消化道出血的最常见原因，但现在静脉曲张例数呈上升趋势。

4. 说出其他几种与经直肠出血有关的疾病名称。

结肠癌，息肉，缺血性肠炎，感染性肠炎，感染性肠疾病，肛管直肠疾病（痔、肛裂），美克尔憩室。

5. 在详细询问病史及体检后，鉴别出血特定部位的第一步检查方法是什么？

首先应行肛门镜及硬性乙状结肠镜检查，除外肛门直肠疾病出血或腹膜外出血。

6. 指出 4 种用于下消化道出血定位的可应用的方法。

红细胞标记扫描，蚀态硫扫描，血管造影，结肠镜。

7. 讨论蚀态硫扫描与红细胞标记扫描两者的不同点。

蚀态硫扫描能够迅速完成并能识别出 1ml/min 这样微量的出血。放射性蚀态硫能够迅速被肝脏及脾脏清除，如果出血在肝曲或脾曲，出血部位会模糊不清。本试验在注射放射性核素后 20min 内完成。

红细胞标记扫描在红细胞标记后需延迟 30～60min。本试验检出 0.5ml/min 的出血量。因标记的红细胞存在于患者的全身，当患者出血为间断性时，可帮助识别出血来源。本试验至少需要 2h 完成。

8. 血管造影在评价出血来源中的作用如何？

血管造影能检出 0.5～1ml/min 的出血。当出血部位明确时，血管造影所见可进一步提供出血的原因。憩室出血经常可见造影剂外渗，而静脉曲张可见血管丛或静脉早期充盈像。

9. 血管造影时有何可利用的治疗方案?

有两个可利用的措施:①在选择的血管内注入加压素;②栓塞出血的血管。

10. 哪些患者需要栓塞出血部位的血管?

多数外科医生认为对手术风险大的患者应保留血管栓塞的方法。本方法的并发症发生率为15%,由于肠壁缺血有可能穿孔或发展为狭窄。

11. 加压素灌注的作用是什么?

加压素应作为一种临时性的措施。应用加压素控制出血允许争取时间基本上转变急症患者的状况。加压素偶尔作为治疗憩室引起出血的唯一措施。如果患者在停用加压素后有反复间断出血,外科医生必须在栓塞与手术之间予以选择。

12. 下消化道出血患者出血自动缓解率为多少?

静脉曲张出血自动患解率为75%,憩室出血自动缓解率为90%。

13. 普遍接受的手术指征是什么?

多数外科医生认为如果患者输血6个单位(24h出血量超过人血容量的2/3)出血仍不缓解即为手术指征。任何患者应用了加压素或栓塞后仍持续出血或反复出血都应进行切除。

14. 在处理严重下消化道出血时结肠大部盲切的作用如何?

结肠大部盲切仅限于小部分出血部位判断不出的患者。这一方法伴发的死亡率为16%。年轻患者对这一术式的耐受性较老年患者好。老年患者经常发生腹泻、尿急、尿失禁。此外,乙状结肠盲切伴有更高的死亡率(39%)及再出血率(54%)。

15．儿童患者下消化道出血最常见的原因是什么？

美克尔憩室。

参考文献

1 Bar AH, DeLaurentis DA, Parry CE, et al: Angiography in the management of massive lower gastrointestinal tract hemorrhage Surg Gynecol Obstet 150:226,1980.

2 Boley SJ, Brandt LJ: Vascular ectasias of the colon 1986. Dig Dis Sci 31:26S～42S,1986.

3 Matolo NM, Link DP: Selective embolization for control of gastrointestinal hemorrhage Am J Surg 138:840,1979.

4 Treat MR, Forde, KA: Colonoscopy, technetium scanning, and angiography in active rectal bleeding - analgorithm for their combined use. Surg Gastroenterol 2:135～138,1983.

5 Wright HK, Pelliccia O, Higgins EF, Jr, et al: Controlled, semielective segmental resection for massive colonic hemorrhage. Am. J Surg 139:535～538,1980

第四十八节　结 直 肠 癌

Katleen Liscum 医学博士

1．美国癌症死亡的前三位疾病是什么？

肺癌、乳腺或前列腺癌、结肠癌。

2．列出结直肠癌患者的常见症状。

间断直肠出血，腹部隐痛，继发于贫血的疲乏，排便习惯改变，便秘，里急后重，会阴部疼痛。

3．对愈创木脂试验阳性者应采用什么措施评定？

如要判断全结肠的情况应进行钡灌肠及直肠镜或结肠镜检查。结肠镜检查的价格是其他检查费用的10倍，但此检查对直径小于1cm的病变检出的敏感性高得多。

4. 列出结直肠癌的主要危险因素。

腺瘤性息肉，有结直肠癌家族史，40 岁以上，慢性溃疡性结肠炎，克隆氏结肠炎，本人有结肠癌病史，因前列腺或宫颈癌盆腔放疗，家族性息肉病。

错构瘤性息肉（Peutz－Jeghers 综合征），炎症性息肉及增生性息肉不考虑为癌前期病变。

5. 目前美国癌症学会推荐的结直肠癌筛查方法是什么？

建议 40 岁以上者每年进行一次直肠指诊，50 岁以上者每年进行一次直肠指诊加便潜血试验。此外，50 岁以上者应每 3～5a 进行一次可弯曲的乙状结肠镜检查。

6. 癌多发生于结肠及直肠的什么部位？

历史上看，癌多发生于直肠及左侧结肠。然而，在过去的 50 年间发生部位有右侧结肠发生率增多的趋势。这一分布的改变也许反映了早期病变检出有改进。

7. 结直肠癌的手术方式有赖于肿瘤的位置。如病变位于距肛缘 25cm 应施行什么手术？

乙状结肠切除术。

8. 病变距肛缘 9cm 应施行什么手术？

低位前切除术（low anterior resection LAR）。

9. 病变距肛缘 4cm 应施行什么手术？

腹会阴切除术（abdominoperineal resection APR）。

10. 结肠腺瘤性息肉的意义是什么？

有结肠腺瘤性息肉的患者发展为癌的机会是没有腺瘤性息肉患

者的 6 倍。有证据表明所有结肠癌都是从腺瘤发展来的。腺瘤——癌序列显示这一转变过程。家族性腺瘤性息肉病患者(familial adenomatous polyps，FAP)结肠壁上覆盖着 100 个以上的息肉。如果这些患者不予治疗，40 岁以前无例外地要发展为结肠腺癌。

11．外科医生如何为手术进行结肠准备?

肠道准备包括机械性清洗及适当预防性应用抗菌素。这两项结合应用明显降低了结肠手术的并发症率及死亡率。机械性清洗用聚乙二醇灌洗或结合应用泻药及灌肠剂。

预防性抗菌素应兼顾肠道需氧菌及厌氧菌。在是经肠道给药(如新霉素 1g，灭滴灵 1g，手术前晚 4h1 次，共 3 次)还是经肠外给药方面存在着明显的争议，许多临床医生既经肠腔给药也经全身给药。

12．什么是 Dukes 分期?

1932 年 Dukes 阐述了直肠癌的分期系统。

Dukes A：肿瘤局限于肠壁，

Dukes B：肿瘤侵犯穿过肠壁，

Dukes C：区域淋巴结内可见癌细胞。

从 Dukes 的原文发表以来这一分类法已作了几次修改。最常用的修改包括了 Dukes D 期，此期指有远处转移。

13．哪些结直肠癌的患者术后需要辅助治疗?

患结直肠癌伴有淋巴结受累(Dukes C 期)术后应接受化疗以治疗微转移。两个大宗研究已表明这类患者的生存率有提高。然而，研究表明 Dukes B 期患者应用化疗对提高生存率没有帮助。

直肠癌患者具有明显局部复发机会时(Dukes B 和 C 期)应进行放疗，可以用术前、术后或结合的“三明治”技术。

参考文献

1 Fisher B, Wolmark N, Rockette H, et al: Postoperative adjuvant chemotherapy or radiation therapy for rectal cancer: Results from NSABP protocol R－01. J Natl Cancer Inst 80:21～29, 1988.

2 Fuchs CS , Giovannucci EL, Colditz GA , et al: A prospective study of family history and the risk of col－orectal cancer. N Engl J Med 331:1669～1694, 1994.

3 Ghahremani GG, Dowlatshahi K: Colorectal carcinomas: Diagnostic complications of their changing fre quency and anastomotic distribution World J Surg 13:321～325, 1989.

4 Jass JR: Do all colorectal carcinomas arise in pre-existing adenomas? World J Surg 13:45～51, 1989.

5 Moertel CG, Fleming TR, MacDonald JS, et al: Levamisole and fluorouracil for adjuvant therapy of resected colon carcinoma. N Engl J Med 322:352～368, 1990.

6 Toribara NW, Sleisenger MH: Screening for colorectal cancer. N Engl J Med 332:861～867, 1995.

7 Wolmark N, Fisher B. Rockette H, et al: Postoperative adjuvant chemotherapy of BCG for coln cancre. Results from the NSABP protocol C-01. J Natl Cancer Inst 80: 30～36, 1988.

第四十九节 结直肠息肉

John H. Sun 医学博士 Grey Van Stiegmann 医学博士

1. 什么是息肉?

息肉是粘膜表面的隆起,通常由突向结直肠腔的圆形隆起病变构成。“息肉”一词起源于希腊字意思为“多脚”。息肉可发生在胃肠道的任何部位,但最多见于结肠及直肠。

2. 无蒂型息肉与隆起型息肉有何区别?

隆起型息肉在息肉头部与结直肠粘膜之间有蒂连接,蒂部通常被正常粘膜所覆盖。“无蒂”一词指息肉附着部为广基的。对这两种类型而言,粘膜肌层是区别侵润及非侵润癌的界标。淋巴及血管途径不穿越粘膜肌层。因此，发生在粘膜未穿越界标的癌称为原位癌(也指重度非典型增生或分化不良)。此类病变不发生转移。

3. 哪些息肉有癌变倾向?

结直肠腺瘤性息肉由于有癌变倾向被认为是癌前期病变。从组织学上区分有三种腺瘤性息肉：管状腺瘤，绒毛管状腺瘤，绒毛状腺瘤。息肉含有75%以上管状成分的称为管状腺瘤，含有75%以上绒毛成分的称为绒毛状腺瘤，当管状成分及绒毛状成分均超过25%时，称为绒毛管状腺瘤。腺瘤性息肉的成因为结肠粘膜DNA合成受抑制造成退行性病变聚集在结肠粘膜，形成临床上的息肉。息肉样癌可见于大的腺瘤性息肉的实质内。

4. 类癌样息肉有恶性倾向吗?

直肠类癌样癌可表现为粘膜隆起状肿物，这类病变呈结节状生长于粘膜下，当肿瘤直径大于2cm时实际上就相当于恶性肿瘤。

5. 哪些肿瘤没有恶变倾向?

增生性息肉是结直肠最多见的息肉。这类息肉体积小(1～5mm)，发生在结直肠的此类息肉90%小于3mm。与腺瘤性息肉不同的是，增生性息肉由成熟的粘膜细胞组成。这些细胞聚集在结肠表面形成息肉样病变。错构瘤是正常组织的异常聚集。这类错构瘤粘膜肌层过度增生，或者有结缔组织过度增生。炎性息肉通常见于溃疡性结肠炎、肉芽肿性结肠炎(Crohn's病)、血吸虫病。这些息肉形成岛状愈合或粘膜愈合，为非癌前期病变，与炎症的严重程度平行发展。脂肪瘤的表现可以像类癌一样，在粘膜下生长，呈结节块状突向粘膜腔。偶尔情况下，脂肪瘤也可以以息肉的形式发生有头和蒂。脂肪瘤没有明显的恶变倾向。

6．什么年龄好发息肉?

结直肠的腺瘤性息肉在30岁以下不多见,随年龄增长发病率升高。一些尸检资料报告,45岁以上者息肉发生率高达70%。这一数字以仔细的放大的尸体解剖为基础,然而很难说出准确的临床发病率。合理的60岁以上的息肉临床发生率为25%。

7．结直肠多发息肉的发生率是多少?

大约10%的患者在首次发现息肉时为一个以上的腺瘤性息肉。另外有25%的患者在随后的4年内会发生一个以上的息肉。

8．结直肠息肉最好发的部位在哪儿?

大部分结直肠息肉(2/3)发生在直肠,乙状结肠及降结肠。另外1/3分布在右侧及横结肠。

9．什么是幼年性息肉?

幼年性息肉发生在婴儿、儿童及青春发育期患者的结肠及直肠。组织学上它们由大量粘液充填的腺体及增生的结缔组织构成。有些学者认为这些息肉是炎症反应的结果,而另一些学者则断言它们是不同类型的错构瘤。幼年性息肉的常见症状是直肠出血。可能发生由于肠套叠而导致的腹痛。这类息肉可以通过保守治疗,经常可以自行断离。

10．哪些临床综合征与结直肠息肉有关?

家族性结肠息肉病(familial polyposis coli FPC)是一种遗传性常染色体显性等位基因异常的疾病。其特征为满布结肠及直肠的多发腺瘤性息肉。诊断标准为在结肠至少存在100个腺瘤性息肉,平均超过1000个。FPC的患者经常有本病或直肠癌的家族史。那些有多发腺瘤性息肉而无家族史者可能为突变者,生育的后代危险性增高。便血、腹泻、腹痛为常见特征。如不进行治疗这些患者100%发展为癌。

Gardner 综合征是常染色体显性等位基因异常性遗传性疾病。这一综合征的特征为颅骨软骨瘤、下颌骨多发表皮样囊肿、皮肤软组织肿瘤及结肠多发腺瘤样息肉。Gardner,综合征发生癌的危险度与 FPC 一样。

Peutz－Jeghers 综合征由满布胃肠道的错构瘤性息肉组成。棕黑色的黑色素点可见于患者的口唇、口腔内侧及手指脚趾背侧。此类患者发生恶变的概率不高。

Turcot 综合征是一种常染色体隐性基因异常性疾病。特征为中枢神经系统肿瘤及多发结肠腺瘤性息肉。治疗同 FPC。

11．什么是非肿瘤性息肉？

增生性息肉、Peutz－Jeghers 息肉病、良性淋巴性息肉、幼年性息肉恶变的危险极低，不需特殊随诊。

12．治疗这些综合征的适宜方式及时机是什么？

家族性息肉病及 Gardner,综合征患者在青春期及青春期后发病。几乎所有这类患者至青年期发展为息肉。由于有发生癌的高危性，当今推荐的治疗方法是全结肠切除加直肠粘膜切除，回直肠吻合术。对 Peutz－Jeghers 综合征者不应施行预防性结肠切除术。

13．发生癌的危险性与腺瘤性息肉的大小及组织学类型之间有何关系？

小于 1cm 的息肉癌的危险性为 1%～10%，1～2cm 的息肉癌的危险性 7%～10%，大于 2cm 的息肉癌的危险性 35%～53%。60% 的绒毛性腺瘤性息肉大于 2cm，而 77% 的管状腺瘤性息肉检出时其直径小于 1cm。各种大小的管状腺瘤的恶性倾向均比绒毛状腺瘤小。管状绒毛状腺瘤性息肉各种大小均有中至低度的癌危险性。

14. 结直肠息肉如何诊断?

结直肠息肉体积增大之前患者很少有症状。便血经常发生且常为隐性的。为普查结肠息肉而做的便潜血检查其特异性(真正的阴性反应)为 40%,但敏感性(真正的阳性反应)仅为 30%。

结肠镜及可弯曲的乙状结肠镜为检出结肠息肉提供了最敏感的手段。结肠镜为金标准,但其价格昂贵,患者有不舒服的感觉,并有少数但很明显的危险。可弯曲的乙状结肠镜 60cm 长,能检出 2/3 的结直肠息肉。其检查的敏感性及特异性有赖于检查者的水平。有经验的内镜学家结肠息肉的检出率应达到 98%。钡灌肠(亦有赖于检查者的水平)对直径 5mm 或以上的息肉应用气钡双重对比技术其检出是非常准确的。干扰的问题常常是难以鉴别息肉和附着在粘膜上的小粪块。

我们建议对怀疑有息肉或高危因素的患者行结肠镜检查。已检出结肠(腺瘤性)息肉并已切除的患者仍有高危因素(约 2~3 倍),每 2~3 年至少应做一次内镜检查。

15. 哪些息肉应经内镜切除?

实际上所有在结肠及乙状结肠镜检查时发现的大于 3mm 的息肉都应切除。用导热的刀型装置将隆起性息肉在蒂基底部横切。息肉随后随内镜整块取出或经吸引装置吸出收集。对所有息肉进行病理检查是必要的,每一枚息肉应根据取材部位分装标记。

16. 经结肠镜息肉切除的成功率是多少?

实际上所有小于 2.5cm 的隆起性息肉可经内镜切除。大于此直径或非常短的蒂及广基的息肉或许可以用特殊的内镜技术切除。然而要特别警告避免引起穿孔的不适当的危险因素。广基及无蒂的息肉一般不能经内镜切除。从广基息肉,像绒毛状腺瘤处取的活检应严密观察。除非进行了病变的完整切除,否则不能肯定有无癌成分。

17. 内镜下息肉切除的并发症是什么?

内镜下息肉切除过程中发生穿孔的比例为1%或更少。出血发生率更多一些,然而,多数出血在息肉切除后能够自行停止。持续性出血需再检查并可试行息肉蒂部出血电凝。很少需要为控制出血施行剖腹探查。

18. 直肠绒毛状腺瘤的适宜治疗方式是什么?

通常直肠中和上1/3的绒毛状腺瘤体积大,累及环形肠管的实质部分。这类病变的最好治疗方式是低位前切除。位于直肠低位的病变可以局部切除,切除边缘要证实均为正常粘膜组织。如在切除的标本中发现了浸润性癌或绒毛状病变对局部切除来说体积过大只能做腹会阴联合切除术。有些绒毛状病变本身向后方骶骨侵润,此种情况下暴露直肠要切除尾骨或切断括约肌。要小心地保护好这些患者的正常直肠功能并广泛地切除病变区。高危患者小的绒毛状病变也可以用电灼或激光摘除。

19. 内镜切除的息肉有癌成分,其治疗是否恰当?

息肉内原位癌采用经内镜息肉切除(完整切除)是适当的治疗措施。此外,多数医生同意对分化好的没有血管或淋巴侵润且病变证实在息肉头部的侵润癌采用内镜切除这一适当的方式。

20. 息肉切除后追加结肠切除术的指征是什么?

内镜下息肉切除术后追加结肠切除术的指征包括①有淋巴或血管侵润的证据;②分化差的侵润癌;③腺瘤或腺癌切除不完全;④无蒂的腺瘤包含或不包含侵润癌。

21. 家族性息肉病的自然病史是什么?

通过对1000例以上的家族性息肉病患者资料的回顾性研究发现,本病的平均初诊年龄为34岁,诊断为结直肠癌的平均年龄为40

岁，平均死亡年龄为 43 岁。建议对家族性息肉病的患者在 25 岁以前施行结肠切除术。

22. 家族性息肉病的治疗措施有哪些？

治疗措施包括全结肠切除永久性回肠造瘘，全结肠切除限制性回肠造瘘（Kock 袋），经腹结肠切除保留直肠，经腹结肠切除回直肠吻合术，回肠袋肛门吻合术。

参考文献

1 Collins JA, Snow CF: Gastrointestinal polyps Sci Am Med 13(4): 1～6, 1986.

2 Cooper HS: Surgical pathology of endoscopically removed malignant polyps of the colon and rectum. Am J Surg Pathol 17: 613～623, 1983.

3 Ghazi A, Grossman M: Complications of colonoscopy and polypectomy. Surg Clin North Am 62: 889～896, 1982.

4 Hill MJ, Morson BC, Bussey HJR: Etiology of adenoma－carcinoma sequence in large bowel Lancet 1: 245～247, 1978.

5 Iwama T: The impact of familial adenomatous polyposis (FAP) on the tumorigenesis and mortality: lts rational treatment. Ann Surg 217: 101, 1993.

6 Kohler LW, Pemberton JH, et al: Quality of life after proctocolectomy: A comparison of Brooke, ileostomy, Kock pouch, and ileal pouch－anal anastomosis. Gastroenterology 101: 679～684, 1991.

7 Leavitt J, Klein I, Kendricks F, et al: Skin tags: A cutaneous marker for colonic polyps. Ann Intern Med 98: 928～930, 1983.

8 Macrae FA, St. John DJB: Relationship between patterns of bleeding and Hemoccult sensitivity in patients with colorectal cancers or adenomas. Gastroenterology 82: 891～989, 1982.

9 Shinya H, Cooperman A, Wolff WI: A rationale for the endoscopic management of colonic polyps. Surg Chin North Am 62: 861～867, 1982.

10 Webb WA, McDaniel L, Jones L: Experience with 1000 colonoscopic polypectomies. Ann Surg 201: 626, 1985.

11 Yashiro K, Nagasako K, Sato S, et al: Follow－up after polypectomy of colorectal adenomas. The importance of total colonoscopy. Surg Endosc 3(2): 87～91, 1989.

第五十节 肛管疾病

John H. Sun 医学博士

痔

1. 什么是痔?

痔是肛管内壁血管(静脉)的纤维肌性柱状组织。大部分柱状组织位于右前、右后及左侧。

2. 如何鉴别内痔和外痔?

外痔位于齿线以下,为外痔静脉丛的一部分。它们明显受神经支配且被覆鳞状上皮。内痔无感觉,在齿状线以上,由上及中静脉丛组成。通常被移行上皮及柱状上皮覆盖。

3. 内痔如何分类?

Ⅰ度内痔便后无痛性出血。Ⅱ度内痔排便时自行脱出,便后自行还纳。Ⅲ度内痔便后需用手将脱出物还纳。Ⅳ度内痔脱出物不能还纳。

4. 引起痔的原因是什么?

有许多有关痔发生的学说。Burkitt 认为发达国家低纤维高脂肪饮食与痔发生有关。测压试验已证实肛管高静息压与产生有症状的痔有关。食物中缺乏大体积纤维性成分使排便在弯曲处减慢,引起痔静脉充血及脱出。

5．如何治疗内痔？

Ⅰ度内痔用保守方法进行治疗，包括调整食物(提供纤维性成分)，通过该方法减少便秘及排便延迟。另外还要注意肛门卫生。Ⅱ度及Ⅲ度内痔可以用橡皮筋套扎、硬化疗法、红外线光凝固及痔切除疗法进行治疗。Ⅳ度内痔用痔切除术进行治疗。冷冻疗法、电凝疗法、侧方内括约肌切除疗法、Lord's 扩张术及激光痔切除术起一定的作用。

6．如何治疗外痔？

外痔没有形成血栓时不构成临床问题。位于肛缘的疼痛性肿块表明有血栓性外痔。不能单用通便的方法，因存在很高的复发率。局麻下切除是可选择的治疗措施。

肛　裂

7．什么是肛裂？如何诊断？

肛裂是肛管粘膜的线状缺损，起于远端至齿状线，其终端可环绕肛缘。典型的情况下，患者不排便时无临床症状。每一次排便的情况下疼痛及便血都会加重。通过典型的病史及体检时发现前后正中线的线状裂口而得出诊断。

8．引起肛裂的原因是什么？

肛裂的确切原因尚不清楚。慢性、间断性腹泻可能使肛管的直径减小，随后排便时可造成裂口。便秘可能造成大便排出时间及体积的改变，导致远端直肠和肛管的撕裂。肛裂经常见于产后期并与感染性肠疾病有关。内括约肌肥大对肛裂的延长有影响。

9．何时为手术时机？

手术指征包括复发性和非愈合性，严重、急性肛裂，狭窄性肛裂，肛裂合并脓肿或瘘。急性肛裂应采用保守治疗，包括提供纤维性食物及甾类化合物。

10．如何治疗肛裂？

治疗的焦点在于阻断内括约肌的功能。已经用放置乙状结肠直肠水囊的方法扩张，在侧方中点的位置进行括约肌切除是治疗肛裂的一项好的措施，可能获得良好的开关功能。将内括约肌在内括约肌沟与齿线之间横断，要避免损伤外括约肌。

肛管直肠脓肿和肛瘘

11．肛瘘与肛管直肠脓肿有何关系？

一半以上的肛管直肠脓肿与肛瘘有关。脓肿是继发于齿线隐窝处的感染。感染可以向内括约肌间隙扩散并向外传播至外括约肌，甚至向上达肛提肌。

12．什么是古得索尔（Goodsall）规律？

古得索尔规律预测肛瘘开口与窦道的关系。如果瘘口在直肠的后 1/2 处，窦道多在后中线处。如果瘘口在直肠的前 1/2 处，窦道垂直向齿线。这一规律对肛瘘判断的准确性达 95％ 。

13．直肠周围脓肿应如何处理？

直肠周围脓肿应切开引流。抗生素只用于那些免疫抑制的患者、糖尿病患者及有全身疾病的患者。脓腔应用细纱布轻轻填塞并经常更换。脓腔通常是窦道所在的位置。

14．什么是泄液线？

泄液线是放置在窦道内的线。它造成纤维性反应并促进愈合，降低便失禁的危险性。泄液线能够分 2～3 期逐渐横切括约肌，将高位瘘变成低位瘘。

肛管癌

15. 患肛管癌的原因是什么?

肛管癌患者有长期肛管直肠疾病病史,半数患者有湿疣、慢性肛瘘及肛裂。其他相关的疾病包括直肠周围脓肿,痔,免疫抑制状态及肛周瘙痒。

16. 如何诊断肛管癌?

大多数患者主诉轻度但持续性便血,有时伴里急后重、疼痛、腹泻。仔细检查肛缘、肛管、过渡带,确认出血的部位。取足够的活检标本进行病理诊断。

17. 什么是过渡带?

过渡带是指齿状线附近 8~12mm 的部分。此处包含立方状细胞,与泌尿系统内膜细胞相似。此带可能是泄殖腔膜的残留部分,发生泄殖源癌的危险性提高。此带还像直肠一样柱状细胞中散布一些鳞状细胞。

18. 肛管癌如何分期?

肛管癌根据原发肿瘤、区域淋巴结、转移情况(TNM 系统)进行分期。

Ti 侵袭前肿瘤;

T1 小于 2 cm;

T2 2~4 cm;

T3 直径大于 4 cm,肿瘤活动,无侵润迹象;

T4a 侵犯阴道;

T4b 侵犯其他器官;

N 淋巴结状态;

M 远处转移。

19．治疗肛管癌的措施是什么？

70年代中期以前肛管癌的治疗只能用正规的腹会阴联合根治术。5年生存率为50％。许多其他更扩大的手术方式并不能提高生存率。1974年，Nigro及同事报告了术前化疗和放疗试验（新佐剂疗法）的结果。他们惊奇地发现大多数患者不再有肿瘤的迹象。如今结合应用放疗（高至4500 cGY）及化疗（5－FU及丝裂霉素）5年生存率可望达到80％。

肛门瘙痒

20．什么是肛门瘙痒？其原因是什么？

肛门瘙痒是指肛门区受刺激导致不能抑制的搔抓。其原因通常为过度清洗肛门。肛周潮湿加重刺激。过度消耗饮料，如酒、奶、柑橘类饮料、含咖啡因饮料可以加重病情。感染及过敏在肛门瘙痒时起一定作用。

21．如何治疗肛门瘙痒？

（1）减少受累区创伤，避免用肥皂而选用婴儿用品。

（2）避免肛门区潮湿，用棉制品或纱布保持局部干燥。

（3）将抗生素软膏用在局部作为屏障，以免感染。

（4）避免过度消耗饮料。每日饮液体超过6杯对健康无益。

参考文献

1 Bauer JJ, Sher ME, et al: Transvaginal approach for repair of rectovaginal fistulae complicating Crohn's disease. Ann Surg 213:151～158, 1991

2 Bleday R, Pena JP, et al: Symptomatic hemorrhoids: Current incidence and complications of operative therapy. Dis Colon Rectum 35:477～481, 1992.

3 Nigro ND: The force of change in the management of squamous－cell cancer of the anal canal. Dis Colon Rectum 34:482～486, 1991.

4 Pescatori M, Interisano A, et al: Management of perianal Crohn's disease: Results of a multicenter study in Italy Dis Colon Rectum 38:121～124, 1995.

5 Romano G, Rotodano G, et al: A critical appraisal of pathogenesis and morbidity of surgical treatment of chronic anal fissure J. Am Coll Surg 178:600～604, 1994.

第五十一节　腹股沟疝

James Bascom 医学博士

1. "腹股沟"疝指哪三种疝?

腹股沟直疝、斜疝和股疝。

2. Francois Poupart, 一位法国外科医生和解剖学家(1616～1708年), 描述了一条韧带并以他的名字命名。Poupart 韧带的解剖名称是什么?

腹股沟韧带。此韧带是多数腹股沟疝修补的关键材料。

3. Franz K. Hesselbach, 一位德国外科医生和解剖学家(1759～1816年)描述了一个以他的名字命名的三角, 此三角为直疝的常见位置。构成 Hesselbach, 三角的三个边名称是什么?

此三角下缘为腹股沟韧带, 上缘为腹壁下血管, 内缘为腹直肌外缘。底为腹横筋膜。最初用 Cooper 韧带作为此三角的下缘, 但通常疝前缘到达的最低位置为腹股沟韧带, 因此现在以腹股沟韧带作为此三角的最下缘。随着用腹膜外材料进行疝修补的增加, Cooper 韧带再次显示出其作用并被作为解剖的标记。

4. Astley Paston Cooper 先生, 一位英国外科医生和解剖学家(1768～1841年)描述了一条以他名字命名的韧带。此韧带的解剖名称是什么? 用 Cooper 韧带进行修补的术式名称是什么?

Cooper 韧带的解剖名称为耻骨梳韧带。McVay Chester (1911

~1987)推广了 McVay 修补法。他与西北大学解剖学家 Barry Anson 教授一起证实了腹股沟区的现代解剖。

5. Antonio de Gimbernat，一位西班牙外科医生和解剖学家(1734~1816年)将他有趣的名字与陷凹韧带连在一起，此韧带为腹股沟内侧的一个开口。此开口是一个什么开口？什么疝从此开口突出？

股疝从此开口突出至股管。

6. 斜疝(尤其是儿童)和鞘膜积液与何种先天性异常有关？

有疝气的情况下，睾丸鞘膜突持续开放，使肠管下降入腹股沟管。当液体聚集并发生部分阻塞时即形成精索鞘膜积液。

7. 婴儿及儿童疝气的诊断标准是什么？

(1) 腹股沟、阴囊或阴唇有可复或不可复性肿物；

(2) 有体检时发现肿物的病史；

(3) 有被母亲见到肿块的病史；

(4) “丝绸征”(捻摸疝囊的两层壁尤如捻摸两层丝绸的感觉)；

(5) 直肠检查有时可发现钳闭现象。

8. 如何处理婴儿或儿童的嵌顿疝？

尽管以下4点说比做容易，但仍需努力。

(1) 使患者镇静；

(2) 将患者置于垂头仰卧位(Trendelenburg position)；

(3) 腹股沟区放置冰袋(用凡士林纱布包裹以免皮肤损伤)；

(4) 如不能自行还纳，患者又处于安静状态，可用手法轻轻地推拿还纳。

9. 嵌顿疝复位的成功率是多少？下一步如何处理？

约80%的儿童嵌顿疝可复位，成人的比例要低一些。尽管80%

~90%的腹股沟疝发生在男孩,大部分嵌顿疝却发生在女孩。疝应在嵌顿解除后几天内择期修补。20%的疝因持续嵌顿需立即手术。

10. 什么是 Bassini 修补术?

Bassini 修补将联合肌腱与腹股沟韧带缝合至内环。这一典型的术式 1887 年由意大利外科学会在热那亚介绍,改革了疝修补方法。直至最近,它仍是标准的修补方法。Edoardo Bassini(1844~1924 年)从医学院毕业后在为意大利独立而战的时候腹股沟区被刺伤,以囚犯的身份因粪瘘住院数月。

11. 用典型的 Bassini 法修补斜疝及直疝的复发率是多少?

50 多年的随诊结果显示:成人斜疝的复发率为 5%~10%,直疝的复发率为 15%~30%。

12. 哪种疝用 McVay 法耻骨梳韧带修补最有用?

股疝及直疝。

13. 什么是 McVay 疝修补术?

缝合从耻骨结节起连接腹横筋膜至耻骨梳韧带向上至股管的弓状缘。在此点从耻骨梳韧带至前方骨筋膜转折缝合 2~3 针,有效地关闭了腹管的内侧缘,缝合的最后点连接腹横肌弓状缘与前腹筋膜,缝线通常将腹股沟韧带与修补的上界、新的腹股沟内环和索状结构结合在一起。约 15 年以前,McVay 介绍放置一种网状补片并缝合固定,在它的周围,为同样的解剖结构。这种应用网片的方法与 Lichtenstein 修补法极为相似(见本节 17 题),除了对耻骨梳韧带利用不同外。

14. 什么是 Shouldice 修补术?

Shouldice 修补术由位于多伦多附近的 Shouldice 门诊推广。用

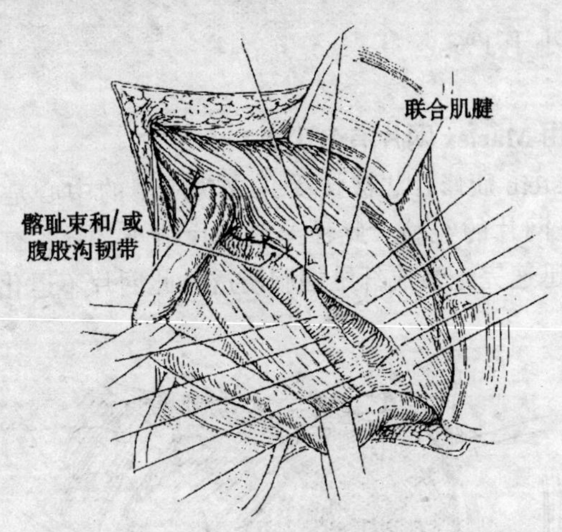

标准的右腹股沟疝修补用联合肌腱和腹股沟韧带

4 条连续缝线将腹横筋膜与联合肌腱叠盖或重叠。用 2 号细丝线，缝合束从耻骨结节至新的内环。要注意保护腹壁下血管。此术式使联合肌腱与腹股沟韧带束更加接近。

15．报道的 Shouldice 修补术复发率为多少？

1%——此为非补片法修补成人腹股沟疝报道的最低复发率。

16．Shouldice 修补术不适于哪类腹股沟疝？

股疝。

17．什么是 Lichtenstein 修补术？

Lichtenstein 修补术是用聚丙烯网状补片(Marlex)覆盖缝合在 Hesselbach 三角及直疝区。此方法由于将网片缝补在相应的位置而不像其他修补术牵拉韧带或组织，因此被认为是无张力的。网片的上缘紧紧包绕精索使其保持腹股沟管的正常结构位置。Lichtenstein 修补方法正迅速地成为成年人腹股沟疝修补最广泛应用的方法。据报道复发率小于1%。

18. 应用 Marlex 网片有何优点?

Lichtenstein 疝修补法被接受并成功应用的中心是发展并有了使用 Marlex 网片的经验。此种单丝网片结实、中性、抗感染。网片上的空隙可迅速完全被成纤维细胞浸透。此网片不退化,不排斥,不断裂。

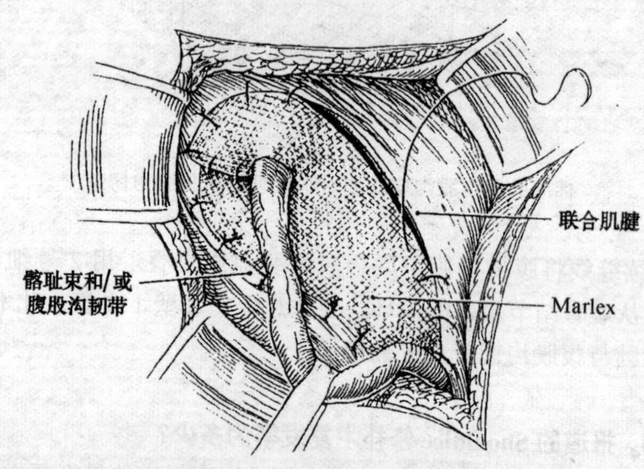

用 Marlex 网修补右腹股沟疝,用同样的结构
但不缝合在一起,故名"无张力"修补法

19. Lichtenstein 疝修补不适于哪种疝?
股疝。

20. 何种修补法适于股疝?

有几种不同的修补方法可以应用。网片可以塞子的形式插入并固定在出口处。可以应用 McVay 耻骨梳韧带修补术。可应用腹膜外入路 d 到达疝的部位,缝合或堵塞缺损处。从腹股沟韧带下方进入股环进行缝合修补或缝合表面片状结构的方法也可以应用。腹膜外入路在复杂性腹股沟疝及股疝修补中越来越多地被采用。

21．什么是腹膜外或 Stoppa 修补法？

腹膜外或 Stoppa 修补法在腹壁内侧腹膜与筋膜表面之间进行修补，不打开腹腔。由于解剖标志与腹壁外有很大不同，最初对习惯于腹壁外入路的外科医生是相当大的挑战。此方法适宜于有疤痕化解剖不清的复发疝，此种疝精索损伤及复发的危险性高，其他如大的疝及股疝也可经此入路修补。另外，腹腔镜疝修补从概念上讲也用同样的入路。

22．哪里是 Retzius 和 Bogros 间隙？为什么它们变得越来越重要了？

Retzius 间隙是耻骨与膀胱间的间隙，Bogros 间隙是腹膜与腹壁后面脐至耻骨梳韧带间筋膜与肌肉之间的间隙，此间隙向侧方至骼嵴。在开放性 Stoppa 修补或腹腔镜腹膜外修补时，Retzius 和 Bogros 间隙被显露用于放置补片或手术暴露。

23．精索周围腹股沟内环手术时应留多大？

约 5mm，较指尖小，比钳子尖大。

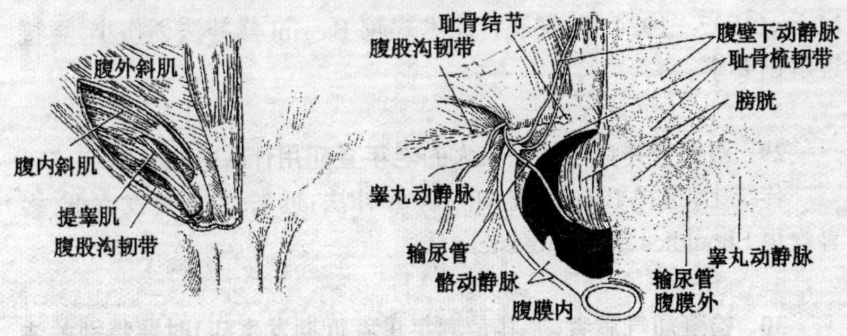

从腹股沟区及股区的前面观（左图）和后面观（右图）可见到不同的解剖标志。从后面观可明确见到腹壁下血管，膀胱及耻骨梳韧带等重要的解剖标记

24. 大的斜疝及腹股沟直疝通常欠缺什么筋膜?

腹横筋膜弱或变薄。

25. 股疝检查时可能和其他哪类腹股沟疝混淆?

腹疝可能与腹股沟直疝混淆,同为腹疝有位于腹股沟韧带侧面的趋势。

26. 嵌顿疝与绞窄性疝有何不同?

嵌顿疝:疝内容物血供仍是好的,但由于疝囊颈部粘连及狭窄使疝内容物嵌顿于疝囊内。

绞窄性疝:疝内结构如肠管或网膜由于疝囊颈部解剖缩窄失去了血供。疝内缺血组织呈坏疽的不同期变化,绞窄性疝是外科的急症。

27. 对无并发症的婴儿斜疝施行何种手术?

疝囊高位结扎术。

28. 对年轻人无并发症的斜疝施行何种手术?

适宜的术式包括高位结扎疝囊并在可能情况下缝合 1~2 针腹横筋膜收紧内环口。这是基本的 Marcy 方法,由 Henry Orlando Marcy(1837~1924 年)发展。此术式较 Bassini 修补法创伤小,更接近解剖要求。

29. 对无合并症但体积较大的老年直疝用什么术式?

传统上,选择 Bassini 或 McVay 修补法;近来,由于复发率低,多喜欢用 Shouldice 或 Lichtenstein 法。

30. 检查疝气患者(尤其是老年患者近期发生疝)**时要特别关注哪些器官系统?**

胃肠道、泌尿系统和呼吸系统应予以特别关注。要寻找引起压力升高的慢性原因,压力升高可导致疝形成,如果纠正了排便排尿困难,不寻常的咳嗽或呼吸困难,可能对患者术后恢复及减少疝复发都会大有益处。

31. 什么是滑疝?

滑疝是由于腹膜后器官(疝内容)突出至腹膜,器官本身及表面的腹膜构成疝囊的一部分。

32. 滑疝中能发现什么器官?

结肠、膀胱、盲肠、输卵管、阑尾、子宫(少见)、卵巢。

33. 疝修补术中术后常见并发症是什么?

术中并发症:

(1) 精索损伤,尤其是儿童患者的精索损伤;

(2) 精索血管损伤,导致睾丸的萎缩或急性坏死;

(3) 损伤髂腹股沟神经、生殖股神经和侧方股神经。

皮支(侧方股神经皮支是腹腔镜及腹膜外入路唯一易损的神经):股血管损伤。

术后并发症:

(1) 感染——有尿布疹或有肠管损伤或坏死者为高危者;

(2) 血肿——应及时解决;

(3) 神经损伤——神经不经常分离,随着时间推移可以改善。如果持续疼痛,用利多卡因(xylocaine)封闭,用于诊断及治疗;如果神经封闭不成功,可以考虑再探查从疤痕处游离神经或切除手术后的神经瘤。

34. 疝复发的常见部位是哪儿?

直疝复发的部位常是耻骨结节;斜疝复发在内环,其原因通常是缝合位置不好或无效缝合,其他可能的原因包括感染、组织薄弱、异常骨胶原生成、或手术缝线处张力过高。不管是否修补恰当及顺利愈合，中等张力下，单根线修补将使相当一部分患者手术失败，张力几乎总是造成手术失败。

35．疝修补术后患者应避免重体力活动多长时间？

几十年来标准的建议是6周时间，最近对Lichtenstein或经腹膜外Bassini修补术无6周时间限制，自身疼痛感觉的时间是限制时间的准确标准。

争　论

36．在解剖问题上有哪些观点？

问题是髂耻束。此束是Anson/McVay解剖描述腹股沟区的中心，也是McVay耻骨梳韧带修补的标记，虽然McVay修补术是由英国开始的，在英国的解剖课本上却无髂耻束。

联合肌腱一词，虽然常用，但许多人认为此词在解剖上不准确并造成误解。由腹内斜肌及腹横肌组成的联合肌腱是明显的，手术中可以单独或一起应用。由腹横肌肌腱及腹内斜肌肌腱的缘附着在耻骨结节及外侧处向上至内环的中点，在此点肌腱（组成）缩小，只有肌肉组织，并向侧上方至相应名称的肌肉。

陷凹韧带及髂耻束是否为股管的内侧缘尚存争议，折衷的位置是正常无牵拉的状态髂耻束是界缘，而存在疝（牵拉状态）陷凹韧带（Gimbernat's韧带）是界缘。手术时它是可以触到、可以见到的弯曲韧带，在有些股疝修补时应用。

37．关于手术问题有哪些观点？

植入网片（如在Lichtenstein修补时）引起的争论已因其优越性而结束，另一个争论与用腹腔镜进行疝修补有关，进一步的问题是腹内还是腹外植入网片。目前，多数外科医生接受腹腔镜腹膜外疝修补，虽然腹膜外入路用于修补复发疝、不同寻常的大疝气及难修补疝已被接受,腹膜外入路疝修补的指征仍得到明确规定。腹膜外入路用于修补股疝正逐渐增加。

修补应适于疝的情况,如疝的位置、大小、患者的年龄、一般状况、复发状态等应作为选择修补的参考因素。

参考文献

1 Cobb R: Inguinal hernias. In Morris PJ, Malt RA(eds): Oxford Textbook of Surgery. Oxford, Oxford University Press, pp 1399～1404.

2 Grosfeld JL: Groin hernia in infants and children. In Nyhus LM, Condon RE(eds): Hernia, 4th ed. Philadelphia, J. B. Lippincott, 1995.

3 Lichtenstein IL: The tension－free hernioplasty. Am J Surg 157: 188～193, 1989.

4 McVay CB, Anson BJ: Inguinal and femoral hernioplasty. Surg Gynecol Obstet 88: 473, 1994.

5 Nyhuus LM, Condon RE (eds): Hernia, 4th ed. Philadelphia, J. B. Lippincott, 1995.

6 Panos RG, Beck DE, Maresh JE, Harford FJ: Preliminary results of a prospective randomized study of Cooper's ligament versus Shouldice herniorrhaphy technique. Surg Gynecol Obstet 175: 315～318, 1992.

7 Schapp HM, van de Pavoordt HDWM, Bast TJ: The preperitoneal approach in the repair of recurrent inguinal hernias. Surg Gynecol Obstet 174: 460～464, 1992.

8 Stoppa RE: The preperitoneal approach and prosthetic repair of groin hernias. In Nyhus LM, Condon RE(eds): Hernia, 4th ed. Philadelphia, J. B. Lippincott, 1995.

9 Zimmerman LM, Anson BJ(eds): Anatomy and Surgery of Hernia. Baltimore, Williams & Wilkins, 1953.

第四章　内分泌外科

第五十二节　甲状旁腺机能亢进

Robert C. McIntyre 医学博士　R. Dale Liechty 医学博士

1. 甲状旁腺机能亢进的流行情况怎样?

在美国,每年大约有100 000新的甲状旁腺机能亢进(HPT, hyperparathyoidism)病人。原发性 HPT 每 500 位 40 岁以上的妇女中发生 1 例,每2 000男性中发生 1 例。

2. 甲状旁腺机能亢进有什么症状?

原发性 HPT 伴有骨痛、肾结石、腹痛、精神不振。三个最常见的症状是疲劳、神经衰弱和便秘。

甲状旁腺机能亢进的典型症状和征象

骨：　关节痛、骨质疏松、骨折
结石:肾结石、肾功能不全、多尿、烦渴
腹痛:胰腺炎、消化性溃疡病、便秘
精神不振:疲劳、虚弱、神经衰弱

随着多相生化扫描试验的广泛应用,发现很多病人有高血钙而无症状。

3. 高血钙的主要原因是什么?

住院病人中高血钙的最常见原因是转移性骨病。门诊病人中

HPT是高血钙最常见的原因，是住院病人的第2原因。原发性HPT和恶性病计90%的病人有高血钙。

高血钙的鉴别诊断

内分泌	摄入增加
甲状旁腺机能亢进	牛奶碱性综合征
甲状腺机能亢进	维生素D中素
阿狄森氏病	肉芽肿病
恶性病	类肉瘤病
骨转移	结核病
类肿瘤综合征	其他
实质性肿瘤(肺鳞状细胞癌)	家族性低尿钙高钙血症
恶性血液病(骨髓瘤	Thiazides
白血病、淋巴瘤)	锂

4．甲状旁腺机能亢进主要实验室的评估是什么？

血清钙升高(大于10.3mg/dl)只少测试2次。高钙血症，诊断HPT必须伴有甲状旁腺素升高(无损的)。约近80%的病人中，血清磷水平低而40%的病人中血清氯增高。氯磷比率大于33，提示为原发性HPT。HPT病人中碱性磷酸酶水平增高不常见，只见发生于晚期骨病。必须收集24h尿作尿钙排泄测定，以排除良性家族性低尿钙高血钙(FHH)。原发性HPT病人的24h尿钙大于200mg/d，而FHH病人的24h尿钙小于100mg/d。

5．甲状旁腺的胚胎学和解剖学的概念是什么？

上甲状旁腺起自第4腮囊的背部，沿甲状旁腺侧叶下行。下甲状旁腺起自第3腮囊背部，沿胸腺上行。正常腺体的平均重量为35～50mg。在大多数情况下，上甲状旁腺腺体位于甲状腺后方上1/2处，前面对着甲状腺下动脉，后面对着喉返神经。正常下甲状旁腺腺体可在甲状腺下极的侧面或后面找到。89%的病人中有4个腺体，有5个腺体的为8%，6个腺体的为3%，少于4个的为0%。

由于上甲状旁腺腺体移动的距离不远,因此它的所在部位比较固定。上甲状旁腺腺体最常见的异位部是食管后或上后纵隔。下甲状旁腺腺体异位较多见,它可异位到甲状胸腺韧带、胸腺、纵隔(胸腺外)、颈动脉鞘、甲状腺和未下降部的上颈部。

6. 甲状旁腺切除的指征是什么?

所有有 HPT 症状或血清钙高于正常 1~1.5mg/dl 的病人,必须作甲状旁腺切除。对治疗无症状但有少量(10.3~11.0mg/dl)血清钙升高的病人有争议。非手术治疗的病人,应密切内科监测,每 6~12 个月检查包括骨密度,肾功能和血清钙。

7. 有什么定位检查可用? 在什么时候用?

有经验的放射学专家可以确定 75%~85%的病例。无创的定位检查包括锝 99m 或锝 99m 铊闪烁摄影,超声,计算机断层摄像和磁共振扫描。有创性定位方法包括动脉造影、静脉血样。对单个不正常甲状旁腺,这些检查是非常精确的,但在增生性病例中,定位性方法可以产生误导。

因为有经验的外科医生能确定 95%的病人,而不需要做常规性的定位检查。对顽固或复发的 HPT,或既往做过甲状腺手术的病人,在再手术前都需做定位检查。其他的指征包括颈短胖的病人,和危险性高的老年人。

8. 原发性 HPT 的病理学是什么?

原发性 HPT 因是单个腺瘤者为 83%,增生 12%,2 个腺瘤者为 4%,癌 1%。在家族性 GPT 和多发性内分泌瘤综合征(MEN Ⅰ和 MEN Ⅱ)增生占统治地位。

9. 原发性 HPT 首次探查的外科策略有哪些?

在全部手术时间,手术野必须保持干净无血。在喉返神经区内的组织,不要钳夹或剥离,直到神经明确认出后。手术必须探查双侧。在1~2个腺体的外形基础上,很难将腺瘤性腺体与增生性腺体处别开来。因此,外科医生必须认出所有的4个甲状旁腺腺体。如果找到一个孤立的腺瘤和3个正常腺体,则切除腺瘤,取一个正常腺体做活检。用冰冻切片检查以证实该组织为甲状旁腺。如果4个腺体都增大(增生),则需作甲状旁腺次全切除,留下约50mg血液供应良好的甲状旁腺组织。残留部用不吸收缝线或钉书钉做一标记。作胸腺切除以除去胸腺额外的甲状旁腺增生的可能性。如果在正常外形的腺体内发现1个以上的增大腺体(双腺瘤),则应切除所有不正常腺体,用冰冻切片证实为甲状旁腺组织。腺体留于原位,如上述方法做一标记。对于MENⅠ或Ⅱ(增生)的病人,我们推荐做全甲状旁腺切除和胸腺切除和自体移植50mg组织于前臂。

10. 如果在通常部位找不到腺瘤应该怎样做?

如果在通常部位找不到腺瘤,每一个正常腺体都应做活检,并做上标记,不要切除正常的甲状旁腺。如果找到了3个正常甲状旁腺腺体,第4个未找到,外科医生应该明确失踪的腺体是上部的还是下部的甲状旁腺腺体。如果失踪的腺体是上部的,那它通常跌落到食管后或进入到后上纵隔。在这种情况,常出现的错误是没有进行足够的椎旁后筋膜的解剖。另一方面,如果失踪腺体是下部的,它的位置变化较大,因此,第一,应在甲状胸腺韧带中检查有无异位甲状旁腺腺体。通过颈部切口切除胸腺。如果腺瘤仍没有找到,可围绕甲状软骨解剖搜寻未下降的甲状旁腺。第二,应切开颈鞘并从外侧向颈静脉探查。最后在失踪甲状旁腺一侧的甲状腺叶上触摸有无结节。如果触摸到结节,应将其切下并作冰冻切片检查。这可能是一种甲状腺内甲状旁腺。如果未摸到结节,则应作盲目甲状腺叶切除。

胸骨劈开可作为首次探查的一部分。如果上面方法寻找甲状旁腺腺瘤失败,手术就得停止,并作一寻找腺体部位的图表作为将来参考。顽固性高血钙,表示需要进行定位。

11. 原发性 HPT 手术结果是什么?

原发性 HPT 第一次手术对有经验的外科医生说来,其预期治愈率为 95%。甲状旁腺切除后,骨密度和肾功能,在有症状病人中可改善 60%~80%。在无症状的病人中,尿钙和脱氧吡啶水平降低。极少数病人发作肾结石、痛风、和消化性溃疡疾病。甲状旁腺切除后,也显示出有延长原发性 HPT 病人寿命的情况。

12. 甲状旁腺切除术的并发症是什么?

永久性喉返神经损伤发生率在 1%以下;暂时性神经麻痹发生率在 3%。骨饥饿综合征可导致 40%的病人暂时性低血钙,但永久性甲状旁腺机能低下的发生率仅 3%。手术前碱性磷酸酶水平上升,可以预料病人手术后会有低血钙的感觉。

13. 什么低血钙的体征在病人手术后应估计到?

Chvostek 氏征,是由轻拍面神经干引起的面肌痉挛。Trousseau 氏征,是由用血压计袖套阻断肱动脉 3min 引出腕痉挛。

14. 低血钙的病人将怎样治疗?

病人由甲状旁腺机能低下出现手足搐搦需要急诊治疗。经静脉注射钙以防止喉喘鸣和抽搐;10%葡萄糖酸钙(每 10ml 含 90mg 成分钙)10~20ml 于 1~2min 以上的速度注入,直到症状消除。钙的水平维持在 7.5~9mg/dl 为适当。口服钙剂应越快开始越好,以碳酸钙 1~5g/d 分服。枸橼酸钙对有肾结石病人更适用,因为枸橼酸盐可预防肾结石。在大多数病人,维生素 D 制剂可增加小肠吸收钙,可给钙三醇(罗钙全)0.25~5μg/d。

15. 如何定义顽固性或复发性甲状旁腺机能亢进?

长期血钙正常被判定为手术成功的标准。手术后 6 个月内高血钙症者被判定为顽固性甲状旁腺机能的亢进。6 个月后维持高血钙症者被判定为复发性甲状旁腺机能亢进。

16. 对顽固性或复发性甲状旁腺机能亢进病人的处理策略是什么?

首先要重新检查病人,保证高血钙是因为原发性 HPT 而不是某些其他疾病。排除病人家族性低尿钙高血钙,这不是再手术的理由。其次,检查病人保证 HPT 的严重度,是再次治疗的根据。以前的手术记录和病理报告应重新复看,以帮助制定再次治疗计划。全面使用定位检查。在再探查前,所有病人都应作声带功能测定。

第 2 次颈部探查可经原切口进入。由于颈前肌群常与甲状腺粘连,经胸锁乳突肌与颈前肌群之间平间的侧切口,可以用做代替常用的正中切口。根据阳性的定位检查或回顾确定失踪腺瘤的部位。如果找到了腺瘤,分离不要太广。

另一种再探查方法是甲状旁腺组织血管造影部分切除术,特别对纵膈腺瘤更有用,它可避免正中劈开胸骨。它的做法是将离子造影剂,经过动脉插入导管楔形进入充盈血管。

17. 谁第一个做甲状旁腺切除术?

Felix Mendl 于 1925 年,在维也纳 Hochenegg 医院进行了第一例成功的甲状旁腺切除。他的病人叫 Albert, 34 岁,有轨电车售票员,他因严重的囊性纤维骨炎而不能工作。

18. 谁是 Martell 船长?

美国商船上的一位官员。Martell 船长,是第一位因原发性 HPT 在美国进行外科手术的病人。进行性的 HPT,使他变成一驼背,从 6ft 减到 5.6ft。7 次手术后腺瘤最终从纵隔内切除,然而船长死于慢性肾功能衰竭。

参考文献

1 Clark OH: Asymptomatic hyperparathyroidism: Is parathyroidectomy indicated. Surgery 116:947～953, 1994.

2 Irvin GL, Prudhomme DL, Desario GT, et al: A new approach to parathyroidectomy. Ann Surg 219:574～581, 1994.

3 Kaplan EL, Yashiro T, Salti G: Primary hyperparathyroidism in the 1990's. Choice of surgical procedures for this disease. Ann Surg 215:300～317, 1992.

4 Liechty RD, Weil R: Parathyroid anatomy in hyperplasia. Arch Surg 127:813～816, 1992.

5 McIntyre RC Jr, Kumpe DA, Liechty RD: Re－exploration and angiographic ablation for persistent and recurrent hyperparathyroidism. Arch Surg 129:499～505, 1994.

6 Roe SM, Burns RP, Graham LD, et al: Cost－effectiveness of preoperative localization studies in primary hyperparathyroid disease. Ann Surg 219:582～586, 1994.

7 Shaha AR, LaRosa CA, Jaffe BM: Parathyroid localization prior to primary exploration. Am J Surg 166:289～293, 1993.

8 Wei JP, Burke GJ, Mansberger AR: Preoperative imaging of abnormal parathyroid glands in patients with hyperparathyroid disease using combination Tc－99m－pertechnetate and Tc－99m－sestamibi radionu－clide scans. Ann Surg 219:568～573, 1994.

第五十三节　甲状腺机能亢进

Robert C. McIntyre 医学博士

1. 什么是甲状腺机能亢进的症状和体征?

甲状腺机能亢进的主要症状包括神经方面的、疲劳、心悸、运动性呼吸困难、体重减轻、怕热、易怒、震颤、肌肉无力,妇女月经量减少,失眠、多汗、大便次数增加,食欲改变,畏光、眼刺激,复视、视力改变和甲状腺肿大。体格检查:包括测量体重、身高、脉搏、心律、血压、甲状腺大小、近端肌肉软弱、震颤、眼征和皮肤(胫骨前粘液水肿)。

2. 甲状腺机能亢进的原因是什么?

甲状腺机能亢进最常见形式是 Graves 病(90%),它是因为产生促甲状腺激素受体——刺激抗体。在中老年病人中，10％的甲状腺机能亢进是 Plummer 病（毒性结节甲状腺肿），由正常反馈调节的功能性独立结节引起。

甲状腺机能亢进不常见形式包括，甲状腺炎（亚急性、静止的、产后的）。炎症导致甲状腺素和三碘甲状腺氨酸释放增加。医原性甲状腺机能亢进，是因为过多给予甲状腺素或三碘甲状腺氨酸。

甲状腺机能亢进罕见原因包括新生儿甲状腺机能亢进，垂体促甲状腺激素——分泌瘤，外生性碘和人为的疾病。非常罕见的原因有甲状腺癌、绒毛膜癌、囊状痣，胚胎性睾丸癌和甲状腺肿样卵巢瘤。

3．甲状腺机能亢进应当怎样检查？

怀疑甲状腺机能亢进，应测定促甲状腺激素和总或游离甲状腺素来确定。低血清促甲状腺激素，高血清甲状腺素可确定是甲状腺机能亢进。如果血清甲状腺素水平正常，三碘甲状腺氨酸水平高，表示为三碘甲状腺氨酸中毒。三碘甲状腺氨酸水平正常，可排除甲状腺机能亢进。血清促甲状腺激素水平正常，几乎可以完全排除甲状腺机能亢进，除非极少数罕见病人伴有促甲状腺激素——产生于垂体瘤。

在血清甲状腺素结合球蛋白增加的情况下，血清总甲状腺素可以增高。这种发现发生在妊娠妇女、雌激素治疗的病人和有遗传增加甲状腺素结合球蛋白病人。

毒性结节甲状腺肿，是靠放射性核素扫描来证实，它显示摄入到单一甲状腺结节内，或不均的摄入到几个功能亢进结节内。在甲状腺炎中，显示低或缺乏摄取放射性碘。

4．甲状腺机能亢进有哪3个治疗选择？

抗甲状腺药物，放射性碘和手术。

5．什么药是治疗甲状腺机能亢进最好的药？他们的作用机理是什么？

甲亢平，他巴唑(甲亢平的速效代谢物)和丙基硫氧嘧啶是治疗的主要药物。治疗的目标是在放射性碘或手术治疗前，减轻 Graves' 病或达到甲状腺机能正常。所有这三种药都是抑制碘有机化和碘化甲状腺氨酸结合。丙基硫氧嘧啶还抑制周边甲状腺单碘化到三碘甲状腺氨酸。所有这三种药，都能降低血清促甲状腺激素受体抗体的浓度和增加抑制 T 细胞活动性，因而它们可能有免疫抑制作用。治疗开始时，用地巴唑每日 10～20mg 或丙基硫氧嘧啶 75～100mg 每日 3 次。剂量在治疗 4～6 周后，病人表现出临床和生化有改善时可以减量。治疗一般维持 1～2 年。必须注意病人的药物副作用，包括皮疹、瘙痒、粒细胞缺乏症、肝炎、胆汁郁积性黄疸和狼疮样综合征。

β-肾上腺能拮抗剂，可改善疾病的体征和症状。它应单独用，除非是在放射碘治疗或手术前短期使用。纳多洛尔(80mg/d)或阿替洛尔(50～100mg/d)是最常用的药物。

碘，如 Lugol's 液(5％碘和 10％碘化钾加水每日 0.1～0.3ml)或碘化钾(60mg/d3 次)以抑制甲状腺激素的释放，是手术前准备短期治疗。放射性碘治疗后促进激素水平降下是对甲状腺危象的最有用药。

6．药物治疗的结果怎样？

在抗甲状腺药物治疗期间，长时期缓和 Grave's 甲状腺机能亢进的发生率为 10％～75％。停止治疗后，复发最常见于最初 6 个月，但也可能发生于几年后。

7．什么是放射碘治疗的指征和目的？

放射碘是最普通形式的疗法，它选用于抗甲状腺药物治疗后复发的治疗。放射碘治疗的目的是破坏足够的甲状腺组织。在治疗甲状腺机能亢进时，应保留足够的甲状腺组织以避免甲状腺机能低下。

8. 什么是放射碘治疗方案?

放射碘的常用剂量是 5～10cm。如果甲状腺机能亢进未治愈,在 6 个月内应重复一次。有些人喜欢在初次用高剂量(15mCi)绝大多数病人治疗前用抗甲状腺药物治疗。放射碘治疗必须停用抗甲状腺药 3～4d,放射碘治疗后再继续用抗甲状腺药 3～4d。

妊娠是绝对禁忌证。生育年龄的妇女,在放射碘治疗前要做妊娠试验,并应避免在治疗后 6 个月内怀孕。放射碘可恶化眼病,因此,有些人建议,先用药物治疗,待眼病改善后再行放射碘治疗。

9. 什么是放射碘治疗的结果?

治疗几个月内不能使甲状腺功能达到正常。一旦甲状腺机能达到正常,甲状腺机能亢进的复发极少。甲状腺机能低下是唯一的严重副作用,与剂量有关,其发生率每年为 2%～3%,10 年为 50%,25%全部。

10. 什么是甲状腺机能亢进治疗中甲状腺切除的指征?

甲状腺切除治疗的选择:①妊娠妇女,药物治疗她有困难;②大甲状腺肿和低放射碘摄入;③儿童;④固执的病人;⑤甲状腺结节怀疑为癌;⑥压迫气管食管者;⑦有眼病的病人;⑧美容考虑。

11. 病人需要做怎样的手术准备?

所有甲状腺机能亢进的病人,手术前都要使甲状腺变为正常甲状腺,病人可仅用他巴唑治疗;单用 β-肾上腺能拮抗剂或两药中的一种与碘化钾合并治疗。

12. 什么是甲状腺扩大切除术?

对 Graves'病有两种手术选择,双侧甲状腺次全切除或一侧甲状腺全叶切除,对侧叶次全切除。这两种方法的不管哪一种,治疗目标是保留血运良好的甲状腺组织 4～8g。在 Plummer's 病,对单侧病变行叶切除或部分甲状腺切除。对多发性病变对侧加次全甲状腺切除。

13．手术后甲状腺机能减低的发生率什么样？

永久性甲状腺机能减低发生率在第一年内为5%；25年为30%。

14．什么是毒性结节甲状腺肿最适合的治疗？

由毒结节甲状腺肿引起的甲状腺机能亢进是永久性的，没有自行减退的。抗甲状腺药物不适合长期治疗。放射碘治疗是最普通的治疗方式。大剂量（10～50cm）对持久性甲状腺机能亢进的危险很小。这类病人趋势向于老年和有明显的甲状腺机能亢进的心血管症状。

15．什么是甲状腺炎引起的甲状腺机能亢进的适合治疗？

如果病人甲状腺区疼痛和压痛，应怀疑亚急性甲状腺炎。由其引起的甲状腺机能亢进通常症状轻而时间短（几周）。可用β-肾上腺能拮抗剂和水杨酸盐或糖皮质素治疗。可能发生甲状腺机能减低，但一般不持久。

16．什么是甲状腺危象的适合治疗？

甲状腺中毒危象可用抗甲状腺药物（丙基硫氧嘧啶100mg口服或塞肛门内6h一次）治疗。碘化钾（口服或静脉）可与丙基硫氧嘧啶合用。β－肾上腺能拮抗剂（心得安2～5mg静脉注射4h一次）可控制危象的心血管症状。

17．谁做第一次甲状腺切除术？

Johann von Mikulicz-Radecki于1885年，做第一次甲状腺切除术。

18．哪位外科医生，对他的甲状腺疾病工作获得诺贝尔奖金？

Theodor Kocher于1909年获得诺贝尔医学奖。他的成就是描述甲状腺机能亢进的治疗和通过手术纠正。他成功地将甲状腺切除的高死亡率降低到低于1%。他的最重要成就是描述手术后甲状腺机能减低,即甲状腺缺乏恶病质。

参考文献

1 Franklyn JA , Daykin J , Drolc Z, et al: Long - term follow - up of treatment of thyrotoxicosis by three differ - ent methods. Clin Endocrinol (Oxf)34:71～76, 1991.

2 Franklyn JA: The management of hyperthyroidism. N Engl J Med 330:1731～1737, 1994.

3 Patwardhan NA, Moroni M, Rao S, et al: Surgery still has a role in Grave's hyperthyroidism. Surgery 114:1108～1113, 1993.

4 Singer PA, Cooper DS, Levy EG, et al: Treatment guidelines for patients with hyperthyroidism and hypothyroidism. JAMA 27:808～812, 1995.

5 Surks MI, Chopra IJ, Mariash CN, et al: American Thyroid Association guidelines for use of laboratory tests in thyroid disorders. JAMA 263:1529～1532, 1990.

第五十四节　甲状腺结节和癌

Robert C. McIntyre 医学博士　R. Dale Liechty 医学博士

1. 甲状腺结节和癌的发病率是多少?

甲状腺结节的发生,与年龄、性别和颈部放射线照射史有关。甲状腺结节的发生率随年龄的增长而增加。女性比男性多4倍。受放射线照射后,每年结节的发生为2%,25年时达到高峰。超声检查的发现率比手术或尸检多10倍,体格检查发现真正单个结节的在50%以下。

据报告,美国每年甲状腺癌的新病例约为12 000例。因甲状腺癌死亡为1000人。在尸检甲状腺检查中,甲状腺癌高达35%,包括看不见的乳头状癌(小于1.5cm)。

2. 区别单个和多个甲状腺结节的重要性是什么？

多发性甲状腺结节考虑为良性的，除非感到怀疑癌(质硬、生长快、颈淋巴结肿大，喉返神经麻痹)。单个甲状腺结节，更偏向为恶性的。

3. 怎样鉴别诊断甲状腺结节？

甲状腺结节的鉴别诊断

腺瘤	囊肿
大滤泡(胶质状)	结节性甲状腺肿以
小滤泡(胎儿型)	结节为主
胚胎型	其他
Hürthle 氏细胞瘤癌	炎症性疾病(如桥本甲状腺炎)
乳头状	发育不正常
滤泡状	
髓样	
退行发育	
淋巴瘤	

4. 病史和体格检查的什么特征，是癌的高危性？

老年和幼年发生甲状腺结节，极大可能是癌性肿瘤，尤其是男性。肿瘤生长加快和局部有侵润，恶性的可能性上升，但这类症状罕见。有甲状腺髓样癌、乳头状癌和家族息肉病(Gardner's 综合征)家族中，癌的危险性增加。

坚硬、孤立结节的病人中，癌的发现比多发结节的病人更多见。结节与附近结构粘连固定，声带麻痹，淋巴结肿大，同样与恶性危险性增加有关。

5. 甲状腺结节的病人做什么合适的实验检查？

甲状腺刺激激素(TSH)血清浓度的测定，是唯一常规需要的生化试验，用以识别意料以外的毒性甲状腺肿。在怀疑有甲状腺髓样癌的病人应测定血清钙。在未知髓样癌病人中,应该测定血清钙,24h 尿内儿苯酚胺及其代谢产物,在甲状腺切除前除外多发性内分泌肿瘤。

6. 哪一个检查能最好的预示需要手术治疗?

最好预示需要手术的检查是细针抽吸(FNA)检查。FNA 提供的标本有三个可能结果:良性、可疑和恶性。报告的准确范围在 70%~97%,取决于做活体检查人的经验和细胞学家对它的解释。FNA 是诊断乳头癌,髓样癌和分化不良癌最可靠方法。它最差的可靠性是鉴别良性与恶性滤泡和 Hürthle 细胞瘤。在有经验者的检查中,总的正确性超过 95%。当 FNA 发现癌,它 99%是正确的(假阳性率 1%);当 FNA 标本是良性的,癌的存在率为 4%(假阴性率 4%),FNA 怀疑,20%~30%的结节为恶性。

7. 在甲状腺结节的诊断中还有什么有用的其他检查?

用同位素碘(最常用)或锝放射核素甲状腺检查是经常应用的,但鉴别恶性和良性结节不能依靠它。在 FNA 的结果不能确定的病人中,扫描检查可能有用,因为高功能性结节常常几乎是良性的。

超声检查将结节分类为囊性,实性,或混合性。超声可测量结节的大小。超声检查还可用于确定体格检查查出单个结节的病人是否存在其他结节。它对随访观察结节的大小特别有用。像放射核素扫描一样,超声检查不能区别结节是恶性还是良性。

8. 单个甲状腺结节,是否要用甲状腺素抑制 3~6 个月,以确定是良性还是恶性?

多数结节在短期内改变很小。在一组 74 例胶质结节病人中,13%体积变小;22%结节消失;46%无变化和 19%增大。甲状腺素治疗研究显示,在单个结节病人中,甲状腺素治疗并不优于安慰治疗。多数结节的体积无改变,15%~30%的体积缩小,少数有增加。

另一方面，据报道，甲状腺素治疗能减小恶性结节的体积。FNA 仍是唯一的最好的决定需要手术的检查。

9. 甲状腺癌有哪些类型和分配？

乳头状	70%	髓样癌	5%
滤泡状	15%～20%	分化不良和淋巴瘤	5%

10. 什么是甲状腺手术的格言？

下面是著名的 Clark 格言：

(1) 手术野必须保持清洁干燥；

(2) 喉返神经区域内的组织不要割断或钳夹，直到最后验明神经；

(3) 每个甲状旁腺都应处理，即使是唯一的功能腺。

(4) 如果怀疑为恶性，手术应该像癌一样做。

11. 对单个甲状腺结节，什么是最小范围的甲状腺切除术？

手术的目标是切除所有的肿瘤组织灶和任何能扪及的腺病。除甲状腺峡部的小结节外，对可疑恶性结节，最小的切除范围应该是全叶切除包括峡部，避免剜出术。冰冻切片已确诊为乳头状，髓样和分化不良癌，冰冻切片比 FNA 更进一步证明为滤泡状癌和 Hürthle 细胞癌，最小切除范围是峡部加叶切除。功能性毒结节可以做部分叶切除，因为它通常是良性的。如果病变大，最好做全叶切除。

12. 甲状腺炎结节什么形式最常见？

甲状腺结节最常见的炎症性疾病包括桥本氏甲状腺炎，恶急性甲状腺炎和 Reidel 甲状腺肿。这些情况通常不需要手术，甲状腺切除适用于局部症状或不能除外癌时。

13．甲状腺癌外科治疗怎么做？

除青年人的小癌外，甲状腺癌必需用近似全部或全部甲状腺切除治疗。分化良好的肿瘤(小于等于2cm)和无明显淋巴结肿大或甲状腺外疾病的病人，叶切除加峡部切除，是合适的治疗。多灶性甲状腺癌，行甲状腺全切除，术后用放射性碘诊断和治疗转移性疾病。颈淋巴结肿大应该切除和冰冻切片检查。如果证明是转移，应作中央颈扩清。对髓样癌病人应嘱中央颈扩清。如果颈外侧触到淋巴结，用延长Kocher绕颈切口，外侧到斜方肌前缘(McFee扩大术)的切口作改良颈扩清。“采果样摘除”可导致区域复发率增加，应避免使用。

14．甲状腺的动脉供应和静脉引流是怎样进行的？

供应甲状腺的血来自上甲状腺动脉和下甲状腺动脉，偶尔，中线的甲状腺血液供应来自起自主动脉弓的甲状腺最下动脉。上甲状腺动脉是颈外动脉的第一根分枝，下甲状腺动脉起自甲颈干。三根大静脉是上、中、下甲状腺静脉，上、中甲状腺静脉引流入颈内静脉，而下静脉引流入无名静脉。

15．喉返神经解剖怎样进行？

右侧喉返神经起自迷走神经，绕过右锁骨下动脉。左迷走神经发出左喉返神经并绕过主动脉。喉返神经斜行经过颈上行，通常在气管食管沟内。神经在颈下部较外侧而在它上升过程中则靠内。右侧神经行向比左侧更斜，偶尔，喉返神经在进入喉之前分枝，左侧更多见。运动纤维常常在更内侧枝。在1%病人中，右喉返神经不回返而从外上方向进入颈。

16．损伤喉返神经有什么欠缺后果？

损伤一侧喉返神经，可致声带麻痹，引起发音无力，声音嘶哑。损伤两侧喉返神经造成双侧声带麻痹和气流阻塞，必须气管切开，喉返神经损伤发生在甲状腺切除术中为1%～2%。

17. 描述喉上神经的解剖和损伤后发生的欠缺

喉上神经从喉外神经发出,向中间行走到甲状腺上极血管进入环甲肌。这是运动神经,增加声带张力发高音调。喉内神经提供感觉,进入喉后侧,位于甲状软骨上方。损伤该神经导致声音无力,声音低下,缺乏共鸣,病人还可有送气音的问题。

18. 甲状腺切除还有什么其他大的并发症?

永久性甲状腺机能减低。永久性甲状旁腺机能减低发生在甲状腺切除中为1%～2%。

19. 分化良好的甲状腺癌手术后有什么治疗?

这种病人无疑有危险因素,手术后应该用放射性碘(I－131)治疗。高危因素包括出现远区疾病,老年(大于45岁),男性,局部直接侵入。所有分化良好的甲状腺病病人,应该用左旋甲状腺素(Synthroid)治疗,0.2～0.5μu/ml以抑制血清TSH水平。非常明显显示,术后用这一治疗,减低了癌的复发。降低复发并不是表现在搬运生存优点。

20. 分化良好的甲状腺癌治疗后应该如何随访病人?

年轻人,低危病人,颈部体格检查每6个月一次共2年,以后一年一次。在高危病人要密切随访,包括血清甲状腺球蛋白水平测定,此外,反复颈部检查。虽然血清球蛋白在随诊中有用,但它需要与诊断性放射性碘扫描合用去发现复发疾病。

触诊或超声发现颈部有复发疾病,应当再次手术,如果手术能做,并发症低。远处的复发病如果转移病吸收碘,可用放射性碘治疗。

参考文献

1　Cady B, Rossi R: An expanded view of risk－group definition in differentiated thyroid carcinoma. Surgery 104:947～953,1988.

2 Hay ID, Grant OS, Taylor WF, McConahey WM: Ipsilateral lobectomy versus bilateral lobar resection in papillary thyroid carcinoma: A retrospective analysis of surgical outcome using a novel prognostic scoring system. Surgery 102:1088～1095,1987.

3 Maxon HR, Smith HS: Radioiodine 131 in the diagnosis and treatment of metastatic well differentiated thyroid cancer. Endocrinol Metab Clin North Am 19:685～718,1990.

4 Mazzaferri EL: Papillary thyroid carcinoma: Factors influencing prognosis and current therapy. Semin Oncol 14:315～332,1987.

5 Mazzaferri EL: Management of solitary thyroid nodule. N Engl J Med 328:553～559, 1993.

6 Ozta M, Suzuki S, Miyamoto T, et al: Serum thyroglobulin i'n the follow－up of patients with treated differ－entiated thyroid cancer. J Clin Endocrinol Metab 79:98～105,1994.

7 Ridgway EC: Clinical evaluation of solitary thyroid nodules. In Braverman LE, Utiger RD (eds): Werner and Ingbar's the Thyroid: A Fundamental and Clinical Text 6th ed. Philadelphia, J.B. Lippincott, 1991, pp1197～1203.

第五十五节　外科性高血压

Thomas A. Whitehill 医学博士

1. 外科能纠正的高血压原因是什么?

肾血管性高血压

嗜铬细胞瘤

柯兴氏综合征

原发性醛固酮增多症(Conn's综合征)

主动脉缩窄

单侧肾实质病

外科性高血压的全部发病率,为所有高血压病人中的6%～8%。

2. 哪一种最常见?

肾血管性高血压。虽然肾血管性高血压,在舒张期血压升高的病人中的总发生率小于10%,但中度或严重舒张期高血压,可能由肾动脉闭塞性病引起的可达5%~25%。嗜铬细胞瘤,醛固酮增多症,柯兴氏综合征和主动脉缩窄,各占所有高血压病人的0.1%左右。

3. 什么是肾血管性高血压最常见的原因?

动脉粥样硬化是最常见的原因(70%)。男性2倍于女性。第2个最常见的原因是纤维肌肉发育异常(20%~25%),它不变的只侵犯女性。它有很多病理学亚型,最普通的是中层纤维发异常(85%)。第3是发展中的肾动脉狭窄(5%~10%),它常常与神经纤维瘤病和腹主动脉缩窄相关联。

4. 什么临床情况支持可疑肾血管性高血压的追踪调查研究?

肾血管性高血压,临床上没有特殊病征的特征。下列的发现,有力提示存在肾动脉狭窄的病变。

(1) 上腹或侧腹听到收缩期或舒张期杂音。

(2) 首次出现舒张期血压高于115mmHg,或先前诊断为原发性高血压突然恶化。

(3) 很年轻病人的高血压,或50岁以下的妇女。

(4) 50岁以后很快发作严重的高血压。

(5) 恶性高血压。

(6) 高血压抗常用的内科治疗。

(7) 开始用抗高血压药(特别是血管紧张素转换酶[ACE]抑制剂)后,肾功能恶化。

5. 什么是诊断肾血管性高血压的最好试验?

主动脉造影术或选择性肾动脉造影术,是手术前最精确的诊断方法。它能将肾动脉疾病的解剖形状明确的显示出来。在很多实例中,血液动力学和病变的重要功能,可被存在的侧枝血管包绕狭窄部而显示出来。

补偿性功能研究,证明存在肾素依赖性高血压。在有肾动脉疾病重大可疑的病人,应该进行补偿功能研究。经选择性插管,从肾静脉和下腔静脉采取静脉血标本是非常可靠的。肾静脉肾素比率(RVRR)和肾—全身肾素指数(RSRI)在分别评估一侧疾病和双侧疾病的重要上很有用。

高血压的尿路造影术、同位素肾造影术,和分肾功能研究没有足够的灵敏性或诊断肾血管性高血压的特效性。双重超声造影将来很有希望。

6. 什么是肾素-血管紧张素-醛固酮轴?

肾素是肾脏近肾小球器释放的,是近肾小球器对肾皮质输入小动脉灌注压改变的一种反应(肾皮质输入小动脉灌注压小到10mmHg梯度穿过狭窄的肾动脉则激发释放肾素)。肾素作用于局部,而在全身循环内的是肾素基质,一种无血管作用的由肝内产生的α_2-球蛋白(血管紧张素原或高压素原)形成血管紧张素Ⅰ。血管紧张素Ⅰ被酶分裂,由血管紧张素转换酶在肺循环产生血管紧张素Ⅱ。血管紧张素Ⅱ是一种强力的血管加压剂,可引起肾血管性高血压血管收缩的物质。通过一程肺循环,约90%的血管紧张素Ⅰ转变为血管紧张素Ⅱ。血管紧张素Ⅱ也促肾上腺产生醛固酮,和继之储钠溜水,这个过程建立了肾血管性高血压的容量成分。

7. ACE 抑制剂是怎样工作的?

ACE是一种肽二肽酶,它催化血管紧张素Ⅰ转换为血管紧张素Ⅱ。直接抑制ACE,降低血管紧张素Ⅱ的浓度可导致降低血管加压素活力和醛固酮分泌。排除血管紧张素Ⅱ——负反馈于肾素分泌,导致血浆肾素活力增加。

在临床研究中,在单侧或双侧肾动脉狭窄的高血压病人中,病人接受ACE抑制剂,发现20%的病人血内尿素氮和血清肌酐增高。

这个观察常常揭开临床上未被怀疑的肾血管性高血压。

8. 肾血管性高血压应该用内科治疗还是外科治疗?

虽然前瞻性随机的药物和手术治疗的对照研究还没有发表,但大多数临床医生在处理肾血管性高血压病人中,喜欢外科治疗和经皮经腔肾血管形成(PTRA, percutaneous transluminal renal angioplasty)超过药物治疗。

9. 什么时候肾血管性高血压应该用 PTRA 治疗?

纤维肌肉发育不良狭窄,90%的病人能够用球囊导管打张。复杂的发育不良疾病伴有节段性血管受犯者,经皮扩张术最好避免,因为有割破和血栓形成的危险。这类病人约占 20%。

动脉粥样硬化狭窄 PTRA 常常不成功,因为无法扩张来自广泛主动脉疾病溢出的斑块,这因素说明了有限性(约 60%)。初期动脉粥样硬化病变 PTRA 成功的病例中,一年总的有益率只有 40%,因为狭窄疾病复发,特别是在入口的病变。

10. 在病史体检中发现什么,应怀疑嗜铬细胞瘤?

嗜铬细胞瘤是一种肿瘤,来原于肾上腺髓质。它产生儿苯酚胺,常自发的大量的,被分为功能性瘤。内生性儿茶酚胺产生增加的可见临床反应是:①持续性高血压;②持续性高血压伴阵发性血压增高,心动过速或面色潮红;③在罕见病例,正常血压,不经常和不能预测的发作高血压。

11. 怎样建立嗜铬细胞瘤的诊断?

最可靠的诊断是收集 24h 尿排泄的儿苯酚胺,甲氧基肾上腺素和香草扁桃酸(VMA, vanillylmandelic acid)。诊断嗜铬细胞瘤最好的试验还有争论;有人认为,甲氧基肾上腺素水平是最精确的(85%)。曾经有过辩论,认为血浆儿苯酚胺是最精确和特异性试验,但在个别病人中,在很多检查中得出的是不同的结果。目前的处理仍继续强调利用尿的儿苯酚胺作为诊断依据。有嗜铬细胞瘤的病人,80%只少有一次尿的代谢物大于2次正常尿值,诊断嗜铬细胞瘤接下来的应该是研究肿瘤定位。

12. 什么是嗜铬细胞定位的最好试验?

对多数单发的非家族性嗜铬细胞瘤的病人,简单的CT就能辨认出肾上腺内的病变,特别是如果肿瘤大于1cm。肾上腺外的病变如果CT扫描未发现就应该在别处寻找。MRI是CT的补充。CT是发现病变较好的机器。MRI是更好识别来自别处病变的一种形式。

定位单个,多个或转移病灶的最好定位试验是^{131}I－间碘苄胍(MIBG),一种去甲基肾上腺素同类物。MIBG标有儿苯酚胺先导浓缩在肾上腺能储藏小囊内,假阴性率小于5%,假阳性率为1%～2%。另一种放射药物闪烁照相,^{131}I－6β－碘甲基－19－去甲基胆固醇(NP－59),一种胆固醇同类物,能够从功能性腺瘤或癌中识别出肾上腺皮质增生。它能识别出确实位于肾上腺皮质和任何部位的功能性腺瘤。

13. 描述嗜铬细瘤病人的急性抗高血压治疗

来自嗜铬细胞瘤的高血压,是由于血管平滑肌α_1－受体激活,导致血管收缩。这样,最好的急性治疗是静脉内给予α_1－受体阻滞剂,酚妥拉明。硝普钠也是一种合理的选择。β－阻滞剂开始应当避免用,因为它既导致非对立的外周α_1－受体受刺激和又使心排出量减低。

14. 如何诊断原发性醛固酮增多症(Conn's综合征)?

Conn's综合征,是由于自主性盐皮质素分泌过多。其特征是高血压,低血钾,高血钠,代谢性碱中毒和周期性肌无力和麻痹,常常是因醛固酮——分泌腺瘤所致。低血胰岛素和高血糖,可能也是因低血钾-诱发β-细胞胰岛素释放减少的结果。综合征现已证明是由于低血钾,尽管限止钠,血浆肾素活力仍被抑制,高血压病人钠多后尿和血浆醛固酮出现高水平。

15. 为什么库兴氏(Cushing's)综合征会引起高血压?

库兴氏综合征的病人有肾上腺皮质机能亢进或过量糖皮质素。在心血管系统,随着周围血管阻力增加,糖皮质素似乎产生心脏的变时性和变力性作用增加。位于肾小管远端的受体,对糖皮质素的反应,是促进肾小管增加钠的再吸收。这些受体属于来自不同级别的受体,促成醛固酮更强的活力。

16. 什么发现揭示主动脉缩窄?

病人腿血压比臂的血压低,而且股动脉的搏动明显减低或缺乏,应想到主动脉缩窄。在有长时间站立史的病人中,胸部X线片上可见明显的肋骨凹槽,这是很有意义的缩窄血液动力学改变。胸壁上可听到杂音,成人可能有多次充血性心力衰竭史。主动脉缩窄不治疗,病人的寿命估计为35年。

17. 主动脉缩窄如何引起高血压?

没有单一的原因。心室射出的机械梗阻是原因之一,导致动脉压上升。肾脏低灌注,结果激活肾素—血管紧张素—醛固酮轴也可能有关。不正常的主动脉顺应性,可变的侧枝血管容量和不正常的压力感受器的放置也是高血压原因。

参考文献

1 Blumenfeld JD, Sealey JE, Schlussel Y, et al: Diagnosis and therapy of primary hyperaldosteronism. Ann Intern Med 121:877~885, 1994.

2 Hansen KJ, Starr SM, Sands RE, et al: Contemporary surgical management of renovascular disease. J Vasc Surg 16: 319～331, 1992.

3 Lairmore TC, Ball DW, Baylin , etal: Management of pheochromocytomas in patients with multiple endocrine neoplasia type 2 syndromes. Ann Surg 217: 595～603, 1993.

4 Lamki LH, Haynie TP: Role of adrenal imaging in surgical management. J Surg Oncol 43: 139～147, 1990.

5 Pommier RF, Brennan MF: Management of adrenal neoplasms. Curr Probl Surg 28: 659～739, 1991.

6 Pommier RF, Vetto JT, Billingly K, et al: Comparison of adrenal and extra - adrenal pheochromocytoma. Surgery 114: 1160～1166, 1993.

7 Sealy WC: Paradoxical hypertension after repair of coarctation of the aorta: A review of its causes. Ann Thorac Surg 50: 323～329, 1990.

8 Sheps SG, Jiang NS, klee GC, et al: Recent developments in the diagnosis and treatment of pheochromocytoma. Mayo Clin Proc 65: 877～885, 1994.

9 Stanley JC: The evolution of surgery for renovascular disease. Cardiovasc Surg 2: 195～202, 1994.

第五章 乳房外科

第五十六节 乳房肿块

Benjamin O. Anderson 医学博士 Roger E. Moe 医学博士

1. 什么组成正常乳房?

乳房是一个分泌腺腺体,由纤维腺组织组成,位于皮下组织、脂肪、和皮肤组成的包裹物内。纤维腺组织由致密的纤维基质和功能性腺小叶和导管合成。基质支撑大量产乳小叶和将乳汁从远处小叶运送到乳头的导管分枝纲。这种纤维构架而不是腺上皮,构成摸得出的、结实的、有时是坚韧而高低不平的乳房。纤维腺组织的表面,形成凹槽样的隆起,触之有湖上波浪的感觉。这种正常表面不平的组织称为 Cooper's 韧带。在有丰富的或致密纤维腺组织的体瘦病人,触摸时特别明显。在纤维腺组织和皮肤之间插有一层有数百个皮下脂肪小球的组织。在肥胖病人中这些脂肪团块可以变得非常突出,它们在触诊时可与其下面的纤维腺组织混淆。纤维腺组织对激素周期起反应而绝经后消散。绝经后随着纤维腺组织消散变为脂肪组织替代,减低了密度,使乳房的放射线透光度增加,在乳房照相上很容易评估。

2. 检查乳房的目标是什么? 什么特征应该进一步检查?

简单地说,检查乳房的目标是去侦查不正常的组织。检查者见到有什么改变,要想到有病理情况,则需检查所有纤维腺组织的全部密度和结构。触诊检查有无不规则或肿块,并与正常纤维腺组织结构相对比。一般说,不正常组织在与周围组织比较中缺乏相同性,和/或与对侧乳房相比,缺乏对称性。检查一旦发现异常,进一步检查的诊断形式,包括影像和/或活体检查。恶性的最终证据和反证据,需要有关组织内的腺上皮显微镜检查。

3. 应该如何进行乳房检查?

有多种成功的乳房检查方法。除乳房触摸外,一个完整的检查是病人取垂直位,包括:视诊和触诊腋窝、锁骨上窝和乳头。每个乳头应在两手指尖之间挤压以探测是否变厚。用手挤压引起乳头排液是常见而正常的。当病人坐着,双手放在髋部时,肩腰带部肌肉变松弛,这部位容易触诊腋窝。在这部位检查者站在病人后面,双手检查腋部可能查出极微小的腋腺病。用一只手放在病人肩上并向第一肋骨和锁骨的结合点,而另一手从臂下到腋窝,双手相合,检查后面到胸大肌边缘更丰满的组织,然后嘱病人取仰卧位,将手上举到头上方,这部位乳房变平,容易用手触诊乳房实质。

4. 在乳房视诊上要寻找什么样的特征?

乳房肿块在纤维腺基质中,引起正常组织移位和变形。这种移位可造成皮肤小凹形成,乳头退缩或偏斜,或在晚期癌,皮肤出现明显水肿、红斑、溃疡或乳房缩短。在乳头末端发红发亮,可能是Paget's癌的一个征象。对比之下,一个红鳞屑区在乳晕但不在乳头,是湿疹的一个征象,一种良性皮肤病。暗红的乳房分布在乳晕周围360°,可能是炎性癌的一个征象。暗红只限于乳晕一侧的一区,更像是乳腺炎,一种良性的炎症过程。

5. 什么是乳房里的显性肿块?

乳房的纤维腺组织,在绝经前妇女倾向于一种均匀的,波状的隆起表面。当其特别突出时,有时将其描写为凹凸不平。这种隆起代表正常乳房结构。一个显性肿块是乳房实质里的一个区,即突出、触之厚,与其周围纤维腺组织比较,仅仅只是较坚硬,这种肿块可能是良性的(例如圆的或多疙瘩的纤维腺瘤,难以归类的良性增生性改变的斑块,圆形充满液体的囊肿)或癌。乳房超声检查,常有助于从良性病变中识别恶性。

6. 乳房内肿块的感觉或性质有助于诊断吗?

有一些帮助。孤立的、光滑的大理石样的结节,与坚硬的、界限不清的、增厚的区域对比,更像是良性的,然而变化程度很大,而仅凭检查可能误解。同时双侧触诊对一侧乳房与另一侧比较和估计不对称是有价值的。

7. 压痛性肿块更像是良性的?

是的。但总的说无一处是决定性的。有的癌新出现时,里面有牵拉感、烧灼感、痒感和偶有明显疼痛。乳房有症状,不要忽视。

8. 触及淋巴结肿大,是乳癌淋巴结扩散的一个可靠指示器吗?

不。1/3 可触及淋巴结肿大的侵润性乳癌,结果证实淋巴结阴性(无淋巴结转移),和 1/3 触诊正常腋窝的癌,显微镜检查证实有淋巴结转移。

9. 一个乳房小结,超过 1 个月经周期,是否有理由进行监测?

是的。如果小结看上去似乎是良性的,应当定时观察、制表和确定规划检查方法,这对精确性是重要的。任何顽固性肿块在诊断清楚之前,这是合理原则不能消除。

10. 什么诊断方法有助于确定乳房肿块?

乳房 X 线照相和超声检查,是乳房评估的关键工具。乳房 X 线照相既提供有关同侧乳房的剩余部分资料,又提供对侧乳房的资料,超声检查可从孤立肿块中鉴别囊肿和帮助刻划在稠密乳房实质内显性肿块的性质。另外的研究，如 MRI 和核医学（“Mibi”）扫描，是有前途的，但昂贵的试验，仍需调查研究。

11．怎样探讨未触及肿块的异常乳房 X 线照相？

如果一个病变，用放射照相的标准评定，显示为可能低恶性的，可以用连续性的乳房 X 线照相进行密切的随诊。如果放射照相的所见，癌的怀疑上升，或如果病变在观察期间增大，应该做活体检查。微钙化：癌的最早乳房 X 线照相的发现，是极小的白色钙圆点。在 X 线照片上表现像成群的针尖，微钙化常常但不是总是活体检查的正当理由。形状、数目和成团倾向，可断定有恶性的可能。

12．一个可触及的乳房肿块，乳房 X 线照相阴性是否不需要做活体检查？

绝对不是。在可触及的乳癌中，15％被乳房 X 线照相错过。特别在侵润性小叶癌（与侵润性导管癌相对比）趋向于片状生长而不是围着肿块生长，包括微细的乳房 X 线照相的改变直到癌有相当范围，都有可能被乳房 X 线照相错过。因此不要在正常乳房 X 线照相基础上，简单地宣布一个可触及的异常为良性的。一个不正常的肿块也需要一个诊断。

13．怎样认识乳癌的危险因素？

一个乳癌家庭史，特别是双侧乳癌。在大多数一级关系（母亲、姐妹或女儿）是最强的乳癌危险因素，因为它提示一个疾病的易感遗传因素。卵巢癌也可以发生在同一家庭。一个有乳癌—卵巢癌家庭史的妇女，她继承了一个实变的 BrCa－1 复制基因，有 86％的机会发展为乳癌到 80 岁。较小的危险因素似乎是内分泌关系，如月经初潮早、生育晚。不管怎样，大多数患乳癌的妇女，除了妇女性的因素外，没有可以认为与疾病有关的危险因素。

14．如果一个囊肿抽吸后消失，认为囊肿是良性的，这是安全的假定吗？

是的，如果它不是慢慢地复发，但另一方面如果囊肿抽吸后，而可触到的肿块没有完全消失，这需要进一步检查。清亮或浅黄囊肿液的细胞学检查，没有什么有帮助的发现，因而没有必要要求做细胞学检查。暗棕或黑色的抽出液，或许是陈旧血，它可能来自恶性的。如果暗棕色抽出液隐血试验为阳性血，这液体应该送细胞学检查，寻找恶性细胞。

15．什么特殊的发现提示许要活体检查？

一般说，任何一个病人，在体格检查或乳房X线照相上有一个不能解释的异常，应该考虑做活体检查。除病人乳房X线照相的病变，按照放射照相标准恶性可能性低和从以前的乳房X线照相或超声检查形状无变化外，稳定，低—可能性病变，可用连续乳房X线照相或超声检查细心观察。

16．乳房肿块有不同的活体检查方法吗？

是的，一个肿块可以用手术切除的方法活体检查或针刺活体标本方法检查。标准的手术切除活体检查是将整个病变取出，给病理学家最大量的组织而是最精确的诊断技术。针刺活体检查，也可以帮助诊断和癌的处理，但它的能力有限，因为它还说明取标本的技术。一个针刺活体检查阳性恶性诊断是有帮助的，因为它给病人在大手术前是一个完全的信息和参于手术选择（见本章第五十七节问题9）。但针刺标本阴性诊断，可能有问题，因为它不能肯定排除在未做活体检查组织里的癌。

17．有什么可用的针刺活体检查方法？

细针抽吸（Fine－needle aspiration，FNA）。乳房肿块的FNA是一个简单技术。操作可在病房或放射科内进行。从有关的病变中获取细胞涂片(细胞学)。阳性的FNA细胞学,癌的精确性很高。因为在涂片上见不到组织结构,故FNA不能区别侵润癌来自非侵润(原位)癌(见本章第五十七节问题4)。

芯核针活体检查,是从14号针腔内取出一块完整的组织芯核。它在识别侵润癌来自非侵润癌比FNA精确,因为它保存有病变的组织结构。但是,芯核针活体检查在小而活动的肿块上穿刺,技术上较困难,故而被最常用的乳房X线照相或超声引导下的更精确的FNA所替代。

18. 什么是立体定位乳房活体检查?

解释徒手针刺活检结果有困难是因为操作者不能肯定针已进入要取的病变部。立体定位活体检查,是用一特殊的床和计算机系统与乳房X线照相连接,引导定好要取的乳房病变位置,然后用芯核针采取活体。立体定位活体检查的优点超过徒手方法,它能够确定穿刺针的针道。超声检查可用于与上面相似的方式引导活体检查针到认为精确的穿刺位置。

19. 针定位活体检查是什么意思?

虽然这个名字很像针刺活体检查技术,但实际上针定位活体检查是一个用针引导帮助外科医生进行不能触及病变的切除活体方法。当乳房内有一个异常改变,只能在乳房X线照相上或超声中见到而不能摸到时,在乳房X线照相术或超声引导下,取一细针或细铁丝插入乳房,标出不正常区。针的外端在皮肤外要能看见,以作为外科医生定位不能触及的,乳房X线照相上见到深在乳房实质的异常,在手术时的路标。标本切下后,将活体标本作X线照相,以确认想要切除的病变已切除。

20. 怎样处理乳房肿块,特别是青年妇女?

乳房高低不平是常见的,没有满意的答案。正常乳房有正常肿块(见本节问题 1)。诊断医生的任务是确定乳房内是否有一个肿块,或一区高低不平,而它似乎与周围组织不同,例如缺乏一致性或对称性(见本节问题 5)。一旦发现应该用所有可用的方法检查乳房,是否活体检查或观察,根据医生的经验。

21. 乳房囊性疾病是恶性病的前期吗?

有些临床医生,用"纤维囊性改变"或"纤维囊性病"的名称指乳房组织内发现高低不平和困难评定的肿块。这两个名称既不明确又无意义,因为没有被普遍接受的定义。另一方面,一些更年期前的妇女,有一个临床上能解释的综合征,在她们的乳房实质里形成多发的肉眼囊肿(直径大于等于 3mm)。虽然这个常常要与实质肿块作鉴别,但没有明确的证据提示,这妇女形成的肉眼可见乳房囊肿,是在增加乳癌的危险。显微镜发现过分的或严重的导管内增生或非典型增生,或许与乳癌发生率增加有关。但这种显微镜发现,与乳房内囊肿的发展无相互之间的关系。

22. 预防性乳房切除,在乳癌预防上有用吗?

癌的预防是一个复杂的问题,要求有明确的高危适应证。因为在死亡率上与乳房 X 线照相和体检仔细监视比较,没有显示出改进。在偶见有绝对家庭史的妇女中,长期观察看来不明智,为此一个致密的或囊性乳房,做预防性乳房切除,可以作为一种手段,但不是提防乳癌的唯一选择。预防性乳房切除的作用在带有 BrCa-1 基因突变的妇女中,仍未肯定。

23. 活体检查手术时用什么麻醉方法?

局麻或全麻。根据某些病人的希望、结节的性质,几乎所有的活体检查都能在门诊用局麻做,特别是如果附加静脉注射镇静剂。

除非在病人口授的特殊情况下,或除非病人有特殊要求这样做外。否则最后的手术最好在以后的时间分两步进行。这个方法允许有时间对手术范围的估计。当前,如果保留乳房为了放射,因此手术切缘必须无癌,保证没有从原发肿瘤剩留癌在乳房内。少许推迟几天最后的手术,不会改变预后。心理上,可能使妇女在接受麻醉和失去乳房变化的前途感到痛苦。因此当临床上怀疑癌时,手术前针刺活体检查可能有助于肯定恶生的诊断和能够使手术在一次麻醉下完成,这是最好的方法。

25. 男性会发生乳癌吗?

会的。1%的乳癌发生在男性。男性乳房里的肿块,不要由于性别被忽视。

参考文献

1 Borgen PI, Wong GY, Yiainis V, et al: Current management of male breast cancer. A review of 104 cases. Ann Surg 215:451～459, 1992.

2 Claus EB, Risch N, Thompson WD: Autosomal dominant inheritance or early - onset breast cancer. Implications for risk prediction. Cancer 73:643～651, 1994.

3 Hamed H, Coady, A, Chaudary MA, Fentiman IS: Follow - up of patients with aspirated breast cysts is necessary. Arch Surg 124:253～255, 1989.

4 Kaelin CM, Smith TJ, Homer MJ, et al: Safety, accuracy, and diagnostic yield of needle localization biopsy of the breast performed using local anesthesia. J Am Coll Surg 179:267～272, 1994.

5 Lagios MD, Westdahl PR, et al: Paget's disease of the nipple: Alternative management in cases without or with minimal extent of underlying breast. carcinoma Cancer 54:545～551, 1984.

6 Layfield LJ, Chrischilles EA, Cohen MB, Bottles K: The palpable breast nodule . A costeffectiveness analysis of alternate diagnostic approaches. Cancer 72:1642～1651, 1993.

7 Mikhail RA, Nathan RC, Weiss M, et al: Stereotactic core needle biopsy of mammographic breast lesions as a viable alternative to surgical biopsy. Ann Surg Oncol 1:363～367, 1994.

8 Rosen PP: Proliferative breast"disease." An unresolved diagnostic dilemma. Cancer 71:3798～3807, 1993.

第五十七节　乳癌的主要治疗

Benjamin O. Anderson 医学博士

1. 怎样诊断乳癌?

癌的诊断需要组织证实。乳癌的诊断通常是在局麻下切除活体检查(取出整个肿块)。针刺活体检查,只要了解标本采集技术的缺点,在选择性病人中是有帮助的。细针抽吸(FNA)对证实临床印象为恶性的有用,但需要正式的组织学(与细胞学相对的)在同一点上证实,因为假阳性的细胞学偶可发生。芯核针活体检查,假若癌阳性,可以考虑为癌的最后诊断。可是一个阴性的芯核针活体检查,可能说明标本采取错误,否则很难解释。芯核针活体检查能够鉴别侵润性来自非侵润性(原位)癌(见本节问题 4)。反之 FNA 细胞学不可能。

2. 乳癌活体检查后,乳房 X 线照相的作用是什么?

诊断后的乳房 X 线照相其最大的价值是辨认同侧乳房或对侧乳房的附加癌。乳房 X 照相还可以用在劝告病人,必须在保留乳房(肿块切除加放射)和乳房切除(见本节问题 8)之间作一选择。有高密度或多囊性乳房的妇女,常有乳房 X 线照相不能精确解释的,这样的妇女,可考虑乳房切除术而不是保留乳房,因为保留乳房的局部癌复发,很难很快查明。

3. 推迟活体检查与最后治疗之间的时间,是否对治愈不利?

可能不会,如果推迟只是几天或几周。推迟超过 3~4 周应当避免。尽可能除外怀孕病人,因为这种病人肿瘤生长可能很快,加速治疗似乎特别重要。

4. 非侵润性(原位)乳癌和侵润性乳癌之间有什么不同?

非侵润性(原位)癌,是恶性细胞仍然限制在导管或小叶内,那儿是它们的起源部。原位癌基本上没有蔓延到淋巴结或远处的机会,因为它们既不接触淋巴管又不接触血管道,要经过这些它们才能转移。侵润性癌能穿过它们起源的导管或小叶的基底膜,因此有转移的可能性。原位癌没有机会蔓延,没有侵润,没有理由把淋巴结清扫作为最后手术的一部分。

5. 乳癌怎样分期?

	细胞学	肿瘤大小	淋巴结转移	远处转移
0期	非侵润	任何	—	—
Ⅰ期	侵润	<2cm	无	无
Ⅱ期	侵润	<2~5cm	无	无
		<5cm	有	
Ⅲ期	侵润	>5cm	无	
		>5cm	有	无
		任何大小	淋巴结固定	
		皮肤或胸壁侵润	有或无	
Ⅳ期	侵润	任何大小	有或无	有

6. 为什么乳癌分期重要?

癌分期是重要的,因为①一个普通的描述词汇明确说明了问题;②分期与复发和死亡相关联。TNM(肿瘤、淋巴结、转移)分期,概述了有关肿瘤大小,腋淋巴结转移,和远处转移的资料。一般讲,Ⅰ期乳癌是小癌,没有淋巴结转移;Ⅱ期癌是中等大小的癌,有或没有腋淋巴结转移;Ⅲ期癌是局部晚期癌,常常有液淋巴结转移;Ⅳ期癌,远处早已有转移。

7. 乳癌蔓延到什么地方(不是到淋巴结)? **哪些诊断检验对确定转移有用?**

乳癌最常见的是转移到骨、肺、肝和脑。对骨转移的筛选开始用全身放射性核素骨扫描。骨扫描非常敏感,但对转移的特异性较少。骨扫描中如见到病灶,则用标准的放射照相,进一步检查以处别转移,还是来自良性炎性疾病。肺转移用胸部X线照相或CT扫描辨认。肝功能试验(Liver function tests, LFTs)是最常用来筛选肝转移的,可惜,为此目的,LFTs既无特异性又无敏感性。LFTs最常升高是因为良性肝病而不是转移。有25%乳癌病人,已知道有肝转移,但LFTs正常。肝影像检查(超声或腹部CT)虽然较贵,但对诊断肝转移较可靠。脑转移常用CT或MRI扫描。

8. 应该做哪些检查以辨认乳房切除术前或肿块切除术前的癌转移?

在第一次见到病人时,病人已出现明确的Ⅳ期(转移)癌是不常见的,因为它约占全部首次诊断乳癌病人的5%或更少。因此,对转移的检查在首次诊断的病人中应选择应用。对所有表现有转移症状(骨痛、肺症状、黄疸、癫痫发作)的病人,一旦诊断为侵润性乳癌,应作合适的术前检验评估。无症状的病人,经比较,需要检查的不多。侵润性癌手术前最少的基本检查包括胸部放射照相和肝功能试验(LFTs)。而实际上这些试验在早期癌中的效用是很低的。常规胸部放射照相在未怀疑肺转移的病人中发现有转移的不到1%。胸部放射照相常用来作为辨认其他原因和作为将来比较的基本检查。另外LFTs因为它对转移病的敏感性和特异性有限,已渐渐从乳癌术前基本检查中淘汰。

9. 怎样选择侵润性乳癌的首次治疗?

(1) 改良根治乳房切除术。切除乳房,包括乳头、乳晕、腺体和切除(清扫)腋淋巴结。生存效果与根治性乳房切除术相等。根治性乳房切除术还要切除胸大小肌。真正的根治性乳房切除术现今已极少做。在改良根治乳房切除术中，为了便于清扫最高的淋巴结，有很少的时候可能要切除胸小肌。

(2) 部分乳房切除术（肿块切除或象限切除）。乳房保存疗法，包括取出乳房肿瘤和切除肿瘤边缘有限的正常乳房组织（阴性边缘），清扫腋窝和手术后加乳房辅助放射治疗。乳房保存疗法，已经在回顾性和前瞻性随机研究中，显示生存率与那些改良根治乳房切除术中明确的亚组（见本节问题 13）相等。虽然有些外科医生将乳房保存疗法用在治疗没有腋淋巴结转移的病人，但这种限制，不再认为是正确的。乳房肿瘤的治疗，和腋淋巴结的治疗，根据目前的资料似乎是独立的问题。

(3) 乳房主要放射治疗。主要乳房放射治疗不手术——不要与手术后辅助放射治疗相混淆——是在欧洲人癌中心评价下进行的。以主要乳房放射治疗作为标准治疗，但在美国还未被接受，因为它没有显示疗效的结果与那些有效的外科基本方法相等。

10. 最后治疗后的总生存率怎样？

Ⅰ期：70%～90%10 年生存率；

Ⅱ期：50%～70%10 年生存率；

Ⅲ期：20%～50%10 年生存率。

11. 什么是国家外科辅助乳房方案 B－06(National Surgical Adjuvant Breast Project, NSABP B-06)？

NSABPB-06 是一个多中心研究方案，它研究了近2 000例随机Ⅰ期和Ⅱ期肿瘤（小于 4cm）三种治疗方式的乳癌妇女，即单纯乳房段切除术（Segmental mastectomy, SM），乳房段切除术加放射治疗，全乳房切除术（total mastectomy, TM）。所有病人都做了腋清扫和淋巴结转移阳性病人接受辅助化疗。这个方案至少获得两个有意义的结论。进行 SM 未加放射治疗的病人，无病生存率比进行 SM 加放射治疗的病人低，两组之间的总生存率无不同，但放射治疗在控制局部肿瘤上有利。进行SM(有或无放疗)在无病生存率或总生存率上无不同，提示保存乳房手术在适宜的情况下，是一个有效的治疗方法。

12. 什么是象限切除(与肿块切除或段切除有什么不同)?

象限切除是切除与肿瘤有关的1/4乳房包括皮肤。象限切除，肿块切除和段乳房切除，在临床上是同一个步骤，所不同的是切除乳房组织的数量不同。

13. 哪些病人不适合用乳房保存治疗?

在某些情况要告诉病人不做肿块切除和放射。对乳房保存治疗的禁忌证(相对的或绝对的)包括①切缘不能阴性的癌，不做保存乳房切除术；②癌的体积对乳房得到能接受美容结果相对太大；③多中心癌(同一乳房内有多个癌)；④乳房癌复发后，用乳房X线照相确定有困难(见本节问题2)；⑤病人不要求或病人对辅助放射治疗有特殊禁忌证(如怀孕)。

14. 哪些病人能在改良根治乳房切除术中，同时做乳房直接重建术?

争论环绕于对直接重建乳房病人的选择。多数同意病人是非侵润性(原位)或早期侵润性(Ⅰ期和选择Ⅱ期)乳癌可提供直接重建，用肌肉皮瓣或乳房假体植入。局部晚期(Ⅲ期)乳癌病人乳房直接重建无利，因为病人可能需要胸壁照射，且以后胸壁复发，是更晚期癌，在重叠的组织瓣内发现复发癌，变得更困难。

15. 最终手术后，应该做哪些检查以便检查转移和将来作比较的基础研究?

转移普查试验的利用，与局部区域肿瘤和淋巴结情况，手术中决定的期相关联。局部晚期癌(Ⅲ期和某些Ⅱ期)的病人,是癌发生复发和转移的高危病人。骨扫描和肝影像检查(CT 或超声)是最普通有用的基础研究。这些试验,偶尔能显示早先未发现的转移疾病。相反,这种基础研究最好避免用在无症状的病人。Ⅰ期乳癌骨扫描假阳性结果可以超过真正阳性结果的 250%。脑影像检查因为在无症状病人中阳性率很低,故常常留给有神经症状的病人检查。

16. 怎样治疗原位导管癌(ductal carcinoma in situ, DCIS)?

既往将 DCIS,亦称导管内癌,被认为是多中心疾病,要求做乳房切除术。这种认识引出了相反的结论,即非侵润性癌(SCIS),没有转移扩散的也要求做与侵润性癌同样尺度更广泛的手术。在广泛的乳房 X 线照相普查中,结果发现更小癌的病例,因此对扪不到的 DCIS 这方法需做重新评价。从 NSABPB - 17 试验材料(随机切除比切除加放疗)建议, DCIS 能安全地用乳房保存疗法治疗(肿块切除加辅助放疗),可做到切除边缘能够阴性,以及剩下的乳房部分能足够作为以后恶变发展的时评估。

17. 有些 DCIS 病例能用肿块切除治疗不加放射治疗吗?

Lagios 研究了 25 例用乳房 X 线照相发现的 DCIS,经肿块切除术未加放疗治疗,证明这一组病人没有有局部发展复发的现象。根据 Lagios 的报告,很多癌症中心已不再推荐 DCIS 病例在肿块切除后加放疗了。DCIS 是①肿块不能触及(乳房 X 线照相发现);②肿块小于 2.5cm;③切缘阴性;④在组织学检查中没有粉刺型坏死。可是对低度恶性的 DCIS 肿块切除术后放弃放射治疗仍有争论。最近报告提醒没有放射治疗的局部复发率(15~25a)可以超过 25%。

18. 小叶原位癌(lobular carcinoma in situ, LCIS)**应该怎么治疗?**

LCIS 的行为与它相对的导管癌不同。LCIS 没有不变性进入侵润性癌,但证实有LCIS的妇女,在她们的一生中有20%～25%的机会发展为乳癌。不幸的是,癌可以起自导管或小叶和可能相等的发生在同侧乳房或对侧乳房。多数专家解释,在LCIS的组织学中发现,它有一个乳癌高危的明显标志,建议用连续的乳房X线照相和体检仔细监测。双侧乳房切除只是逻辑上的手术方法,是极端的和未显示有改善总生存率的方法。三苯氧胺的乳癌化学预防还在前瞻性的随机试验评估中,还不是目前的标准治疗。三苯氧胺虽然对有些乳癌治疗有效,但可增加子宫癌的发生率。

19. 什么是不能切除的乳癌?

不能切除的乳癌是已晚期超出手术切除的范围。可能已有区域扩散(内乳淋巴结,ⅢB期)或远处转移(Ⅳ期)。锁骨上淋巴结转移已超出手术切除边缘,和已转移到远处实质器官。这种晚期癌的主要治疗是全身治疗(化疗或激素治疗)而不是手术。手术结合放射治疗是在全身治疗反应良好后作为控制局部疾病的一种辅助治疗。

20. 什么是乳癌新辅助治疗?

局部晚期但可手术的(ⅢA期和某些Ⅱ期)癌,手术后有高度复发可能的癌。新辅助治疗是在手术前先给予化疗,以减低局部肿瘤负担和治疗可能已有了微转移疾病。还不知道化疗时间的选择与诊断到手术之间的关系,是否会影响生存时间。新辅助治疗的作用,是在前瞻随机试验下评估的。如果一个局部已很晚期的乳癌,即使用乳房切除术,似乎也不能获得阴性切缘,应该考虑新辅助化疗。此外,据初步资料提示,新辅助治疗可以转变有些癌,本来需要做乳房切除术的,变成了乳房保存手术强有力的候选人。这方法虽然是一个安全的方法,但仍需仔细研究。

参考文献

1 Anderson BO, Petrek. JA, Byrd DR, et al: Pregnancy influences breast cancer stage at diag-

nosis in women 30 years of age and younger. Ann Surg Oncol 3 (2):1996.

2 Ciatto S, Pacini P, Azzini V, et al: Preoperative staging of primary breast cancer. A multicentric study. Cancer 61:1038～1040, 1988.

3 Fisher B, Redmond C, Fisher ER, et al: Ten－year results of a randomized clinical trial comparing radical mastectomy and total mastectomy with or without radiation. N Engl J Med 312:674～681, 1985.

4 Fisher R, Redmond C, Poisson R, et al: Eight－year results of a randomized chinical trial comparing total mastectomy and lumpectomy with or without irradiation in the treatment of breast cancer. N Engl JMed 320:822～828, 1989.

5 Harris JR, Recht A, Schnitt S, et al: Current status of conservation surgery and radiotherapy as primary local treatment for early carcinoma of the breast. Breast Cancer Res Treat 5:245～255, 1985.

6 Lagios MD, Margolin FR, Westdahl PR, Rose MR: Mammographically detected duct carcinoma in situ. Frequency of local recurrence following tylectomy and prognostic effect of nuclear grade on local recurrence. Cancer 63:618～624, 1989

7 Osborne MP, Hoda SA: Current management of lobular carcinoma in situ of the breast. Oncology 8:45～49, 1994.

8 Page DL, Dupont WD, Rogers LW, et al: Continued local recurrence of carcinoma 15～25 years after a diagnosis of . low－grade ductal carcinoma in situ of the breast treated only by biopsy. Cancer 76:1197～1200, 1995.

9 Singletary SE, McNeese MD, Hortobagyi GN: Feasibility of breast－conservation surgery after induction, chemotherapy for locally advanced breast cancer. Cancer 69:2849～2852, 1992.

10 Solin LJ, Yeh I, Kurtz J, et al: Ductal carcinoma in situ (intraductal carcinoma) of the breast treated with breast－conserving surgery and definitive irradiation. Correlation of pathologic parameters with outcome of treatment Cancer 71:2532～2542, 1993.

11 Wilson LD, Beinfield M, McKhann CF, Haffty BG: Conservative surgery and radiation in the treatment of synchronous ispsilateral breast cancers. Cancer 72:137～142, 1993.

第六章 其 他 癌

第五十八节 黑 素 瘤

William R. Nelson 医学博士

1. 胎块或痣的不同类型是什么?

皮内痣,交界痣,混合痣和 Spitz 痣和发育异常的神经综合征痣。

2. 什么是 Spitz 痣?

以前称为幼稚黑素瘤。Spitz 痣有一个独特的细胞外表,和可模拟的早期黑素瘤,是完全良性的。

3. 黑素瘤病人有什么独特的特征?

绝大部分的病人有赭色或红棕色和金黄色头发,晒黑的皮肤。

4. 黑素瘤遗传吗?

遗传性家族性非典型性胎块和黑素瘤综合征(FAM - M, Familial Atypical Mole and Melanoma)曾认为是发生在一个或更多个同胞兄妹或表兄妹亲戚中的黑素瘤,而且胎块多发(超过 50)大小不同,其中有些组织学上不典型。这个综合征发生黑素瘤的危险性可高达 100%。只有单纯阳性家族史发生黑素瘤危险也高,但没有像 FAM - M 综合征那么大。

5. 某些人有特殊基因，是否会导致发展黑素瘤像在 FAM－M 综合征中那样？

遗传研究揭示，在很多有特殊基因(P[16])的人中，有 FAM—M 综合征。

6. 日光在产生黑素瘤上有哪些作用？

大多数黑素瘤在对日光敏感的人中发生在日光暴露区。少数黑素瘤发生在足跖和生殖器上。

7. 黑种人得黑素瘤吗？

黑种人得黑素瘤的人较少，但黑种人能够发生黑素瘤。假如他(她)们有黑素瘤，病变常在非暴露和淡色素区，如足跖和手掌部。

8. 世界上哪个部位黑素瘤最常见？

黑素瘤最常见于澳大利亚，特别是在大陆北部，在那里最多见于暴露于热带日光最早的移居者的淡皮肤后裔中。

9. 哪一种痣应该切除？

进行性生长和变黑的痣应该考虑切除，特别是对日光敏感的病人。痒是恶变的早期征象，溃烂是很晚的征象。黑素瘤可能有家族性。有黑素瘤的儿童病人，应该仔细审查非常隐秘的痣。

10. 痣应该活检吗或所有的痣应该全部切除吗？

以前认为，所有被怀疑为黑素瘤的病变，切割性活检是禁忌的。现有认为楔形切除活检是安全的。对任何大的病变要求行复杂修补，可是，最好的方法是病变全部切除，切缘一期缝合，重要的是彻底的病理学检查。

11. 黑素瘤的类型是什么？恶性黑色素瘤这名字是多余的吗？

恶性黑素瘤这名字确实是多余的，因为黑素瘤是一个恶性病变。然而这名字仍继续出现在文献中。黑素瘤的类型有浅表蔓延型，小结节型，恶性小痣型和肢端着色斑型(通常在掌和跖)。特殊部位黑素瘤包括那些起自巨多毛痣，粘膜(口和肛门直肠)、结膜、眼和生殖器的黑素瘤。有时有的原发的或原发病变消失，可是出现转移还不知道，这种病人的前途不佳，即使原发肿瘤已消退。

12. Clark 和 Breslow 黑素瘤侵润分类的重要性是什么？

Clark 选择黑素瘤进入皮内的厚度分 5 度：

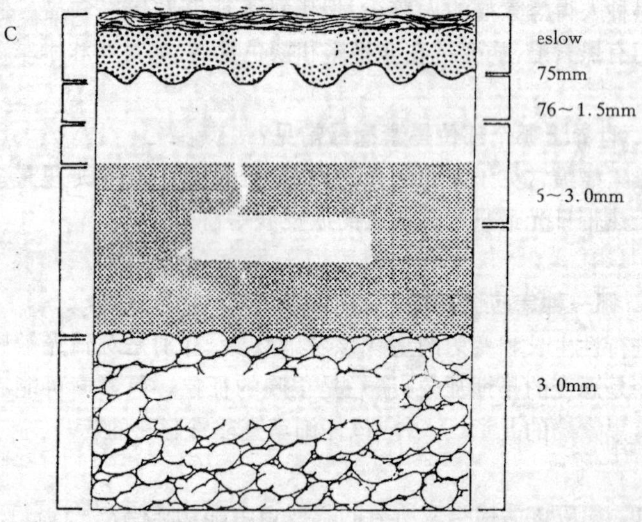

Ⅰ度：真皮内黑素瘤，不会转移，可能最好的名字是“非典型黑素增生”，一个良性病变。

Ⅱ度：黑素瘤穿透基底膜进入真皮乳头。

Ⅲ度：黑素瘤充满真皮乳头和侵入到网状真皮，呈一种推进形式。

Ⅳ度：黑素瘤侵润网状真皮。

Ⅴ度:黑素瘤步入皮下脂肪。

Breslow 法,要一个光学微距计,安装到标准显微镜的目镜部。这技术一般认为是一个较确切的确定肿瘤的侵润,病变的分类如 0.75mm 以下,0.76～1.5mm,1.51～3.99mm,0.4mm 以上。病变小于 1mm 包括原位黑素瘤和薄的侵润瘤,切除后治愈率超过 99%。1.0～4.0mm 的肿瘤称为中间型,但包含转移和死的危险。病变超过 4.0mm,是高危病变,治愈率相当差。

薄的黑素瘤应该用上述两种方法检查,因为有些肿瘤可表现为低的 Breslow 测量和较深的 Clark 分度。这类黑素瘤有很大的复发率和播散的危险性。

13. 皮肤不同程度侵润的黑素瘤,淋巴结转移和全身播散的机会怎样?

黑素瘤皮肤侵润深度在 0.75mm 以下,区域淋巴结转移的发生约在 2%～3%,远处播散几乎为 0%;肿瘤深度在 0.76～1.5mm,淋巴结阳性在 75%,远处播散为 8%;肿瘤厚度在 1.5～4.0mm,淋巴结转移发生在 57%,远处播散为 15%;肿瘤超过 4.0mm,淋巴结转移发生可达 62%,和远处播散约 72%。

14. 选择性淋巴结清扫可以改善生存率吗?

根据 Balch 来自美国的和澳大利亚的研究资料显示,选择性淋巴结清扫,明显增加原发性黑素瘤深度在 1.50mm 和 3.99mm 之间(中间型在Ⅲ度范围)病人的实际生存率。但是,最近从澳大利亚悉尼组的报告,证明在躯干和肢体的黑素瘤深度超过 1.5mm,用选择性淋巴结清扫无益。至今这个题目还在继续争论。一组前瞻,随机试验在进行。对于临床上淋巴结阳性的无明显全身播散的,淋巴结清扫是肯定的指征。

15. 没有显微镜的证据能够有淋巴结播散吗?

从美国南佛罗里达大学的最近工作指出,存在酪氨酸酶传送者RNA(m RNA),表示有转移的黑素瘤,即使没有阳性显微镜发现。这个高技术方法,可能在将来对确定淋巴结清扫是否需要,或病人无明显黑素瘤播散的其他治疗有用。

16. 在躯干的原发性黑素瘤,一个外科医生怎样确定清扫哪个区域淋巴结? 如果有指征清扫淋巴结,手术前有确定的好方法吗?

淋巴闪烁造影(注射放射性物,锝99扫描)是用于发现黑素瘤有可能播散的路线。示踪物注射到黑素瘤部位的皮内,然而用扫描发现淋巴结播散。一种蓝色染料也曾用于确定播散。外科医生必须寻觅哨兵淋巴结,它是用蓝色染料集中在原发肿瘤最近的淋巴结里显示的。这技术有时为发生困难,将来可能由手持探针(Krag)替代。用这方法外科医生找出哨兵淋巴结只要用很小的手术就可以了。在可疑点上做一小切口,切下的淋巴结做组织学检查,这个方法需要特别训练和设备,还不能常规使用。

17. 解剖部位对黑素瘤病人预后的重要性怎样?

躯干黑素瘤的病人,比四肢病变的病人的预后要差。起自背上部皮肤、臂背侧皮肤、颈和头皮,与身体其他部位病变预后差不多。Ⅱ期病变伴区域淋巴结阳性,在背、臂、颈、头皮区域的预后比在其他区的差。

18. 女人患黑素瘤的预后比男人好吗?

无法解释的理由,生存率肯定女性较高。这个因素曾大量的在不同年龄、部位、Clark的分度,组织学上和Breslow的厚度上做了一系列的研究。

19. 黑素瘤形成溃疡在肿瘤的恶性上造成不同吗？

根据 Alabama 和 Sydney 的资料，形成溃疡的Ⅰ、Ⅱ期黑素瘤病人的10年生存率为50%，而无溃疡同样病变分期的病人，10年生存率为78%。肿瘤变厚和形成溃疡，是原发肿瘤变坏的两个最显著的特征。

20. 趾甲或趾甲下黑素瘤的特征是什么？

大多数趾甲下黑素瘤的病人，症状出现得很晚，一般年龄也比其他形式皮肤黑素瘤病人要大。病变最常见于大拇趾。常常首诊者认为是炎症。大多数作者考虑做跖趾或跖趾近端关节截肢和区域淋巴结清扫术。原发病变常常侵润得很深。在绝大多数病人中淋巴结转移阳性，它可以在诊断当时发现，或在以后随诊中发现。

21. 在企图治愈中，区域淋巴结切除可能是必要的，应该切除什么类型的淋巴结？

在选择性病例(没有明显的黑素瘤播散)大多数作者同意应该做所谓的功能性清扫，保留重要的神经和血管。在颈部，这意思是保留胸锁乳突肌、颈内静脉和脊髓副神经。如果发现明显转移并与静脉、神经或肌肉附着，有必要牺牲这些结构。

22. 中间深度的原发性黑素瘤应该一并切除淋巴结吗？什么时候需要跟浅淋巴结切除时一起清扫腹股沟深淋巴结？

如果原发病变在淋巴结附近，应做一起切除主要的淋巴结，举例，大腿中部的黑素瘤能够在切除时一并切除淋巴结，反之，病变在膝以下，不能以这种方式治疗。如果淋巴结在股管区，冰冻切片检查发现包含有黑素瘤，常需做腹股沟深部清扫，但此方法有争论。

23. 原发黑素瘤切除范围应多广？什么时候需要植皮？

原位黑素瘤能够治愈，切缘距0.5mm。小于0.75mm深的薄黑素瘤要切除边缘正常皮肤1cm及下面的皮下组织(达筋膜)。对厚的病变,切除边缘需要2～3cm。在原发瘤周围有明显的卫星播散,要考虑更广的切除。皮肤移植只用在如果切缘不能接近者。筋膜里的病变,切除时需要防止严重畸形。

24. 妊娠影响黑素瘤的结局吗?

在过去认为,妊娠减低黑素瘤病人的生存率,但最近的研究显示,没有明显的改变在治愈率上,但在妊娠病人中,无病期与原发病治疗和播散征首次出现之间的间期较短。

25. 在黑素瘤治疗中,化疗或放疗有帮助吗?

既往黑素瘤播散的病人,化疗使人失望,虽然用老的方案可见到15%～25%的短期反应。近来用Dacarbazine,长春花碱和三苯氧胺和高剂量白介素-2治疗,这方案虽毒性大,但客观反应率可达56%。在临床试验中的生物制剂,如全身性白介素-2加激活淋巴活素抑制细胞产生的反应高达25%,主要用于皮肤,淋巴结病,和肺转移。临床试验决定哪种制剂——与哪种联合——产生更有效的治疗,正在进行中。

隔离灌注术,是治疗肢体黑素瘤局部播散("运输"播散)常用的方法。化疗药物或生物制剂(如干扰素或肿瘤坏死因子)循环于隔离肢体,这种方法虽然仍可能复发,但在很多病例有效率很高。

放射治疗,认为对黑素瘤无效,但最近不同临床机构证明很有帮助。放射治疗最常用的适应征是转移病的姑息治疗。近年重新评估了放射治疗的有效治疗。它既可作为手术治疗的辅助,又可作为区域内的一个替代手术方法。临床试验正在进行。目前,放射治疗很少作为有效治疗的治疗,除非病人的内科治疗的理由是不能手术。

26. 在黑素瘤治疗中总是需要截肢吗?

在选择性病例。局部晚期病变截肢可能是故息性的。这准则用于巨大的、真菌样生长的肿块,或P星样肿块,这限于一个肢体,隔离灌注化疗无反应者。偶有治愈的报告。

27．原发灶不知道，淋巴结内有黑素瘤转移的病人，有可能治愈吗？

如果转移只限于一个区域淋巴结（经仔细除外其他转移灶）应该做根治性清扫，有报告治愈率高达15％～20％。

28．根治性腹股沟清扫后的严重下肢水肿能预防吗？

下肢水肿，用裁制的支持长统袜在手术后立刻穿上，能够保持于最小程度的肿胀。大多数病人在腹股沟根治性清扫后，可以生少许肿胀，必须防止肢体感染，这是一个常见并发症。

29．如何预防淋巴结清扫后伤口的并发症？

在这种手术后，腹股沟区的伤口常常延迟愈合。手术后一定要做适当的伤口引流。伤口内积液是最常见的。仔细处理皮瓣是预防皮肤腐烂和延迟愈合的实质。

30．可治愈的黑素瘤手术后，需要什么随诊程序？

除经常的体格检查外，胸部放射照相和肝功试验很重要。在预后差的病人中，镓扫描可以发现软组织内和脑出现症状前的孤立转移。不管任何理由，如果怀疑转移或如果深部淋巴结阳性，MRI扫描常常可以发现其他地方隐藏的转移。

31．单个的、孤立的远处黑素瘤播散的病人有可能治愈吗？

据Overett和Shiu报告的一组病例中，其中有一大组单个，孤立远处转移的病人，生存率达到33％，当然这些病人必须仔细研究除外其他播散的证据。

参考文献

1 Balch CM: The role of elective lymph node dissection in melanoma: Rationale, results, and controversies. J Clin Oncol 6:163～172, 1988.

2 Balch CM, et al: A comparison of prognostic factors and surgical results in 1,786 patients with localized (stage I) melanoma treated in Alabama, USA and New South Wales, Australia. Ann Surg 196:677～684, 1982.

3 Balch CM, et al: Efficacy of 2.0 cm margins for intermediate thickness melanoma (1～4mm). Results of multi－institutional randomized surgical trial. Ann Surg 218:202～207, 1993.

4 Coates AS, et al: Elective lymph node dissetion in patients with primary melanoma of the trunk and limbs treated at the Sydney Melanoma unit from 1960 to 1991. J Am Coll Surg 180:402～409, 1995.

5 Day CL, et al: Malignant melanoma patients with positive nodes and relatively good prognosis: Microstaging retains prognostic significance in clinical stage I melanoma patients with metastases to regional nodes. Cancer 47:955～962, 1981.

6 Ebskov LD, et al: Major amputation for malignant melanoma: An epidemiological study. J Surg Oncol 52:89～91, 1993.

7 Hayes IM, Thompson JF, Quinn MJ: Malignant melanoma of the toenail apparatus, J Am Coll Surg 180:583～588, 1995.

8 Hilaris BS, Raben M, Calabrese AS, Phillips RF: The value of radiation therapy for distant metastases from malignant melanoma. Cancer 16:765, 1963.

9 Hussussian CF, et al: Germline p16 mutations in familial melanoma. Natl Genetics 8:15～21, 1994.

10 Keilholz U: Chemoimmunotherapy of melanoma. Cancer 75:905～907, 1995.

11 Krag, et al: Minimal－access surgery for staging of malignant melanoma. Arch Surg 130:654～660, 1995.

12 Morton DL, et al: Active specific immunotherapy in malignant melanoma. Semin Surg Oncol 5:420～425, 1989.

13 Overett TK, Shiu MH: Surgical treatment of distant metastatic melanoma. Cancer 56:1222～1230, 1985.

14 Pontikes LA, Temple WJ, et al: Influence of level and depth on recurrence rate in thin melanomas, Am J Surg 165:225～228, 1993.

15 Urin RF: Lymphoscintography in high risk melanoma of the trunk－predicting drainage node groups, defining lymphatic channels and localizing the sentinel node. J Nucl Med 34:1435～1440, 1993.

第五十九节　腮腺肿瘤

William R. Nelson 医学博士

1．如何诊断腮腺肿瘤？

在体格检查中发现腮腺中有一明确的肿块，是否是肿瘤应待到其他方面证实。应当除外流行性腮腺炎、化脓性腮腺炎、腮腺管结石和双侧弥漫性腮腺增大。

2．腮腺肿瘤在什么部位最常见？

在浅表叶，适在耳叶的下面。

3．什么是高于耳屏前方腮腺肿块最常见的原因？

肿大的腮腺淋巴结，在老年病人，特别有皮肤癌的历史，这种肿块必须考虑为转移癌的部位，直到其他方面证实。

4．腮腺肿瘤恶性与良性是什么比率？

至少 60％的腮腺肿瘤是良性的。

5．腮腺良性肿瘤类型有哪些？

混合瘤（“良性混合瘤”的名称已放弃，因为这种病变有局部复发，考虑为局部型癌）；

Warthin's 瘤；

嗜酸性腺瘤；

大嗜酸粒细胞瘤；

良性淋巴上皮病变。

6. 恶性肿瘤的类型按是否常见应怎样排序?

粘膜表皮样癌;恶性混合瘤;腺泡细胞癌;腺癌;腺样囊性癌;表皮样癌。

7. 腮腺肿瘤手术前应该做活体检查吗?

在过去,手术前活体认为极少需要。看上去恶性的(生长快、神经麻醉、坚硬)很多外科医生用针刺抽吸肿瘤活检。通常,活动的、良性外表的肿瘤手术前不做活检。一般进行腮腺叶切除,解剖和保护面神经。根据肿瘤冰冻切片,如果手术前肿瘤针吸活检发现是恶性的,应做全叶切除,不要破坏肿瘤表面(如楔形活检)。叶切除可随之切除颈上部附近的淋巴结。Heller 和其他作者最近建议,在所有腮腺肿瘤都做细针抽吸活检。在他们的病例中,35%的病人在活体检查报告后,改变了临床方案。这个方法进行时必须非常小心,防止损伤面神经。

8. 发生在腮腺深叶中的肿瘤,如果是这样,如何治疗?

深叶部的肿瘤不常见,因为这部仅约占整个腮腺内容的 1/5,位于神经下面。先进行表浅腮腺叶的解剖,保护神经,接着将深叶区肿瘤连同剩余的任何深叶组织一并切除。

9. 诊断这些病变或腮腺内的任何肿块,MRI 有帮助吗?

MRI 很容易诊断腮腺病变,其中有些突入口咽或口腔的肿瘤。MRI 可以显示侵润或恶性腮腺瘤缺乏清晰的边缘,其他方法不可能鉴别良性和恶性之间的病变。深叶肿瘤,手术前未怀疑,用 MRI 很容易诊断。活动的、明显表浅的腮腺肿瘤常规 MRI 没有必要。

10. 在腮腺肿瘤中出现部分或完全神经麻痹的意义是什么?

腮腺肿瘤病人如果发生逐渐的麻痹(与发展很快的 Bell's 麻痹相反),待其他方法证实,可诊断为癌。在极少情况,良性肿瘤听说可致神经软弱。

11．因腮腺癌出现神经麻痹的病人有可能治愈吗?

展望不佳,但作根治性腮腺切除(包括神经切除)和手术后放疗,曾有治愈的。

12．儿童发生腮腺瘤吗?

儿童腮腺肿瘤不常见,但是,肿瘤的类型与在成人中见到的非常相同。

13．放射能致腮腺肿瘤吗?

较大的和较小的腺新生物,有发生在既往用放射治疗过面颈部良性疾病的病人。没有证实腮腺炎症或腮腺导管结石产生肿瘤的。最近有一篇报道指出,吸烟可能与 Warthins 瘤产生有关。

14．所有显然是良性腮腺肿瘤都要切除吗?

切除唯一例外的是高龄体弱,长期显示为良性腮腺病变的病人。应做抽吸活检,明确诊断混合瘤,手术将会有生命威胁。

15．人免疫缺陷病毒(HIV, human immunodefieiency virus)阳性病人,最近腮腺肿大或有肿块有什么意义?

在 HIV 阳性病人中,最像的诊断是良性淋巴上皮病变。如果针刺活检证实诊断,不需手术,因为这种良性性质过程的病变,面对的是一个最后要发展为艾滋病(AIDS, acduired immunodeficincy syndrome)的病人。如果是一个囊肿,抽吸减压或暂消除肿胀。

16．如果在腮腺切除叶的标本中发现癌,下一步用什么治疗?

在高分级癌中,应做全腮腺切除连同上颈部附近淋巴结切除。但整个神经不要切除,除非有明显的肿瘤侵入。

17. 腮腺癌治疗中,什么时候用神经移植?

如果分枝或整个神经被侵入,必须将其切除。神经断端应做冰冻切片检查。移植神经取自对侧颈的耳大神经,是一般最喜欢用的。用放大镜移植在适当的位置。

18. 不解剖面神经可能切除腮腺瘤吗?

几乎在所有的病例都要进行神经解剖。对已知的 Warthin's 瘤(通常发生在腮腺下部),曾有一些作者提倡过做仔细局部切除,局部复发不常见。混合瘤极少数起自前面部位,通常用局部切除,但有可能复发和/或周围神经损伤。

19. 在腮腺切除术中,最常损伤的是什么神经?

最常损伤的神经是下颌缘支。其最低支支配下唇降肌。这神经在手术中必须小心保护,如果它没有损伤,下唇无力(一个常见并发症,即使手术很小心)在 4~6 周内恢复。

20. 在恶性腮腺瘤治疗中需要骨切除吗?

骨切除极少需要,只有在出现深部癌复发或癌已侵入到下颌骨的病人,要做骨切除。

21. 当神经已做到保护,腮腺切除术后暂时性面神经麻痹的发生率有可能降低吗?

如果解剖神经时非常小心,手术后麻痹应该极小。在神经附近电凝止血,不小心在神经周围吸引和不必要的牵拉神经,可能导致几个星期的麻痹烦恼。

22. 腮腺手术后耳垂麻木有可能防止吗?

耳大神经在小的良性肿瘤中是能够保护的,如果分支未受侵和与肿瘤无粘连。

23．腮腺癌手术治疗后需在什么时候放疗？

所有的除极低度癌外，很多作者都提出在全腮腺切除和上颈附近淋巴结取除后，应该放射治疗。不要做根治性颈扩清除非有淋巴结侵及的证据。在M.D.Anderson医院中用加强外科治疗腮腺癌，包括上颈部淋巴结切除，接着放疗显示改进了治愈率。

24．腮腺癌的治愈率怎样？

在低度恶性癌，治愈率可接近80％～90％，但在全组连续病例中，5年、10年和15年治愈率分别约为62％、54％、47％。

25．腺瘤样囊性癌，肿瘤的期或组织学的级哪个较重要？

Spiro和Huvos指出，肿瘤的期比级较重要，早期肿瘤即使面对组织学为高级，发现其预后相当好。

26．表浅腮腺切除术后能发生唾液瘘吗？

所有的，除少数个别的表浅叶切除较彻底外，不应该发生瘘。深叶本身罕见，如果真有瘘，表浅叶切除是唾液瘘的根源。

27．什么是Frey's综合征？

亦称尝味出汗。Frey's综合征30％发生于进食。较多的病人曾做过腮腺切除术，被认为是耳颞神经内副交感神经纤维再生刺激汗腺的结果。

28．化疗对已做了腮腺癌根治术加放疗的病人有利吗？

化疗在治愈率上没有多大效果，然而从安德森医院来的研究材料显示，化疗有一定的作用，但一般为短期的。肺病变减小和偶尔获完全反应。联合化疗和多种药方案显示可起暂时反应。

29. 混合瘤能变为真性癌吗?

多数作者认为,真正的恶性混合瘤,能从良性型经多年后发展而来,虽这种现象有一定可能,但不是常见。很多晚期混合瘤即使它可以生长得惊人的快,也是良性的。另一方面,恶性混合瘤的发病率,老年病人比60岁以下的病人高得多。这个观察结合实验室病理学研究,增加了对癌的转变发生在不经常背景学说的信任。Mayo临床医院的Beahrs证明了这现象。

30. 切除面神经后,面部功能能自动恢复吗?

虽然罕见,但面部功能自动恢复曾在个别病人中有很好的记载。确实的机制还不肯定,但由第V神经纤维接过来和面神经纤维再生的可能性是有的。Martin和Helsper非常详细的讨论了这个现象,认为第V神经纤维接管是最可能的机制。一个自发性恢复的病人,因面神经痛,进行第V神经注射治疗,结果,暂时的,很快失去面部功能。

31. 腮腺癌与肿瘤抑制基因有关吗?

一个了解得最多的肿瘤抑制基因是p^{53}。腮腺癌显示中度或高度的p^{53}表达,常常是在较晚期的,和大于那些不表达的肿瘤。肿瘤有中度或高度的p^{53}表达,通常是伴有区域或远处转移。

参考文献

1 Beahrs OH, Woolner LB, Kirklin JW, Devine KD: Carcinomatous transformation of mixed tumors of the parotid gland. Arch Surg 75:605, 1957.

2 Blevins NH, Jackler RK, Kaplan MJ, Oles R: Facial paralysis due to benign parotid tumors. Arch Otol/Head Neck Surg 118:427~430, 1992.

3 Brown JS, Ord RA: Preserving the greater auricular nerve in parotid surgery. Br J Oral Maxillofac Surg 27:459~466, 1989.

4 Frankenthaler RA, Byers RM, Luna MA, et al: Predicting occult lymph node metastasis in parotid cancer. Arch Otol/Head Neck Surg 119:517~520, 1993.

5 Freiling NJ: Malignant parotid tumors: Clinical use of MR imaging and histologic correlation. Radiology 185:691～696, 1992.

6 Gallo O, et al: p53 Oncoprotein expression in parotid gland carcinoma is associated with clinical outcome . Cancer 75:2037～2044, 1995.

7 Guillamondegui OM, Byers RM, Luna MA, et al: Aggressive surgery in treatment for parotid cancer: The role of adjunctive postoperative radiotherapy. Am J Roentgenol Radiat Ther Nucl Med 123:49～54, 1975.

8 Hanna DC, Gaisford JC, Richardson GS, Bindra RN: Tumors of the deep lobe of the parotid gland. Am J Surg 116:524～527, 1968.

9 Heller KS, Dubner S, Chess Q, Attie JN: Value of fine needle aspiration biopsy of salivary gland masses in clinical decision－making. Am J Surg 164:667～670, 1992.

10 Kotwall CA: Smoking as an etiological factor in the development of Warthin's tumor of the parotid gland. Am J Surg 164:646～647, 1992.

11 Martin H, Helsper JT: Supplementary report on spontaneous return of function following surgical section or excision of the seventh cranial nerve in the surgery of parotid tumors. Ann Surg 151:538～541, 1960.

12 Shaha AR, et al: Benign lymphoepithelial lesions of the parotid. Am J Surg 166:403～406, 1993.

13 Skibba JL, Hurley JD, Ravelo P: Complete response of a metastatic adenoid cystic carcinoma of the parotid to chemotherapy. Cancer 47:2543～2548, 1981.

14 Spiro IJ, Wang CC, Montgomery WW: Cancer of the parotid gland, analysis of treatment results and patterns of failure after combined surgery and radiation therapy. Cancer 71:2699～2705, 1993.

15 Spiro RH, Huvos AG: Stage means more than grade in adenoid cystic carcinoma. Am J Surg 164:623～628, 1992.

第六十节　减瘤(减少细胞的)手术

John A. Ridge 医学博士、哲学博士

1. 什么是减瘤手术?

减瘤是通过不完全的癌切除，以提高病人的生存或改善病人的生活质量，即使外科医生见到还有瘤留下。

2. 减瘤是否与 Halsted's 原则相反,能取得治疗吗?

是的。但 Halsted 生活在不同时代。

3. 是否如果肿瘤不能完全切除,也有使病人产生一种做过大手术的感觉?

当然,手术常常是作为减轻癌的机械症状(如出血或梗阻)。这样,即使癌是不能治愈的,也可改善生活质量(姑息)。此外,有些病人减瘤(或减少细胞)手术后,生活很长时间。

4. 减瘤手术是否对大多数肿瘤有治疗作用?

不,可是在特殊病例考虑是有益的。

5. 什么是减少细胞的手术?

减少细胞的方法,是为减低肿瘤负担设计的,并计划外加放疗、化疗,或改变生物学延长生存。

6. 减少细胞手术,是否正像据说的减瘤方法?

是的。

7. 有此病人是否仅做减瘤手术而得益?

晚期功能性内分泌瘤的病人(激素分泌使其患病)仅从减少肿瘤块上可以得益。这个原则是讲得通的,因为很小量的肿瘤,分泌较少量的激素,而病人感到很好的感觉。这类癌虽不常见,但病人可享受到戏剧性的益处,如胰岛细胞瘤、血管活性小肠多肽分泌瘤、高血糖素瘤、类癌、肾上腺癌、嗜铬细胞瘤和甲状腺髓样癌。虽然这些想到名字的病不常见,但甲状旁腺增生手术即代表减瘤手术。

8. 哪些病人可以预期从减少细胞手术中得到好处?

化疗和放疗效果较好的,减少细胞手术作用也较大,如果外科医生能够减少整个瘤块到能治疗的大小,肿瘤专家能排除癌的其他转移。专家们喜欢称这种方法为肿瘤病的多形式治疗。

9. 为什么化疗和放疗不能单用?

实验提示,减少细胞手术后,部分细胞可以迅速增生。快速分裂的细胞对放射和目前的化疗药更敏感。因此当肿瘤容积增加,生长慢时减少肿瘤负重,将会提高肿瘤对治疗的敏感性。此外,细胞毒的化疗,似乎在每个疗程中都杀死一定部分的瘤细胞。由于治疗的副作用和瘤细胞的突变,导致肿瘤抗药,限止了化疗药物的使用。但对早期小数目的癌细胞治疗,将会增加治愈的机会。

10. 那么,如果非手术治疗有效,减少细胞(减细胞)手术就不需要了?

确实,既往在 Burkitt's 淋巴瘤和小儿肿瘤,常常用减细胞手术治疗。现在可用化疗和放疗,看来这方法不需要了。

11. 当今减细胞手术最常用的情况如何?

减细胞手术是治疗卵巢癌和恶性胶质瘤中的标准方法。手术治疗晚期卵巢癌的病人,接着用化疗,用目前的化疗。如果病人未切除的瘤块减小到直径不足 2cm,其生活时间要比那些肿瘤体积不能减到这程度的病人时间长。非精原细胞睾丸瘤化疗治疗后,再手术切除剩余的转移病,病人的治愈率是使人振奋的。

12. 什么是卵巢癌二次探查手术?

二次探查手术是指化疗或放疗后接着评估治疗反应和切除任何剩余肿瘤的手术。虽然,在过去,这方法常用于卵巢癌,但效果不肯定。近年来,经详细设计,随机临床试验,经 3 个疗程化疗,二次探查,在手术减细胞后,再加 3 个疗程化疗,结果显示有利病人的生存。这种病人的生存时间,比只接受 6 个疗程化疗而未行二次探查手术的妇女要长。

13. 在化疗改善时，减细胞手术可变得不必要，是否能够在手术或其他治疗中改进，以增加减细胞手术的作用？

很可能，从结肠直肠癌来的腹膜癌病，一旦认为不能治疗，大多数病人在几周内死亡。这仍是一个严重的问题。但是，有些病人在减细胞手术和腹膜腔内化疗，可以获得显著的利益和长时间的生存。未分化甲状腺癌，很少能治愈，而且很多病人受到局部气管侵犯和窒息。联合化疗，放疗和以后减瘤手术，可以改善局部控制和生存。

14. 有其他形式的癌减瘤手术吗？

治疗转移性甲状腺癌的病人，应有一个减细胞的机会。用放射性碘治疗远处转移病，存在着一个破坏正常甲状腺组织的问题，因所有放射性碘在进入转移处时也到实质甲状腺，如果切除正常甲状腺，这样，经减少嗜碘组织负担后可促使高剂量的碘到达癌。同样，可切除的转移甲状腺癌，常要在放射性碘治疗之前切除。

争 论

15. 是否卵巢癌病人，手术后瘤块小，生存时间长，是因为她们切除了绝大部分肿瘤或因为她们的癌恶性度不高？如果一个外科医生手术时留下一些癌，这与她们有多少区别？

没有进行减细胞手术后化疗和卵巢癌晚期单独化疗病人的前瞻性试验比较。手术后只有小量肿瘤，生存明显比剩留大块肿物的病人要长。可能由于个别肿瘤生物学特性的关系和那些存在的肿瘤一开始就只有 1cm 直径，其生存比那些剩余瘤由手术减少到 1cm 的要长。低肿瘤负重延长生存，反映的是因为减少卵巢癌的毒性，而不是未切除转移肿瘤产生的。减瘤手术必须对生存起作用，那些第一次探查由经过训练的肿瘤专家指导的病人，其生存比普通的妇科专家治疗的要长。

参考文献

1 Grant CS:Surgical management of malignant islet cell tumors. World J Surg 17:498～503, 1993.

2 Hoskins WJ:Epithelial ovarian carcinoma:Principles of primary surgery. Gynecol Oncol 55: S91～S96, 1994.

3 Kulkarni RP, Reynolds KW, Newlands ES, et al:Cytoreductive surgery in disseminated non-seminomatous germ cell tumours of testis. Br J Surg 78:226～229, 1991.

4 Ozols RF: Treatment of ovarian cancer: Current status. Semin Oncol 21(Suppl2):1～9, 1994.

5 Sugarbaker PH, Jablonski KA:Prognostic features of 51 colorectal and 130 appendiceal cancer patients with peritoneal carcinomatosis treated by cytoreductive surgery and intraperitoneal chemotherapy. Ann Surg 221:124～132, 1995.

6 Tennvall J, Lundell G, Hallquist A, et al: Combined doxorubicin, hyperfractionated radiotherapy, and surgery in anaplastic thyroid carcinoma. Cancer 74:1348～1354, 1994.

7 Van der Burg MEL, van Lent M, Buyse M, et al:The effect of debulking surgery after induction chemotherapy on the prognosis in advanced epithelial cancer. N Engl J Med 332: 629～634, 1995.

8 Wong RJ, DeCosse JJ:Cytoreductive surgery. Surg Gynecol Obstet 170:276～281, 1990.

9 Zogakis TG, Norton JA:Palliative operations for patients with unresectable endocrine neoplasia. Surg Clin North Am 75:525～538, 1995.

第六十一节　何杰金氏病和恶性淋巴瘤

Christina A. Finlayson 医学博士

1. 怎样鉴别诊断淋巴结病?

在体格检查中,最常见要鉴别的是对颈部、腋部或腹股沟部淋巴结病的识别,这些发现的意义,根据淋巴结的性质及其症状。感染、自家免疫疾病和恶性病,在鉴别诊断中应当考虑。

2．什么历史信息有助于直接诊断评估淋巴结病？

集中评估综合病史。对年龄超过 40 岁的病人非特异性淋巴结病不常见。事实上，在这年龄 70％的颈淋巴结肿大是恶性的。虽然何杰金氏病发生的平均年龄是 32 岁，但 40 岁以下的病人，病因更像是非特异性或感染。

症状持续时间能提供淋巴结病原因的性质。最近发现淋巴结肿大，最容易想到的是感染，可是肿大的淋巴结可能有内出血，体积很快增加。旅行和职业史，宠物接解史，居住地理区域和性生活史，能够提供感染物的线索。吸烟史与肺、上胃肠道和头颈恶性病有关。

全身症状，包括发热、体重下降、盗汗和瘙痒，存在于约 30％何杰金氏病的病人和 10％非何杰金淋巴瘤病的病人。可惜，这些症状与广泛的别种疾病有关。因此，它既无敏感性，也无特异性。

3．一位 25 岁的男病人，发现腹股沟有一个 1cm 软的淋巴结已 1 个月，应该怎样进行诊断评估？

综合病史，进一步给诊断方法提供方向。体格检查时，对所有引流淋巴结池：颈、下颌、耳、枕、锁骨上、腋、滑车上、腹股沟和腘窝，必须引起特别注意。锁骨上淋巴结肿大，实际上常与恶性的或肉芽肿病有关。腹股沟和腋窝周边的淋巴结肿大，常是一种创伤的反应，经常发生。肢体应该彻底检查。

肿大淋巴结的大小和坚硬度，有助于识别来自其他原因的恶性或肉芽肿淋巴结病。一个淋巴结的体积小于 1cm，常是来自非特异性和无意义的原因。淋巴结大于 2cm，常是恶性的或肉芽肿的。软的淋巴结，并不表示特别诊断，但是，硬的淋巴结是典型的恶性转移。

本例病人，如果病史或体检发现，无法导致一个特异性诊断，最好的办法是观察一段时间，并需一个月随诊检查一次。如果未发现消退，则需做活体检查。

4. 一位48岁妇女，左锁骨上有一3cm硬的淋巴结，她的评估与前面的病人有什么不同？

病人的年龄，淋巴结的大小，坚硬度，部位，实际上排除了淋巴结是安全的，可以不理它的可能性。如果病史或体检所见，不能说明病因是感染，必须排除恶性病，即何杰金氏或非何杰金氏淋巴瘤，和来自腹部、生殖器、肺原发瘤的转移病，或乳房可以一开始就有锁骨上淋巴结肿大。头颈部原发瘤极少转移到这部位，但趋于首先扩散到颈淋巴结。观察一段时间未好转，应采用细针穿刺抽吸，或开放切除活体检查，以得到早期诊断。

5. 一个明确的特殊部位的感染，在观察和等待期间要用抗生素吗？

淋巴结是常见对感染有反应的，可是极少淋巴结本身是细菌侵入的目标。当出现感染了的淋巴结，其他炎症征象也出现了，包括热、红、痛和肿。应根据病史和体检，仔细寻找感染。如果明确为一强力的细菌感染，应做培养和开始用适宜的抗生素。如果经这些措施未能明确，短期盲目的凭经验使用抗生素，对治疗或诊断都无益。

6. 淋巴瘤在鉴别诊断中能用细针穿刺抽吸活检吗？

细针穿刺抽吸(FNA)活检，是几种临床疾病中做诊断用的工具，包括评估乳房、甲状腺和转移疾病。它容易操作，有利，包括对病人损伤小、诊断快和费用低。总的可靠性依据病理学家的兴趣和经验得出的，很多报告的正确性大于90%。淋巴瘤的最后诊断靠细胞抽吸活检可靠性极小，因为病理学家寻找恶性细胞是在正常淋巴细胞的基础上寻找的，常需完整的淋巴结结构才能做出诊断。免疫组织化学包括淋巴瘤分型需要相当大块的组织，这单用抽吸是不可能得到的，可是，当一肿块在进行评估和扩大鉴别，如上面的例子，FNA常常可得出诊断。如果不能做出阳性诊断，如果细胞学怀疑为淋巴瘤，但组织不适用分型，则病人必须做切开活检。

7. 在做一个可疑淋巴瘤的淋巴结活检时，外科医生脑子里必须记住的是什么特别考虑？

在很多淋巴瘤病人中，外科医生的主要作用是诊断和分期疾病。颈淋巴结是经常累及的部位(65%～80%)，以下是腋(10%～15%)；腹股沟(6%～12%)淋巴结。在肿瘤侵及的主要淋巴结外，常伴有较小的反应性淋巴结，因此，绝大多数可疑淋巴结做活检时选择最大的很重要，因为淋巴结的结构对病理学家很重要，应该整个取出。在分离解剖中应仔细，避免压碎、钳夹或电烙组织。标本送到实验室必须是新鲜的，最好用吸有盐水的敷料包裹着。细胞的结构不应将淋巴结放在水或福尔马林内被破坏。外科医生和病理学家之间在此过程的前或中，要有良好的联系，可避免很多麻烦。如果有一块适合的组织标本，冰冻切片就能确诊。

8. 临床上何杰金氏和非何杰金氏淋巴瘤之间有什么不同？

何杰金氏淋巴瘤：通常表现为颈部肿块或纵膈肿块。最常见是起自淋巴结本身和极少侵犯淋巴结外的组织。它趋于扩散到邻近淋巴结站，但不跳跃到更远的部位。大多病人为Ⅰ或Ⅱ期病。滑车上，腘窝，或肠系膜淋巴结不常累及。年龄分配双峰性，早期高峰在20岁，后期高峰在60岁。

非何杰金氏淋巴瘤：主要起源于淋巴细胞，和也指如淋巴细胞淋巴瘤。在过去20余年，这类肿瘤的发病率明显增加，有的增加曾归罪于AIDS有关。但这类关系不能说明所有观察到的增加。与何杰金氏淋巴瘤对比，非何杰金氏淋巴瘤常是淋巴结外扩散，不是邻近扩散。它极少表现为局部疾病，骨髓和肝常被侵犯。非何杰金氏淋巴瘤更常累及滑车上、腘窝和肠系膜淋巴结和Waldeyer's环，及说明几乎所有的胃肠淋巴瘤。绝大多数表现为晚期病。

9. 什么是Waldeyer'环？

口咽后面覆盖的粘膜，是淋巴组织和淋巴结的床，其中一些粘膜聚集而成腭、舌、咽和扁桃体管。从后面看它们围绕着咽壁形成一环，因此名为Waldeyer's淋巴环。这里可以是原发也可以是转移瘤的部位。

10. 如何诊查淋巴瘤?

仔细询问病史和体格检查，引出全身症状和识别累及的淋巴结站。所有的病人都需实验室检查，包括全血计数、肌酐、肝功能试验、血沉、乳酸去氢酶和碱性磷酸酶。如果胸部X线照相不正常，需做胸部CT扫描。腹部CT扫描和双侧骨盆和骨髓穿刺活检，所有病人都需要做。淋巴造影和中期剖腹有争论，选择应有所限制。

11. 为什么肿瘤要分期?

交流的基础是标准的术语，这对所有参加者有相同的意思。肿瘤出现于临床时，则在疾病的范围基础上分期。依据TNM方法分期:肿瘤的大小，淋巴结的转移和远处转移，常是表示肿瘤质量。这个系统可使同等肿瘤质量的病人统一评价，决定癌症进展性质。分期可使临床医生预测同一疾病病人的预后。

一旦性质被确定，治疗试验的结果就能够评价，因为低肿瘤质量的病人，可预期效果比晚期疾病的病人较好。在评价治疗反应时，不要把它们放在同一种类上，这点是重要的。分期系统能让研究者在标准术语中交流结果。

对所有分期的肿瘤很少用同一种方法治疗，因此，对不同分期的病人，指导临床医师来用不同的治疗方法。

分期系统是有价值的，因此必须对相同肿瘤质量的病人分组，事先统计好预期的预后，以便于研究者和临床医师之间的交流，以及帮助个别癌症病人选择合适的治疗计划。

12. 用于淋巴瘤的是什么分期系统?

因为淋巴瘤是一种淋巴结的恶性病，而疾病的开始部位极少能被辨认,TNM 分期系统不能使用,因此根据疾病的分布和全身症状的基础进行分期。何杰金氏和低度非何杰金氏淋巴瘤用相同的分期系统(Ann Arbor 分期分类):

Ⅰ期 侵犯单个淋巴结区域,或局限侵犯一 个器官或部位。

Ⅱ期 在同侧横膈侵犯 2 个或 2 个以上淋巴结区。局限侵犯一个淋巴管外器官或部位 和它的区域淋巴结。

Ⅲ期 侵犯双侧横膈淋巴结区,包括局部侵 犯淋巴结管外器官,包括脾或两者都 侵犯。

Ⅳ期 广泛侵犯一个或多个淋巴管外器官(包括骨髓)有或无相关淋巴结侵 犯。孤立的淋巴管外器官侵犯伴远区淋巴结侵犯。

在Ⅲ或Ⅳ期疾病中,写在期下角的 E 习惯表示淋巴管外器官受侵犯。而写在期下角的 S 习惯表示脾受侵犯。它们可能相互联系,既侵犯淋巴管外部位也侵犯脾。

每期依据出现的全身症状再分成 A 或 B。A 的病人表现没有全身症状为 A 级。A 的病人表现诊断前无法解释的体重在 6 个月内下降超过 10%,不能解释的发热体温在 38℃以上,或全身湿透的盗汗为 B 级,这些被称作 B 症状。瘙痒,常包括写在 B 症状内,但仅出现症状并不限定 B 级。

举例:一个 24 岁男性,他在颈部出现一个无症状的肿块,无全身症状和其他部位的疾病。在分期上分为ⅠA 期。一个 70 岁的女性,她表现为小肠局限性淋巴瘤(低度),侵犯肠系膜(区域)淋巴结,并且晚上有 38.5℃体温超过 6 周,将分为$Ⅱ_E$B。

中等-高度非何杰金氏淋巴瘤的分期,根据国家研究所改良分期系统:

Ⅰ期 局限于结节或结节外疾病。

Ⅱ期 2 个或多个结节部位的疾病,或局限于一个结节外,加有引流淋巴结和无不良预后的表现。

Ⅲ期 Ⅱ期加一个或几个不良预后表现。

不良预后表现包括:①行动情况小于 Karnofsky 70%;②B-症

状;③任何肿块大于10%直径;④血清乳酸脱氢酶在500以上,或三个或数个结节外的疾病。

13. 临床分期和病理分期之间有什么不同?

淋巴瘤的初期诊断,不能依靠唯一的病史、体格检查或放射照相,则需要活体检查以确定病理上存在瘤细胞。但是临床或病理都可以有自己的分期。临床上分期根据病史、体检和放射照相。由腹部CT扫描或淋巴管造影发现的不正常淋巴结,暗示临床横膈下疾病。病理分期需要组织学期评估所有可能受侵犯的组织。由腹部CT扫描或淋巴管造影发现的不正常淋巴结病理学上分期,需要剖腹活体检查。辨别分期方法是在术语前低位冠-c为临床分期,冠以p为病理分期。举例,cⅢ表示临床有不正常淋巴结,由腹部CT扫描或淋巴管造影发现的分期。如果进行了分期剖腹,经活体检查和病理证实淋巴结受侵,肿瘤被分为pⅢ期。

14. 什么是分期剖腹适应证?

为何杰金氏淋巴瘤剖腹,已成为明确腹内肿瘤的存在和扩散以及准确分期和以后治疗调整的一个措施。但它应该只是在可能改变临床分期结果,和分期改变将来治疗计划时进行。手术切取组织的病理分期,比临床分期更准确。在Stanford经验中,43%的病人在剖腹后改变了分期。临床分期Ⅰ和Ⅱ期的病人中,手术后约30%病理分期上升为Ⅲ或Ⅳ期,相反有约10%~20%临床分期为Ⅲ期或Ⅳ期病的病人降期。在一些亚型病,横膈下疾病的危险极低(小于10%),因此分期剖腹极少有帮助,不是指征,例如包括所有颈上部临床分期间ⅠA期的病人,组织学上淋巴细胞占优势或疾病限于纵膈的病人,不宜分期剖腹。

不管怎样,分期的改变导致治疗的改变,根据内科肿瘤主治医生的哲学进行治疗。在一个研究所里,22%的临床分期为ⅢB—ⅣB期的病人因分期剖腹而降期,但近100%的病人仍接受最初化疗治疗的方案,因此治疗程序不管手术结果。

此外,在治疗何杰金氏病中分期剖腹的作用较含糊,因为对复发病人用高效抢救化疗在生存上显示缺乏作用。可是有迹象表明,手术分期病人的复发率低,因此很少需第二疗程治疗。这样,外科医生与内科肿瘤医生要紧密的相互合作很重要,剖腹术才能用得更合理。

对非何杰金氏淋巴瘤不使用分期剖腹。

15. 怎样做分期剖腹术(Staging Iaparotomy)?

习惯用正中切口进腹和探查腹部。要特别注意与淋巴结有关系的区域。切取腹内淋巴结标本。首先作脾切除,接着用楔形或在每叶肝中心取活检。淋巴结取自腹腔动脉周围、肠系膜、门静脉旁、主动脉旁和腔静脉旁区。在绝经前妇女应做卵巢固定。这个步骤保证卵巢在子宫后和保留生育,因有半数妇女需要盆腔放射,关腹后,重复双侧髂骨骨髓活检。

16. 如何治疗何杰金氏淋巴瘤?

早期疾病(Ⅰ、Ⅱ和ⅢA期)可单用放射治疗,而较进展性疾病(ⅢB和Ⅳ期)可用联合化疗。有不同的方案,用4～8种不同的药。最常用的联合方法包括4种或更多种药,如氮芥,长春新碖,丙卡巴肼,泼尼松(MOPP)。阿霉素,博来霉素,长春花检,氟烯咪胺(ABVD)。有些中心用放疗和化疗联合使用。

17. 非何杰金氏淋巴瘤的治疗公式是什么?

非何杰金氏淋巴瘤是一种广泛畴包括任何淋巴瘤但不包括何杰金氏淋巴瘤的肿瘤。它具有很多完全不同的组织学形态。每种有它自己的自然史和预后。早期尝试分类这些亚型,结果分出六种不同的类型。治疗公式对非何杰金氏淋巴瘤作了标准化的术语,将每一种细胞描写成三种类型,低度、中度和高度。淋巴瘤在相同的分类中有相同的自然史,治疗计划和预后。

18. 非何杰金氏淋巴瘤每种分类的自然史有什么不同?

组织学分类主要是决定非何杰金氏淋巴瘤的自然史和治疗。低度淋巴瘤趋于低活力,生长慢,常常症状不明显,持续时间很长。侵袭性淋巴瘤,包括中度和高度淋巴瘤是进行性的、快速的,和可在短期内致命的。然而化疗在中度和侵袭性亚型治疗中很成功,反之局限低度淋巴瘤的病人用放疗极少能治愈。更广泛的疾病用化疗极少能根除,因为有低活力性质的疾病,但每年仍在测算中间生存率。中度淋巴瘤常对标准的联合化疗有反应。侵袭性淋巴瘤在快速和大量联合化疗治疗后,有 70%～80%的完全反应率和约有 50%长期生存的希望。

19. 手术在淋巴瘤治疗中有作用吗?

局限的胃肠道非何杰金氏淋巴瘤最常见于胃。它起源于粘膜下淋巴组织内。手术切除是主要的治疗。完全切除早期病变认为可能治愈。较进展的病手术后辅助放、化疗则更有益。

位于胃肠道其他部位的淋巴瘤常以急腹症出现,诊断常在手术中做出。通常注意力都集中在处理当时的情况,如穿孔、梗阻或出血。如果病变局限,应该切除原发肿瘤,一般能够安全的切除。

参考文献

1 DeVita V Jr, Hellman S, Rosenberg S: Cancer: Principles and Practice of Oncology, 4th ed. Philadelphia. J. B. Lippincott, 1993, pp 1819～1927.

2 Fleming I(ed): The surgeon and malignant lymphoma. Surg Oncol Clin North Am 2: 1993.

3 Mauch P, Larson D, Osteen R, et al: Prognostic factors for positive surgical staging in patients with Hodgkin's disease. J Clin Oncol 8: 257～265, 1990.

4 Pangalis G, Vassilakopoulos T, Boussiotis V, Fessas P: Clinical approach to lymphadenopathy. Semin Oncol 20: 570～582, 1993.

5 Pilotti S, Di Palma S, Alasio L, et al: Diagnostic assessment of enlarged superficial lymph nodes by fine needle aspiration. Acta Cytol 37: 853～866, 1993.

6 Suhrland M, Wieczorek R: Fine needle aspiration biopsy in the diagnosis of lymphoma. Can-

cer Invest 91:61～68,1991.
7 Taylor M, Kaplan H, Nelsen T: Staging laparotomy with splenectomy for Hodgkin's disease: The Stanford experience. World J Surg 9:449～460,1985.

第六十二节 颈部肿块

Nathan Pearlman 医学博士

1. 一位 21 岁的女性在下颌骨角下方和胸锁乳突肌略前方出现了个 3～4cm 大小的肿块。什么是适当的鉴别诊断?

结核	反应性淋巴结肿
上颌骨肿瘤或腮腺	颈动脉体瘤
淋巴瘤	腮裂囊肿
传染性单核细胞增多症	转移癌

2. 一个 21 岁的人有颈部转移癌吗?

有。甲状腺癌,舌癌,鼻咽癌不常见并在青年人更罕见。

3. 鉴别诊断是一个长表,有什么方法把它缩短一些?

炎症性结节,其中有不少是单核细胞增多症,质趋于软,直径在3cm 以下,双侧,有压痛,常伴有全身病的病史和体征。转移淋巴瘤病的颈部肿块正好相反,肿块趋向大于 3～4cm,单侧、无压痛,在很多病人只有一个病的体征。淋巴结节被淋巴瘤侵犯者,质一般软和上颌腺质地一样。反之,淋巴结节有癌转移,则相当硬,其硬度像甲状腺。腮腺瘤可以软或硬,但有一个明显的上缘,混合于腮腺体内。颌下腺瘤一般位于对侧腺体相同部位,常似橡皮样硬。颈动脉体瘤也像橡皮样硬,但通常有压痛和不能与颈动脉搏动分开的。结核结节也具有很多这样的特征,很难与早期肿瘤病处别开来。此外,腮裂囊肿罕见出现于21岁以上的病人,并常存在很长时间和透光的。

4. 除了详细病史和颈部肿块检查外还有什么需要做的?

90%的情况可用手指和直观检查面、对侧颈、头皮、甲状腺、腮腺、口腔、咽、喉,查找原发肿瘤或缩短检查目录表,和减少所需费用,做出初步诊断。

5. 多数医生承认,需要检查的最后结果,但很难用额镜检查咽、喉。有柔韧内窥镜的也不多,替代的方法是进行切开活检淋巴结节/肿块,用这种方法错在什么地方?

肿块或颈部肿大淋巴结切开活检,是首先采用的诊断方法,如果发现是恶性的,则再做进一步复杂的处理。如果是淋巴瘤而未被怀疑到,这时这种淋巴结节的处理可能不慎重,送到病理科检查时,精确的诊断机会可能被丢失。围绕在活检部位的炎症和纤维组织,在CT或MRI扫描中,很难从肿瘤中区别出来,偶尔导致增大分期和不适当的治疗。疤痕组织也可能当癌手术(切除肿瘤,颈扩清),导致扩大手术和更多的并发症。在这种情况,最好的组织学诊断是选择针刺抽吸肿块。此方法的精确性85%~95%,避免了切开活检中的问题。

6. 全面的头颈检查未发现异常,下一步将做什么?

在全麻下对颈、口、咽、喉、食管和气管支气管树做更仔细的检查。如果未发现异常,则进行盲目的鼻咽、扁桃体、扁桃体床、舌根部和梨状窝活检。

7. 为什么要做食管镜和气管镜检查?

有10%~20%鳞状细胞癌病人的第2原发灶见于消化道区。

8. 为什么盲目活检倾向于上面说的部位?

在那里肉眼未见异常的病人中,约10%~15%用盲目活检发现了原发瘤。

9. 为什么一开始不在全麻下进行检查和跳过喉镜和/或柔韧内窥镜检查?

两种方法是相互补充的不是竞争的。病人在清醒时检查可以提供有关舌咽功能的信息。在病人睡着时,得不到这些信息。而治疗计划常依据这种理解。此外,病人在麻醉下进行检查,因为舌和咽壁坍塌,可能会有些盲目寻找,而在清醒检查时能直接发现。

10. 病人在直接和间接镜检查,清醒和熟睡中,和前面提到区的盲目活检,没有发现什么,MRI或CT扫描怎样?

MRI越来越常用于头颈部肿瘤,实际上是非常精确的检查,比CT扫描更精确。因此,它可用于分辨隐匿的原发病变。

11. MRI没有提供新信息,颈肿块FNA只发现淋巴细胞,应该告诉病人什么?

出现淋巴细胞,更像是炎症和淋巴瘤的表现,但根据肿块部位,它也可能像腮腺(Warthin's)瘤,仍需手术排除淋巴瘤和/或切除肿瘤,但不必颈扩清。

12. 如果FNA即针刺活检只见到脂肪或肌肉,怎么办?

针可能穿错了淋巴结或肿块,则需要切开活检。如果发现为转移性鳞状细胞癌,做颈扩清。

13. 根治性颈扩清。

对颈扩清的很大厌恶是历史性的。随着时间产生了标准的根治性扩清,已用到所有形式的颈部疾病。手术是切除颈静脉、胸锁乳突肌和脊髓副神经，因而常常引起明显的整容和功能畸形。虽然标准根治性扩清可能在切除大块的固定的淋巴结时仍需要，但近年来，对小的疾病它已被功能性或改良根治扩清术所替代。这手术保存颈静脉、胸锁乳突肌和脊髓副神经，而有比标准根治扩清术良好的整容/功能的结果。在适合的病人，可提供同样的肿瘤控制。

对任何颈扩清最好的时候是在正常组织层面存在时。这种情况只有一次，当做活体检查后就不存在了。理由早已讨论过。做切开活检合适的时间是外科医生准备做扩清时，如果发现为癌，行根治性或功能性颈扩清。

14. 如果肿块或结节在颈后三角，仍有必要做相同的病情调查吗?

是的，虽然大多数口和咽部肿瘤首先扩散到下颌骨角和胸锁乳突肌之间的淋巴结，但对鼻咽、咽下后方和甲状腺瘤一开始就转移到颈后三角内的也不少见。

15. 如果 FNA 或切开活检证明是腺癌怎么办?

虽然多数恶性淋巴结在同侧颈部发生率较高的是鳞状细胞或甲状腺癌或淋巴瘤，但偶尔可遇到转移的腺癌。在这点上，隐匿肺癌、肾癌、前列腺癌或胃肠原发瘤或涎腺瘤病人的转移机会是相等的。这种情况，重要的是在做颈扩清前停止检查和设法局限定位原发肿瘤。

16. 无法区别的癌怎么办?

着手颈扩清。这种病人不是转移黑素瘤，就是鳞状细胞转移癌和自发消退或发现时很小的原发肿瘤。

17. 甲状腺癌又怎样?

颈扩清，显露甲状腺和最小要做同侧叶切除和峡部切除。

18．手术后需要给其他治疗吗？

如果问题是鳞状细胞或未分化的转移癌，应考虑术后放疗。经验告诉，单纯手术的病人(根据大量病例)，颈部癌的复发在10%～25%。而手术加放疗为5%～10%。如果问题是甲状腺癌转移，病人需要终生用T3，T4或干燥甲状腺素抑制甲状腺和放射性碘(I^{131})部分消除剩余甲状腺组织。

19．如果原发肿瘤未发现怎么办？这影响预后吗？

不。预后决定于最初颈部出现的转移病，而不在是否找到原发瘤。

20．在这种病人中，辅助化疗的作用怎样？

在头、颈体积大的鳞状细胞肿瘤中，约80%～90%的病人手术前化疗可明显减少肿瘤(75%)。同时，这样的缩小使不能手术的肿瘤变得能切除或缩小原来需要扩大切除的计划。不幸的是至今还没有证明手术前肿瘤的缩小，改善了生存。这也指手术前化疗的病人。这样，没有转移癌的头、颈癌病人，化疗的治疗作用仍未肯定。

21．颈部包块很常见，只有少数病人与癌有关，是否每一个颈部肿块都是需这样的调查？

真正中线的病变，如果位于甲状腺峡部上方向头侧的，不会是其他别的而是甲状舌管囊肿。真性腮裂囊肿是透光的，因此，发现这样的肿块只做直接切除即可。另外，无经验的医生将会因未怀疑的癌比他或她所见到的真正成人腮裂囊肿多3～4倍而惊奇。这消息很清楚：腮裂或甲状舌管囊肿在成人不常见，癌则不同。

参考文献

1 Attie JN, Setzin M, Klein I: Thyroid cancer presenting as an enlarged cervical lymph node.

Am J Surg 166:428～430,1993.

2 Erwin BC, Brynes PK, Chan WC, et al: Percutaneous needle biopsy in the diagnosis and classification of lymphoma. Cancer 57:1074～1078,1986.

3 Frankenthaler RA, Sellin RV, Cangir A, Goepfert H: Lymph node metastasis from papillary-follicular thyroid carcinoma in young patients. Am J Surg 160:341～343,1990.

4 Harwick RD: Cervical metastases from an occult primary site. Semin Surg Oncol 7:2～8, 1991.

5 Lee NK, Byers RM, Abbruzzese JL, Wolfe P: Metastatic adenocarcinoma to the neck from an unknown primary source. Am J Surg 162:306～309,1991.

第七章 血管外科

第六十三节 动脉疾病

Thomas F. Rehring 医学博士　Robert B. Rutherford 医学博士

1. 下肢动脉硬化闭塞性疾病，由轻到重可分为三个阶段，这三个阶段是什么？

(1) 间歇跛行；

(2) 静息痛；

(3) 缺血性组织坏死。

法国医生 Fontaine 首先描述了这三个临床阶段：病人静坐；下肢不活动时不出现间歇跛行症状，但伴有脉搏消失者可将其归纳为 0 期(无症状期)；伴有缺血性组织坏死的终末期可再分成两个亚型——非愈合性溃疡和坏疽。溃疡由于局部的缺血梗塞造成，但在病变最初阶段也可能由其他因素引起(如压迫性神经病变、静脉瓣膜功能不全、损伤)。动脉硬化闭塞造成足部广泛缺血，导致溃疡不愈合。动脉粥样硬化微血栓的病人(常称其为“足趾紫绀综合征”)以及趾动脉血栓的病人也可以合并类似的局部坏疽，但并没有广泛足部缺血。广泛性足缺血伴有溃疡或坏疽病人与仅有局灶性坏疽病人相鉴别是十分重要的，前者溃疡通过治疗改善循环才可愈合，而后者具有局部愈合能力。

2. 间歇跛行与其他肢体的疼痛鉴别要点

间歇跛行指在同一活动强度下产生的有规律的肢体疼痛，休息后可缓解(典型的是腓肠肌疼痛)。

跛行发生顺序为腓肠肌、臀、髋/大腿或足。腓肠肌跛行为典型的痉挛性疼痛，但臀、髋或大腿跛行可能不严重(常被描述为不适性疼痛)，罕见足跛行为跖骨痛伴麻木，一般来说，症状出现部位越靠近心侧，表明动脉阻塞区域也越靠近在近心侧。

3. 跛行的鉴别诊断中应考虑其他什么疾病?

特发性腓肠肌痉挛；

骨性关节炎；

神经源性假性跛行(坐骨神经痛)。

特发性腓肠肌痉挛在休息时、活动后以及夜间睡眠中过度伸腿时均可出现，后者更常见于老人。髋骨关节炎可以表现为运动后臀、髋或大腿不适加重，但休息时疼痛仍存在，与运动持续时间和运动程度无关；腰椎骨关节肥厚性改变可引起椎管狭窄，压迫马尾，出现髋、大腿麻木性痛。这些病人起床行走后可感到规律性无力和不适。但停止行走并不缓解，其他原因引起的跖骨痛没有活动后加重和休息后缓解的对应关系。在严重腘动脉以下血管阻塞性疾病中，疼痛可因活动而加重，休息后减轻。

4. 间歇跛行病人如不治疗最终截肢的百分比是多少?

经过预期治疗后，5 年截肢率仅 5%～10%。

研究结果显示，75%的跛行者 5 年以上仍保持相对稳定。在需要治疗的 25%病人中，8%病人由于疾病的加重需行截肢术，其余 17%的病人因为症状加重而选择手术治疗。值得重视的是在 5 年内，近 40%病人会发生新的系统性的动脉粥样硬化并发症(心梗、脑血管意外、肠系膜缺血、动脉瘤破裂)，使总死亡率接近 25%。以静息痛、溃疡或坏疽为表现的病人预后则完全不同，他们从一开始就受到截肢的威胁(即:不手术他们就会失去肢体)。

5. 什么是"踝-肱指数"(ABI)? 如何测量?

ABI是周围动脉疾病病人体检的一个组成部分,在腓肠肌中部放上血压袖带,用Doppler超声记录足背动脉、胫后动脉及肱动脉收缩压,并计算出足背动脉收缩压或胫后动脉收缩压与肱动脉收缩压的比例。正常人ABI应该大于或等于1.0;间歇跛行者,指数常为0.6~0.9;伴有静息痛或皮肤溃疡病人,ABI常降至0.5以下;糖尿病病人,由于胫动脉钙化而使ABI假性升高。

6. 对尚不需手术的跛行者首先应采取什么措施以改善下肢血管功能?

停止吸烟;

渐进的锻炼计划;

药物治疗(可能的话)。

应强调停止吸烟。吸烟者发生跛行的可能性是不吸烟者的9倍,并且绝大多数因缺血需进行小腿截肢。节制吸烟可改善症状,提高血管移植通畅率,预防截肢。其他疾病如糖尿病、高血压、高脂血症可促进周围动脉疾病发展。对这些疾病的治疗可减缓下肢缺血的进展,但是不会缓解间歇性跛行的症状。1966年以来,人们了解了渐进锻炼计划的益处。现已证明锻炼计划可延长无痛行走时间(平均134%),及最长行走时间(平均96%)。未能证实血管扩张剂、抗血小板制剂和抗凝剂对跛行病人有益。Pentoxyphylline是一种唯一经FDA批准的用于治疗间歇性跛行的药物,对中等严重的病人,Pentoxyphylline可使踏车能力改善50%~100%。

7. 什么是Leriche综合征?

此综合征指主动脉远端闭塞引起的症候群,最初由Leriche在1940年描述,此症候群包括:①无力;② 跛行;③ 下肢肌肉萎缩;④

足部营养改变;⑤ 小腿苍白。

8. 慢性下肢缺血病人的手术指征是什么?

残疾性跛行(严重影响生活质量);

静息痛;

坏疽或溃疡;

Leriche 综合征。

下肢缺血病人需综合分析手术后患肢改善程度和手术危险性后再作出手术决定。如肢体缺血危及生命或患肢,则应优先考虑手术。如果手术后仅是增加行走距离,进行手术的首要条件是危险性必须小且疗效持久(如:提高远期通畅率,延长病人生存时间)。

9. 并存的糖尿病如何影响周围动脉疾病的分布、自然病程及外科手术指征?

糖尿病基础上合并动脉硬化对组织供血动脉(如腘下分支、股深和髂内动脉)的影响,比传导动脉(如股浅动脉)大,糖尿病患者截肢的危险约是非糖尿病的 5 倍(34%比 8%,5 年内),尽管这些差别许多是由于神经病变和局部感染引起。一旦出现明显的动脉闭塞疾病,患者预期寿命将大大缩短(10 年内伴有糖尿病者为 38%,非糖尿病者为 10%),这主要是由于较大的内脏动脉受动脉硬化的累及(如:冠状动脉、颈动脉、肾动脉、肠系膜动脉疾病)。糖尿病合并动脉阻塞者由于其疾病部位多位于腘动脉水平以下,且流出道常受阻,因此,其可手术率和术后通畅率均较低。有报告显示,糖尿病截肢后 5 年生存率为 39%(非糖尿病为 75%),丧失另一条腿的危险性高达 50%。因此,对于糖尿病患者来说,动脉重建术仅限于用来挽救肢体,单纯为缓解跛行而手术治疗是不适宜的。

10．治疗主－髂总动脉闭塞疾病应选择何种手术？其通畅率各为多少？

主动脉－双股动脉架桥，腋－双股动脉架桥，股－股动脉架桥，经皮内血管成形术。主动脉－双股动脉架桥几乎已完全替代主－髂动脉搭桥或内膜剥脱术，其死亡率约3%，截肢危险为2%，5年通畅率为85%～95%。单侧髂动脉阻塞病人优先选择股－股动脉架桥，该手术死亡率很低，5年通畅率可达80%～85%，手术可在局麻下施行。腋－双股动脉架桥先经皮下行腋－股动脉搭桥，再经耻骨上行股－股动脉架桥。该手术仅适用于高危病人或腹腔内存在病变的病人(如：多发粘连、恶性肿瘤、造瘘术、放射性损伤、感染性肠疾病等)。虽然手术危险性较低，但因病人均为高危，因此手术死亡率反而超过主动脉－双股动脉架桥。通过二次取栓其通畅率可接近75%，但实际5年通畅率仅为33%～35%。腔内血管成形术适用于散在的、孤立的病变，髂总动脉病变以及流出道良好的病人。其2年通畅率与股－股架桥的5年通畅率相当。该手术主要优点是死亡率和并发症发生率极低。但对于血管完全阻塞，或多发病变(特别已累及髂外动脉)，则动脉成形术效果差(成功率50%～60%)，这些病人应通过手术架桥。

11．移植血管的通畅率和长度有直接关系，腹股沟下架桥效果远比近侧架桥要差(吻合口部位越远，通畅率越差)。**移植血管种类也与通畅率有关。那么，如何选择腹股沟下架桥的移植血管，其通畅率和肢体存活率各为多少？**

(1) 原位大隐静脉；

(2) 倒转的大隐静脉；

(3) 其他自体移植血管(如小隐静脉或头静脉)；

(4) 聚四氟乙烯膨体(PTFE)；

(5) 脐静脉；

(6) 涤纶。

仔细地解剖同侧下肢以得到隐静脉，并将其倒转以免瓣膜阻塞血流，已成为股腘搭桥的金标准，其5年通畅率为75%。但它也是许多病人冠状动脉搭桥的理想移植物。10%～20%病人的隐静脉可能不合适或不能利用。原位静脉旁路手术为静脉留在原位置并与动脉吻合，切除其瓣膜使之失去作用，结扎主要分支防止动静脉瘘，此技术的优点使提高静脉的利用率，改善了吻合口的组织相容性，同时保持了静脉床对静脉壁的营养供应。对腓或胫动脉远端搭桥的病人，可明显提高通畅率(10%)。PTFE材料的人工血管通畅率要低于隐静脉，膝上腘动脉水平吻合降低10%，膝下腘动脉水平降低20%，腓/胫水平降低30%，脐静脉移植与PTFE通畅率相似，但5年后静脉可能退化和扩张。涤纶移植物又比PTFE通畅率至少低10%。

12. 为什么移植血管会阻塞？在移植失败的时间与原因上二者有何关系？

移植失败是因为流入、流出(流动)道的血流较差，吻合口或移植物本身结构的变化。

(1) 30d内闭塞；是技术原因，血流缓慢表面血栓形成。

(2) 18个月内，肌性内膜肥厚。

(3) 大于18个月，静脉移植物结构性改变(如：瓣膜部位狭窄、节段性纤维化)、动脉瘤或新的粥样硬化改变。

(4) 大于36个月，脐静脉，PTFE或涤纶移植物扩张或其动脉瘤样改变。危险因素可以影响远期通畅率(见本节问题6)。

13. 非创伤性血管检查和动脉造影术对估计动脉硬化性闭塞的病人起什么作用？

非创伤性检查可以发现、定位、估计动脉硬化性闭塞病变功能性损伤的程度，是理想的筛选和随访监测手段。动脉造影可提供二维图像及详细的解剖学改变(形态学而不是生理学的信息)，适用于需要手术治疗的病人(如:动脉重建或经腔动脉成形术)。

节段肢体测压和容积描绘法可发现并确定病变部位,准确性达97%。动脉造影术就像一张行车图,如果医生打算旅行(手术)的话,就需要它。

14. 下肢最常见的动脉硬化性闭塞病变是什么?为什么在该部位施行架桥术比起其他部位病变少

周围动脉疾病病人最常见的闭塞部位(占跛行者的50%~60%)位于内收肌管的股浅动脉(Hunter's管)。该部位的病变常较孤立,并有良好的侧支循环,通常需行走两个街区的距离后才可引起跛行。肢体功能丧失的病人(行走半个街区即发生跛行者和静息痛病人)常有多处病变。如果在同一动脉近端也有阻塞(如髂动脉狭窄),搭桥术或仅行扩张术便足以改善股浅动脉病变,使症状缓解。如果阻塞位于股深动脉,可行股深动脉成形术或扩张术,如有其他远端血管阻塞病变存在,应行股-腘或股-胫血管搭桥术。由于股浅动脉的阻塞常合并主-髂动脉疾病。因此,髂动脉近端架桥(直接或内膜剥脱)或球囊扩张是腹股沟下搭桥手术的2倍。

15. 急性动脉功能不全的典型体征和症状是什么?

5个"P":疼痛(Pain)、无脉(Pulselessness)、苍白(Pallor)、瘫痪(Paralysis)、感觉异常(Paresthesias)。

5P仅是为便于记忆急性动脉栓塞的症状而提出的。栓塞时,病人常感到沿着肢体有放射样疼痛并且伴有迅速减弱的麻木和无力血栓开始形成时常无表现。但如果持续严重缺血,便很快出现如上所述的典型缺血性静息痛。闭塞水平以下无脉搏,需要与对侧肢体比较。发作开始时常伴有苍白,几小时以后可出现斑点状紫绀,皮肤温度变化较颜色变化更明显,但是"冷"这个词不是以P开头的。如果严重缺血持续存在,最终可能出现瘫痪。以腓神经分布的区域开始,表现为拇趾及足背屈能力的减弱。运动功能丧失是其重要体征,并需要截肢。拇趾及踝的运动可以存在，因为相关肌肉由位于肢体近端的血管供应，所以可能不受缺血的影响。感觉异常和麻木逐渐加重预示后果严重。最初感觉缺失可以是细微的。应对轻触觉，震动觉，位置觉着重进行检查，而不要对痛觉、、压力觉和两点间距离判断力进行检查。根据感觉运动变化的程度，急性缺血可分为：① 有活力的；② 有威胁但可挽救；③ 严重的不可逆的缺血改变。

16．医生如何判断肢体动脉急性闭塞是由栓子还是血栓而引起？不同病因对治疗有何影响？

急性动脉栓塞病人应立即行血栓切除术。但对于急性血栓形成的病人来说，取栓术可能加重缺血损害。如采用造影后先溶栓，二期进行搭桥术或动脉内膜切除，则可能取得较好的疗效。但先决条件是侧支循环可维持患肢 24～72 h 不发生坏死，这个时间对于溶栓是必要的。一旦急性动脉闭塞诊断明确，无论何种原因引起，都应立即使用肝素治疗以防止血栓蔓延。肝素治疗应在动脉造影术、取栓术或血管重建术前开始使用。

动脉栓塞病人常可找到栓子来源，典型的是病人有房颤史，此类病人常没有跛行，缺乏周围动脉疾病的特征性表现。血栓形成的病人缺乏能够提供栓子来源的病史，但可有跛行病史和下肢慢性缺血所造成的形态学变化。动脉造影可提供引起动脉闭塞原因的线索（正常血管与病变血管的对比、侧枝循环、病变部位），对于已明确诊断的栓塞病人，动脉造影术无益，并可加重肢体的缺血。

17．引起急性动脉闭塞的栓子最可能来源是什么？

在所有栓子中，80％～90％来源于心脏，周围血管栓塞性疾病中有 65％～75％的病人合并房颤。少见的原因包括心梗后的附壁血栓、人工瓣膜、风心病和心内肿瘤。非心脏来源者仅占栓子的 5％～10％，一般继发于大血管近端的疾病（动脉瘤、动脉粥样硬化斑块）。5％～10％栓子即使在尸解后来源仍未明确。

18. 来自心脏的栓子最可能栓在什么部位?

股总动脉分叉是最常见的栓塞部位(占全部病人的 35% ~ 50%)。在大多数情况下,70% ~ 80% 的栓塞发作使肢体血管受累。下肢栓塞机会是上肢的 5 倍,栓子最可能栓在大血管分叉处,因为该处血管直径突然发生变化,按发生率的多少排列,栓子栓塞在股总动脉分叉处(36%),主动脉或髂总动脉分叉处(22%),腘动脉(15%),上肢(14%),内脏动脉(7%),其他部位(6%)。

参考文献

1 Boyd A: Natural course of arteriosclerosis of lower extremities. Proc R Soc Med 53: 591, 1962.

2 Brewster DC: Acute peripheral arterial occlusion. Cardiol Clin 9: 497, 1991.

3 Couch N: On the arterial consequences of smoking. J Vasc Surg 3: 807, 1985.

4 Gordon T, Kannel W: Predisposition to atherosclerosis in the head, heart and legs: The Framingham Study. JAMA 221: 661, 1972.

5 Hiatt W, Regensteiner J, Hargarten M, et al: Benefit of exercise conditioning for patients with peripheral arterial disease. Circulation 81: 602, 1990.

6 Imparato A, Kim G, Davidson T, et al: Intermittent claudication: Its natural course. Surgery 78: 795, 1975.

7 Lundgren F, Dahllof A, Lundholm K, et al: Intermittent claudication - surgical reconstruction or physical training? A prospective randomized trial of treatment efficiency. Ann Surg 209: 346, 1989.

8 Rutherford RB: The vascular consultation. In Rutherford RB(ed): Vascular Surgery, 4th ed. Philadelphia, W. B. Saunders, 1995.

第六十四节 颈动脉疾病

Darid J. Minion 医学博士 B. Timothy Baxter 医学博士

1. 什么疾病会影响颈动脉?

动脉粥样硬化最常见。放疗可加速病变的形成。肌纤维发育不良及动脉炎也可影响颈动脉(如巨细胞或 Takayasu 动脉炎)。

2. 颈动脉杂音意味着什么?

颈动脉杂音是颈动脉粥样硬化的基本体征,杂音对心脏事件比神经性事件更有预见性,颈动脉杂音提示神经意外发生的危险性增加。神经功能障碍可以发生在杂音侧,也可发生在对侧。

3. 颈内动脉狭窄产生的杂音的表现

颈动脉杂音开始于收缩期延长至舒张期,不受颞浅动脉阻塞的影响。

4. 严重的颈内动脉狭窄产生杂音吗?

不产生。随着狭窄的发展,血流减少杂音可消失。

5. 对颈部杂音者应做何种检查?

多普勒超声扫描。

6. 颈动脉疾病的症状是什么?

短暂脑缺血发作;脑血管意外;可逆性缺血性神经功能障碍;一过性黑蒙。

7. 什么是短暂性缺血发作,可逆性缺血性神经功能障碍和脑血管意外?

均为描述脑缺血综合征的术语。短暂性脑缺血发作(TIA)指持续时间少于 24h 的脑神经功能障碍。可逆性缺血性神经功能障碍(RIND)持续时间大于 24h,但可在几天内完全缓解。脑血管意外(CVA)或急性卒中,是一种稳定性神经功能障碍,经过长时间才能逐步改善。这些定义是临床性的,不表示急性的病理学变化。对无症状病人或 TIA 病人 CT 可显示脑缺血性卒中的证据。

8．什么是渐增强的 TIA 和进展期卒中？

渐增强的 TIA：神经系统症状反复发作，每次发作时症状并不恶化。

进展期卒中：反复发作的神经功能障碍，发作后神经功能不能恢复到上一次发作的水平。

9．什么是一过性黑蒙？

一过性黑蒙指短暂（几分钟或几小时）的单眼失明，常由于短暂缺血造成。临床表现就像越过眼前的阴影。

10．什么是 Hollenhorst 斑？

Hollenhorst 斑是视网膜血管上明亮的黄色胆固醇斑，其栓子来自颈动脉分叉。说明颈动脉的粥样硬化斑块十分脆弱；在手术治疗时可出现其他自发性微栓子。

11．产生神经功能障碍的机制是什么？

(1) 动脉－动脉栓子；

(2) 低灌注，特别是伴有多发血管阻塞疾病；

(3) 伴血栓形成的动脉闭塞疾病；

(4) 颅内出血。

12．如果损伤了后脑循环，会出现什么症状？它可能由哪些颅外动脉病变引起？

脑干缺血产生近于晕厥，双侧视力障碍，双侧运动瘫痪等症状。可引起椎基底动脉供血不足的颅外动脉病变有锁骨下动脉狭窄、椎动脉狭窄、颈动脉狭窄合并椎动脉狭窄。基底动脉及小血管病变也可引起后脑循环缺血。

13. TIA的自然病程如何?

同侧颈动脉病理改变程度决定了TIA的自然病程。严重狭窄病人(>70%),24个月内同侧卒中的危险性为26%。危险与颈动脉狭窄程度成正比例增加,最轻微狭窄病人(<30%)同侧卒中的危险3年为1%。

14. 阿司匹林对TIA的影响是什么?

乙酰水杨酸(阿司匹林)是一种环氧化酶抑制剂,作用于血小板,减少TIA和卒中的发生。

15. 对有症状的颈动脉疾病,何时有手术治疗的指征?

狭窄在70%以上有症状的颈动脉疾病病人,有强烈的手术指征。手术可使2年内卒中发生率减少17%,狭窄30%~70%,伴有症状病人的手术指征尚未明确。对狭窄在30%以下有症状病人,仅推荐服用阿司匹林。

16. 无症状的狭窄病人应该手术吗?

无症状病人,如颈动脉狭窄在60%以上,且为血管造影证实后,施行颈动脉内膜切除术并用阿司匹林,与仅接受阿司匹林治疗的病人相比(5.17%:11%),5年卒中危险减少6%,无症状颈动脉疾病患者在以下情况时可行内膜切除术。① 希望病人生存3年以上;② 手术后卒中的发生率或死亡率低于3%。

17. 颈动脉完全阻塞应做何种手术?

不手术或颅外-颅内(ECIC)搭桥手术。手术对慢性完全性阻塞病人无帮助。如果是急性阻塞,手术的禁忌证是伴有严重神经功能障碍和增加出血性梗塞危险。由颈内动脉完全阻塞造成持续性大脑半球性缺血,但又无CVA发生,此时有ECIC搭桥指征。

18．当颈内动脉阻塞时，颈外动脉的什么分支在 Willis 环中形成侧支和重建循环？

颈外动脉的眶周分支与颈内动脉分支的眼动脉形成交通。

19．颈内动脉在颈部有多少分支？

没有。

20．颈动脉分叉的标志是什么？

面静脉。

21．什么是内转流？

在颈动脉内膜剥脱中，内转流指采用塑料导管绕过切开的颈动脉而转流血液的一种方法。有几种不同的内转流方法可以采用，内转流将在争论部分讨论。

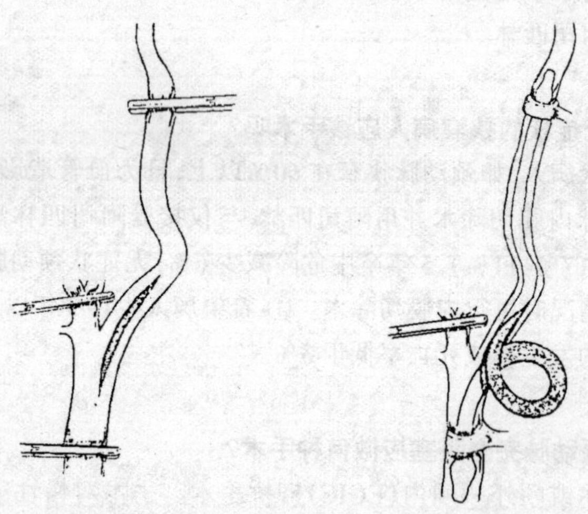

颈动脉手术的腔内转流

22. 颈动脉窦及颈动脉体的功能是什么?

两者均位于颈动脉分叉处,分别由舌咽及迷走神经支配,颈动脉窦功能是调节血压,高血压刺激副延髓的血管运动中枢传出冲动,阻断交感神经张力而增加迷走神经张力。颈动脉体通过化学感受器调节呼吸运动及酸/碱平衡。被刺激时,可产生心动过缓。

23. 什么是颈内动脉返回压?

指钳夹颈内动脉后钳夹部位远心端动脉腔内的返回压力,它表明脑灌注量充足与否。可以阻断颈动脉而不致发生脑缺血的安全压力范围,根据作者不同而不同,平均为 20～50mmHg。

24. 颈动脉内膜切除术中,什么时候可能发生神经系统意外?

(1) 分离、切除动脉壁疾病时;

(2) 夹闭颈动脉:导致缺血性脑梗塞;

(3) 术后;腔内瓣形成、再灌注、颈外动脉血凝块。

25. 颈动脉内膜切除术的并发症是什么?

术中并发症有神经功能障碍和脑缺血,由于在操作中碎屑脱落造成的栓塞或缝合切开动脉后冲洗技术较差,造成新的神经功能障碍或使原有的神经障碍加重。颈动脉完全阻断时,因为低血压或保护较差,可出现脑缺血。临床上可能没有症状,也可因缺血导致为 TIA 或急性卒中。在内膜切除中神经功能障碍的发生率大约是 2%～3%。

26. 颈动脉内膜切除术中,可能损伤哪些颅神经? 神经损伤的临床体征是什么?

舌下神经(Ⅻ):舌偏斜到手术侧,讲话及咀嚼困难;

迷走神经(Ⅹ):轻度吞咽困难,复发性伴声嘶的声带麻痹;

舌咽神经(Ⅸ):吞咽困难伴同侧 Horner 综合征;

面神经(Ⅶ):同侧嘴角下垂,微笑能力减弱;
上咽神经:嗓音易疲劳。

27. 颈动脉手术后伤口血肿的危险是什么?

主要危险是气管受压。通过仔细观察血肿形成可减少伤口血肿的危险,气管突然受压需开放伤口紧急减压。

28. 可能引起术后高血压的原因是什么?

颈动脉窦的神经切除术;
脑肾素的产生;
既往存在的高血压;
中枢性神经功能障碍。

29. 谁首先报告了颈动脉疾病和神经功能障碍间的联系?

1857 年,Savory。

30. 谁施行了第一例颈动脉内膜切除术?

1954 年,Eastcott。

31. 内膜切除术应切除动脉的哪一层?

中层。

争　论

32. 脑保护有何作用?

为避免术中缺血,必须对脑进行充分的保护。一些外科医生认为局麻下暂时夹闭动脉可评价侧支循环有效性。其他人则使用颈内动脉返回压估计侧支循环。术中也可使用脑电图或经颅多普勒。但没有一种方法可达到 100%准确,许多医生常规使用术中转流,部分人选择性使用或不用。

33. 是否应采用术中分流?

赞成:确保所有病人得到充分的脑保护。

反对:延长手术时间,增加在脆性血管上的操作,常不是必须的。

参考文献

1 CASANOVA Study Group: Carotid surgery versus medical therapy in asymptomatic carotid stenosis. Stroke 22:1229～1235,1991.

2 Endarterectomy for asymptomatic carotid artery stenosis. JAMA 273:1421～1428,1995.

3 European Carotid Surgery Trialists' Collaborative Group: European Carotid Surgery Trial: Interim results for symptomatic patients with severe(70%～99%) or with mild(0%～29%) carotid stenosis. Lancet 337:1235～1243,1991.

4 Hobson RW Ⅱ, Weiss DG, Fields WS, et al: For Veterans Affairs Cooperative Study Group: Efficacy of carotid endarterectomy for asymptomatic carotid stenosis. N Engl J Med 328:221～227,1993.

5 Mayo Asymptomatic Carotid Endarterectomy Study Group: Results of a randomized controlled trial of carotid endarterectomy for asymptomatic carotid stenosis. Mayo Clin Proc 67:513～518,1992.

6 North American Symptomatic Carotid Endarterectomy Trial Collaborators. Beneficial effect of carotid endarterectomy in symptomatic patients with high～grade stenosis. N Engl J Med 325:445～452,1991.

第六十五节 急性动脉闭塞

Glenn L. Kelly 医学博士

1. 急性动脉闭塞的原因是什么?

最常见原因是栓子脱落(心源性占 30%,来源近侧动脉瘤占 2%,来源未定者 30%)或血栓形成(动脉硬化狭窄占 30%,动脉瘤占 2%)。其他常见原因是静脉血栓形成、血管痉挛、外来压迫,或通过心脏缺损处的反向栓塞,心脏来源栓子常伴房颤或近期心梗。

2. 急性动脉闭塞的症状和体征是什么?

缺血性疼痛后肢体突然变凉。组织极度缺氧时,可出现麻木和瘫痪。栓塞病人常有心脏疾病的既往史。动脉血栓形成者既往有由于动脉硬化狭窄导致的跛行史和静息痛史。检查中可发现近侧脉搏消失;阳性体征包括苍白、毛细血管和静脉再充盈减少。如果Doppler血流信号消失或Doppler测得压力明显下降便可证实诊断。

3. 栓塞和血栓形成间的鉴别重要吗?

重要。栓子可通过手术取出,循环恢复率高。因为栓子内含陈旧、机化的纤维,用溶栓酶不能溶解。相反,血栓常伴潜在的闭塞性或血管瘤样疾病,在血栓切除术中和术后这些疾病需要修复或搭桥治疗。血栓较少完全机化,因此用酶溶解更有效。

4. 如何治疗?

迅速对病情做出判断,并待病情稳定后再决定治疗。治疗前静脉内给予全量肝素以防止血凝块蔓延。怀疑栓塞的病人栓子机化完全,栓塞部位确定,应行栓子切除术,效果更迅速、花费更少。此方法也可用于伴有严重肢体缺血病人。在局麻下或全麻下,使用Fogarty球囊管取出栓子和血凝块。上肢的栓子可以用治疗腿部栓子的同样方法治疗,须注意不要过度膨胀球囊以防止造成局部动脉损伤。行动脉造影术以明确可疑的残留性血凝块,进一步可通过球囊导管或术中直接向动脉内注入尿激酶将其溶解。术后肝素治疗可以防止复发性栓塞。如果潜在的动脉狭窄或动脉瘤已经引起血栓形成,需要同期或分阶段行重建术。偶尔,对于血栓阻塞后仅伴有轻度缺血症状的病人虽然发病已经几周,血栓切除或溶解的成功机会小,但还是值得尝试,溶栓疗法甚至在发病后3~6个月仍可施行,特别是如果放射科医生能通过阻塞部位放入导丝的话。

动脉狭窄或动脉瘤的病人怀疑血栓形成,特别是那些缺血症状较轻的,在放射科用溶栓疗法可得到最好的治疗。尿激酶比链激酶更安全,比组织纤溶酶原激活剂便宜。通过从透视下放入血凝块的导管注入尿激酶。一旦血栓溶解,基础血流即可恢复,异常的血管病变可由球囊动脉成形术或一二期血管重建来解决。溶栓疗法对恢复血流有效率达75%～80%。10%的病人可能出现并发症,包括远端栓塞和出血。

5. 什么是尿激酶？如何发挥作用？它为什么比链激酶更安全？

尿激酶(UK)是一种从尿中分离出的或肾细胞培养的丝氨酸蛋白酶。UK直接将纤溶酶原转换为活性的纤溶酶。出血是尿激酶治疗中最常见的并发症(7%～15%病人)。UK比链激酶更安全,后者可引起30%病人过敏或发热反应。

6. 血栓栓子切除的并发症是什么？

因为同时存在多系统疾病(常为心肺系统),血栓形成病人死亡率为10%～30%。血管重建,特别当缺血严重并且手术时间被推延时,可引起下面4个问题:

(1) 再灌注休克是由全身性酸中毒和高钾血症造成。通过缓慢放松血管夹和全身使用碳酸氢钠、葡萄糖和胰岛素,可以预防休克。

(2) 筋膜室综合征由肌肉水肿引起,可进一步导致神经血管受压,应迅速切开受累筋膜使之得到治疗。

(3) 急性肾小管坏死是由于受损的肌肉组织中肌球蛋白的释放所致。应碱化尿液及使用利尿剂。

(4) 由于术前缺血的延长可出现局部组织坏死或神经功能障碍。

7. 什么是Fogarty导管？

Fogarty导管是一种可曲的塑料管,近端有一个注射器,远端有一个柔软的可膨胀的乳胶球囊,它可通过血凝块,球囊膨胀后,回拉导管以去除血凝块。它是由神经外科医生Thomos Fogarty 1963年发明的。他还发明了运动踏车摩擦装置。

8. 肝素是如何发挥作用?

肝素结合并加强血液循环中抗凝血酶Ⅲ的活力,阻止凝血酶对纤维蛋白原的作用,同时干扰了Ⅷ、Ⅸ、Ⅹ因子的激活,并且影响凝血酶对血小板聚集的作用。

争　论

9. 术前需要动脉造影检查吗?

不一定,特别当患者伴有房颤或近期心梗提示动脉闭塞为栓子所致时,此种动脉闭塞可直接进行栓子切除术,且可避免造影对手术时间的延误、造影剂的肾毒性影响和高昂的费用。如果存在慢性缺血性症状的病史或查体所见提示动脉在原有病变基础上合并血栓形成,则应行动脉造影术以便同期或随后施行血管重建术。

10. 单独使用肝素治疗有效吗?

部分作者提倡肝素治疗替代手术治疗,剂量为2000~4000U/h,虽然死亡率轻度下降,但增加了截肢率。此方法在大多数医院中未被广泛使用。

参考文献

1 Abbott WM, Maloney RD, McCabe CC, et al: Arterial embolism: A 44 - year perspective, Am J Surg 143:460, 1982.

2 Baxter - Smith D, Aston F, Slaney G, et al: Peripheral arterial embolism. A 20 year review, J Cardiovasc Surg 29:453:1988.

3 Blaisdell FW, Steele M, Allen RD: Management of acute lower extremity arterial ischemia due to embolism and thrombosis. Surgery 84:822, 1978.

4 Brewster DC: Acute peripheral arterial occlusion. Cardiol Clin 9:497, 1991.

5 Camerota AJ, White JV: Intraoperative, intra - arterial thrombolytic therapy as an adjunct to revascularization in patients with residual and distal arterial thrombus. Semin Vasc Surg

52110, 1992.
6 DeMaioribus CA, Mons JL, Fujitani RM, et al: A reevaluation of intraarterial thrombolytic therapy for acute lower extremity ischemia. J Vasc Surg 17:888, 1993.
7 Fogarty TJ, Cranley JJ, Krause RJ, et al: A method for extraction of arterial emboli and thrombi, Surg Gynecol Obstet 116:241, 1963.
8 Fogarty TJ, Hermann GD: New techniques for clot extraction and managing acute thromboembolic limb ischemia. In Vieth FJ(ed): Current Critical Problems in Vascular Surgery. St. Louis, Quality Medical Publishing, 3:197, 1991.
9 McNamara TO: Thrombolysis of peripheral arterial and graft occlusions: Improved results using highdose urokinase. AM J Radiol 144:769, 1985.
10 Quriel K, Shortell CK, DeWeese JA, et al: A comparison of thrombolytic therapy with operative revascularization in the initial treatment of acute peripheral arterial ischemia. J Vasc Surg 19:1021, 1994.
11 Patman RD: Fasciotomy: Indications and techniques, In Rutherford RB(ed): Vascular Surgery, 3rd ed. Philadelphia, W. B. Saunders, 1989.
12 Quinones - Baldrich WJ: Principles of thrombolytic therapy. In Rutherford RB(ed): Vascular Surgery, 4th ed. Philadelphia, W. B. Saunders, 1995, p 334.
13 Tawes RL, Beare JP, Scribner RG, et al: Value of postoperative heparin therapy in peripheral arterial thromboembolism, Am J Surg 146:213, 1983.

第六十六节 血管损伤

William H. Pearce 医学博士 Sandra C. Carr 医学博士

1. 什么机理可产生动脉损伤?

钝性损伤;医源性损伤;穿透性损伤;矫形损伤。

2. 什么叫子弹的动能? 它的重要性是什么?

子弹的动能(K)由下列公式所决定

$$K = 1/2MV^2$$

式中:M——质量;V——速度。组织所获得能量与速度平方成正比。

高速子弹比质量轻，速度慢的子弹产生的损害更大，并且需要更广泛的清创。

3．动脉损伤可表现为哪 4 种方式？

出血；假性动脉瘤；血栓形成（伴有或不伴有缺血）；动静脉瘘。

4．动脉损伤病人的患侧肢体可触及末梢动脉搏动吗？

可以，但依赖于损伤的位置和性质，在主要动脉损伤的病人中有 15%～20%可触及远端动脉搏动。

5．动脉表面存在多普勒信号能除外动脉损伤吗？

不能，它并不能表明有充分的血液灌注。

6．在急诊室应做何种检查来评价可疑动脉损伤的病人肢体的血流灌注？

使用手持多普勒仪器进行节段性血压测定，正常人踝/肱指数应大于 1。

7．急性完全性动脉闭塞的症状是什么？

6 个 P：疼痛（Pain）、苍白（Pallor）、无脉（Pulse deficit）、感觉异常（Paresthesia）、麻痹（Paralysis）和温度变化（冷）（Poiliothermia）。

8．动脉损伤的明确体征是什么？

大量外出血、进行性血肿、可触及震颤和持续性杂音、6 个 P。

9．伴有动脉损伤明确体征的病人恰当治疗是什么？

病人立即进行手术探查及恰当的动脉修复，不必等待动脉造影结果以免延误手术时机。

10．动脉损伤的模糊体征是什么？

入院前有明确的出血史，周围神经缺损，伤口靠近主要动脉，小的非搏动性血肿，脉搏变弱，膝、肘关节骨折脱位。具有上述体征者常需进行动脉造影。

11．哪两种骨折造成动脉损伤的可能性最大？

肱骨髁上骨折（肱动脉），膝关节后脱位（腘动脉）。

12．高速汽车交通事故或从高处落下造成的减速损伤，可引起什么重要动脉的损伤？

胸主动脉钝挫伤，其最常见部位在动脉韧带附着处至左锁骨下动脉起始部。

13．胸主动脉钝挫伤的死亡率是多少？

有85％病人即刻死亡，送达医院的病人中有50％发生动脉破裂，并在住院后24～48h内死亡。

14．胸主动脉钝挫伤伴随的体征和症状是什么？

病人可无症状，也可有严重的胸背痛，双上肢或双下肢血压不对称，双侧脉搏搏动性质不对称。

15．胸主动脉损伤在胸片上有什么表现？

纵膈增宽（在成人其主动脉球大于8cm）；

主动脉肺动脉窗消失；

主动脉结节模糊；

气管偏斜，胃管或气管内插管偏右侧；

左主支气管俯角大于140°；

右主支气管升高；

胸膜顶血液帽；

第一二肋骨骨折;
肩胛骨骨折。

16. 动脉完全横断或不完全横断,那种损伤出血更多? 为什么?

不完全横断出血更多,因为缺乏血管完全横断常有的断端回缩,血管收缩和血栓形成的能力。

17. 动脉的三层是什么

内膜、中膜、外膜。

18. 真性动脉瘤和假性动脉瘤有什么不同?

真性动脉瘤是动脉的局限性扩张,其瘤壁具有血管三层结构;假性动脉瘤常因损伤所致,是血管全层壁破裂后,造成的由纤维组织覆盖的搏动性血肿。

19. 动脉钝性损伤的机制是什么?

动脉壁受外力牵拉,外弹力膜及肌层保持完整,而内膜断裂,血流将内膜分离,形成夹层,掀起的内膜瓣造成管腔阻塞。

20. 颈部的三个区域是什么? 对术前评估的重要性是什么?

区域Ⅰ:环状软骨以下。区域Ⅱ:环状软骨到下颌角。区域Ⅲ:下颌角以上。

在这些区域选择手术入路较困难,区域Ⅰ和Ⅲ损伤的病人,需要用选择性颈动脉和椎动脉注射的造影术,区域Ⅱ损伤的病人可以进行手术探查,或用动脉造影术明确损伤(也可用食管像,食管镜,有时支气管镜方法)。

21. 控制急性外出血的最好方法是什么?

外压迫是最好的方法,应避免盲目钳夹,以防止损伤附近的神经。

22．如果可能的话，为什么应避免使用止血带？

止血带阻断侧支循环，造成远端严重的缺血，如果使用不适当，可以使动脉血流入，而阻止静脉血回流，加重出血。

23．外科处理血管损伤的首要步骤是什么？

控制受损血管的远、近端。

24．修复动脉的步骤有哪些？

清创、清除远端血栓、动脉重建、软组织覆盖。

25．修复不能闭合的长段动脉损伤，首选的移植材料是什么？

未受损伤侧下肢的隐静脉，其远、近心端需倒转后使用。

26．如果神经、动脉、静脉和骨骼均受损，修复的程序是什么？

短时缺血：骨骼、动脉、静脉、神经；较长时间缺血：动脉、静脉、骨骼、神经。

27．哪种腹腔内血管最常受损？

10％～20％的腹腔内血管损伤是下腔静脉受损，30％～50％是腹部静脉损伤。

28．应该修复腹股沟韧带下方的静脉损伤吗？为什么？

应该修复，虽然修复的静脉远期通畅率不高，但是短期通畅是有利的，可增加静脉和淋巴回流，增加手术后动脉灌注，减少周围水肿。

29．成功修复胸主动脉损伤后，最严重并发症是什么？为什么？

截瘫，因为前脊髓动脉来源于胸肋间动脉分支。

30．小腿4个分隔间隙是什么？为什么他们对腿部动脉损伤重要？

前、侧、后上和后深间隔，腿部严重损伤可造成组织缺血，大量软组织损伤，继发间隔内水肿，导致筋膜室综合征。

31．筋膜室综合征的局部和全身表现是什么？

局部：压力的增高降低了毛细血管血液流动，并产生组织坏死，首先出现神经损伤，因神经对缺血极度敏感，腓神经损伤可造成足下垂和足感觉异常，全身表现有高钾血症、肌红蛋白尿、败血症。

32．对可疑筋膜室综合征应如何治疗？

立即切开筋膜。

33．筋膜室综合征最敏感体征是什么？

受累肌肉被动牵拉后的疼痛。足下垂，脉搏消失已是晚期，表明缺血已造成了永久性损害。

34．什么因素提示需做筋膜切开？

缺血时间在6h或以上；

伴有碾挫伤；

术后腓肠肌肿胀；

曾行动、静脉结扎术，术后有不对称肌肉痛，被动牵拉痛或压痛、肌肉张力增高；

筋膜室压力升高。

35．何种神经、血管损伤将导致肢体伤残？

血管损伤常可修复，预后较好。神经损伤常不可修复，会导致严重伤残。

36. 如果损伤的动脉被结扎，截肢的机会是多少？

根据所结扎的动脉不同而不同：

股动脉	81%	锁骨下动脉	29%
腘动脉	72%	腋动脉	43%
胫动脉	69%	肱动脉	56%

37. 术后早期严重肿胀提示何种并发症？如何评估？

静脉血栓形成，应用超声双功仪来评估。

38. 谁首次采用静脉移植修复动脉损伤？

1906 年由 Goyanes 实施。

40. 谁实施首例血管的端－端修复？

1896 年 John Murphy 实施。

参考文献

1 Cameron JL(ed):Current Surgical Therapy, 4th ed. St. Louis, Mosby, 1992, pp 865～873.

2 Ernst CB, Stanley JC(eds):Current Therapy in Vascular Surgery, 2nd ed. Philadelphia, B. C. Decker, 1991, pp 609～690.

3 Greenfield LJ(ed):Surgery:Scientific Principles and Practice. Philadelphia, J. B. Lippincott, 1993, pp 247～331.

第六十七节　腹主动脉瘤

William C. Krupski 医学博士

1. 什么是腹主动脉瘤？

动脉瘤是指动脉的永久性、局限性扩张。尽管腹主动脉瘤的诊断标准尚不统一,但绝大多数作者认为动脉大于或等于正常直径2倍的局限性扩张就是动脉瘤。成年男性肾下主动脉直径CT测量值平均为2.3 cm,而在妇女相应的直径仅是1.9cm。因此,腹主动脉瘤诊断应以4cm作为起点。动脉瘤的大小常用主动脉最大外横径表示(可用超声、CT、MRI测量或手术中直接测量)。

2. 哪种病人患腹主动脉瘤?

腹主动脉瘤最常见于老年男性,男女比例约为4:1,60岁以上男性的发病率为2.5%。腹主动脉瘤的发病率逐年增加,来自Mayo医院的两份报告表明,从1951~1980年,发病率从12.2/100 000上升到36.2/100 000,增加了3倍,人口年龄的增长在发病率的增加上起了作用。

3. 筛除腹主动脉瘤的方案有价值吗?

在总人口筛选腹主动脉瘤不现实,通过筛选发现的动脉瘤大多数体积小。相反,选择性筛选是可行的,有周围血管病者、大量吸烟者、有动脉瘤家族史的病人中有特别高的发生率。

4. 什么引起腹主动脉瘤?

因为大多数动脉瘤病人的动脉壁有粥样硬化,因此过去腹主动脉瘤被称为粥样硬化性动脉瘤。粥样硬化被认为是动脉瘤样变性的原因。吸烟和高血压是腹主动脉瘤与阻塞性血管疾病共同的危险因素,但腹主动脉瘤同时合并主-髂主动脉阻塞者并不常见,因此,称粥样硬化性动脉瘤为退行性和非特异性主动脉瘤更为适宜。

5. 腹主动脉瘤会遗传吗?

一些大家族成员腹主动脉瘤的高发生率提示致病机制中包括遗传因素,一些家族性动脉瘤中发现第16染色体长臂的异常。Ehler-Danlos综合征中,形成动脉壁主要结构的Ⅲ型胶原蛋白,发生了罕见的遗传缺失，造成多处动脉瘤的发生。Mafan 综合征病人表现为动脉扩张和整个主动脉夹层，其原因是第 15 染色体上原纤蛋白－Ⅰ基因发生突变。在 80 年代，一些研究表明腹主动脉瘤有家族性倾向，至少 18％的腹主动脉瘤病人的近亲受连累。

6．腹主动脉瘤的其他原因有什么？

退行性动脉瘤占肾下主动脉瘤的 90％。其他原因包括囊性中层坏死、动脉炎，损伤、遗传性结缔组织疾病、解剖学结构的破坏，感染也可导致腹主动脉瘤。感染性动脉瘤起源于动脉壁的局部感染，大多数感染性动脉瘤由远处病灶（如心内膜炎）造成的菌血症发展而来，是儿童主动脉瘤的最常见类型。

7．临床上腹主动脉瘤有何种表现？

3/4 的腹主动脉瘤在最初诊断时没有症状，动脉瘤往往是在常规体检中发现上腹部无症状搏动性肿块而被诊断出来，病人也常发现这样的肿块，并且寻求医疗诊治，X 线检查也常常发现动脉瘤，腹部超声及 CT 扫描检查的广泛使用，提高了较小腹主动脉瘤的检出率。

8．腹主动脉瘤病人都会出现症状吗？

腹主动脉瘤最常见的症状是病人不明确的腹痛，瘤体迅速膨胀可产生更广泛的疼痛，这可能是瘤体表面的腹膜受牵拉的缘故。典型疼痛是局限在上腹部的持续性或抽动性疼痛。动脉瘤侵犯临近不同结构可产生相应的症状。大动脉瘤常侵蚀椎体，引起严重的背痛；早期厌油、恶心、体重下降的胃肠道症状说明胃肠道受压；输尿管受压可出现肾盂积水。输尿管梗阻可产生放射至腹股沟部的疼痛，偶尔伴有肾盂肾炎。动脉瘤内壁的附壁血栓可引起栓塞并导致急性下肢缺血。少见表现包括血栓形成使下肢缺血加重，主动脉腔静脉瘘造成急性充血性心衰，主动脉瘤侵蚀十二指肠第三段形成原发性主动脉肠瘘。

9. 对腹主动脉瘤为什么要行手术治疗?

腹主动脉瘤破裂是最危险的并发症。大多数病人没有先兆症状,直到动脉瘤突然破裂引起明确的症状和体征才被诊断(见第六十八节)。动脉瘤破裂表明已属疾病晚期,尽管迅速手术,其死亡率仍大于50%。

10. 修复腹主动脉瘤应在什么时间?

当腹主动脉瘤死亡危险超过手术危险时,应做出手术决定,根据Laplace定律,动脉壁张力与其管腔直径成比例。这样,较大的动脉瘤破裂比较小的动脉瘤破裂要多见,对腹主动脉瘤自然病程的研究发现,小动脉瘤可发生破裂但罕见。目前资料表明5~5.9cm动脉瘤5年破裂的发生率为25%。6cm动脉瘤近35%,7cm或更大的动脉瘤5年破裂发生率超过75%。尚无更多资料来准确估计小于5cm动脉瘤破裂的危险性。

11. 动脉瘤择期手术的危险是什么?

动脉瘤择期手术的危险依赖于病人的生理状态。伴有心脏病、近期心梗、其他部位的动脉粥样硬化、高血压、肾功能减退、慢性阻塞性肺疾病可明显增加手术危险性。判断手术危险性时,实际年龄不像生理年龄那样重要,80~90岁老人可以安全手术。目前,择期手术死亡率为2%~5%。

12. 所有的动脉瘤最终都会扩张破裂吗?

多数研究报告表明腹主动脉瘤增长速度为0.2~0.8cm/a,平均约0.4cm/a。较大的动脉瘤一般扩大的快一些。一些动脉瘤可长期保持稳定而不增长,而另一些动脉瘤则逐步扩大。与动脉瘤扩张和破裂相关的唯一因素是动脉瘤的大小。可促进扩大的其他因素是高血压、阻塞性肺疾病、肾功能不全。

13．怎样做出腹主动脉瘤的准确诊断？

体检的准确性变化很大，在瘦人很容易发现动脉瘤。评估可疑性腹主动脉瘤时多推荐超声检查方法，CT 扫描及 MRI 也可清楚显示动脉瘤，但它们昂贵的多。动脉造影检查可能因为动脉瘤壁内的附壁血栓而低估或遗漏动脉瘤。

14．腹主动脉瘤需要什么术前检查？

增强 CT 扫描是腹主动脉瘤术前最好的诊断方法。它能准确提供动脉瘤大小、结构，并显示出腹主动脉瘤与周围脏器的关系。确定主要静脉和肾脏异常，也可对至少 20％存在的髂动脉瘤病人作出明确诊断。一些外科医生常规使用主动脉造影，而其他人仅在特殊情况时才靠主动脉造影片确定动脉瘤。

15．手术过程包括哪些？

暂时阻断腹主动脉，植入人工血管以替换腹主和髂动脉。90％的腹主动脉瘤位于肾下，常在肾动脉以下阻断主动脉，人工血管可选用机织涤纶（Woven Dacron）、针织涤纶（Knitted Dacron）或聚四氟乙烯膨体（PTFE）。同时需确定远端吻合口的解剖位置如腹主动脉远端、髂动脉、股动脉。

16．腹主动脉瘤手术后会出现什么并发症？

尽管腹主动脉瘤择期手术的死亡率已限制在 5％以下，主要并发症仍常见。包括心梗、充血性心力衰竭、肾功能不全、肺功能不全、缺血性结肠炎、肢体缺血、移植血管血栓形成、伤口感染、卒中和截瘫。

17. 主动脉瘤手术的后期并发症是什么?

10%以上的病人出现后期并发症,包括吻合口处的动脉瘤、主动脉肠瘘、移植血管阻塞、感染。

18. 对高危腹主动脉瘤病人可选择的手术是什么?

在现代手术技术发展之前,动脉瘤结扎、包裹和试图减低动脉瘤血栓形成的非切除性手术结果均不理想。对高危病人的较小动脉瘤应采用超声及CT扫描随访。腋-双股动脉架桥、动脉瘤颈部或流出道结扎,以诱发动脉瘤血栓形成的成功率都不高。

19. 腹主动脉瘤的未来治疗观点是什么?

腔内移植血管治疗腹主动脉瘤已经进入了早期临床实验阶段。其方法是通过股或髂外动脉将腔内移植血管引入主动脉内进行修复。目前至少7个不同输送系统正在发展中,腔内修复的原则包括通过股动脉使插入动脉瘤内的移植血管膨胀,用可膨胀的金属支架将腔内移植血管的近端固定在肾下腹主动脉处,移植物远端可用或不用支撑。到目前为止,还不能肯定这种方法的远期效果。

参考文献

1 Adamson J, Powell JT, Greenhalgh RM: Selection for screening for familial aortic aneurysms. Br J Surg 79:897, 1992.

2 Brown PM, Pattenden R, Gutelius JR: The selective management of small abdominal aortic aneurysms: Teh Kingston study. J Vasc Surg 15:21, 1992.

3 Cronenwett JL, Sargent SK, Wall MH, et al: Variables that affect the expansion rate and outcome of small abdominal aortic aneurysms. J Vasc Surg 11:260, 1990.

4 Drott C, Arfvidsson B, Ortenwall P, et al: Age-standardized incidence of ruptured aortic aneurysm in a defined Swedish population between 1952 and 1988: Mortality rate and operative results. Br J Surg 79:175, 1992.

5 Ernst CB: Abdominal aortic aneurysm. N Engl J Med 328:1167, 1993.

6 Farkas J, Fichelle J, Laurian C, et al: Long-term followup of positive cultures in 500 abdominal aortic aneurysms. Arch Surg 128:284, 1993.

7 Hollier LH, Taylor LM, Ochsner J: Recommended indications for operative treatment of abdominal aortic aneurysms. J Vasc Surg 15: 1046, 1992.

8 Katz DA, Littenberg B, Cronenwett JL: Management of small abdominal aortic aneurysms: Early surgery vs. watchful waiting. JAMA 268: 2678, 1992.

9 Krupski WC: Abdominal aortic aneurysm: Defining the dilemma. Semin Vasc Surg 8: 115, 1995.

10 Lazarus HM: Endovascular grafting for the treatment of abdominal aortic aneurysm. Surg Clin North Am 72: 959, 1992.

11 Lee B, Godfrey M, Vitale E, et al: Linkage of Marfan syndrome and a phenotypically related disorder to two different fibrillin genes. Nature 352: 330, 1991.

12 Mesh CL, Baxter BT, Pearce WH, et al: Collagen and elastin gene expression in aortic aneurysms. Surgery 112: 256, 1992.

13 Mitchell MB, Rutherford RB, Krupski WC: Infrarenal aortic aneurysms. In Rutherford RB (ed): Vascular Surgery, 4th ed. Philadelphia, W. B. Saunders, 1995, p 1032.

14 Olsen PS, Schroeder T, Agerskov K, et al: Surgery for abdominal aortic aneurysms: A survey of 656 patients. J Cardiovasc Surg 32: 636, 1991.

15 Ouriel K, Green JRM, Donayre C, et al: An evaluation of new methods of expressing aortic aneurysm size; relationship to rupture. J Vasc Surg 15: 12, 1992.

16 Todd GJ, Nowygrod R, Benvenisty A, et al: The accuracy of CT scanning in the diagnosis of abdominal and thoracoabdominal aortic aneurysms. J Vasc Surg 13: 302, 1991.

第六十八节　腹主动脉瘤破裂

William C. KrupsKi 医学博士

1. 腹主动脉瘤破裂多见吗?

在美国,腹主动脉瘤破裂在死亡原因中占第 15 位。在过去的 30 年里腹主动脉瘤破裂的发生率有所增加。在英国,腹主动脉瘤破裂死亡率在 60～64 岁男性中为 22/100 000 万,在 80～84 岁男性中为77/100 000。

2. 在动脉瘤破裂、主动脉瘤渗漏、夹层动脉瘤间有何差别?

腹主动脉瘤壁破裂时,血液首先流入腹膜后,然后大量渗到腹腔。腹主动脉瘤破裂和渗漏的术语是同义的。夹层动脉瘤术语易使人误解。血液流入动脉壁中层后，便产生夹层。此情况最常见于胸主动脉并可产生严重的症状，主要是剧烈疼痛伴有高血压，随后，夹层可导致靠近同一位置的血管出现动脉瘤样扩张。但对于已经存在的动脉瘤来说夹层是不常见的。

3. 腹主动脉破裂最常见的表现是什么？

腹主动脉瘤破裂的临床三联征包括：① 突发腹痛或背痛；② 低血压；③ 腹部搏动性肿块。遗憾的是仅有1/2的病人出现完整的三联征。

4. 与腹主动脉瘤破裂有关的查体所见是什么？

搏动性腹部肿块有助于诊断。但仅出现在1/2的腹主动脉瘤破裂的病人中。肥胖病人可能触及不到动脉瘤。腹胀由腹膜后、腹腔内血肿、腹腔内出血或继发性肠梗阻所致。腹膜后血肿向侧方或远侧扩散，产生的淤血可使躯干、腹股沟、阴囊和阴茎的皮肤变色。

5. 腹主动脉瘤破裂应做哪些诊断性检查？

腹主动脉瘤破裂的诊断完全依赖于临床表现。应将诊断性检查维持在最低限度。如果临床体征和症状不足以证明腹主动脉瘤破裂的诊断，在复苏的同时允许做几项检查。

6. 病情稳定患者最好的急诊检查是什么？

急诊B超可证实腹主动脉瘤的存在，但不能显示外渗的血液。如果不能肯定诊断，且病人的血液动力学稳定，可在严密监测下进行CT扫描。CT扫描必须在病人血液动力学稳定后进行。

7. 腹主动脉瘤破裂病人应该复苏吗？

腹主动脉瘤破裂病人低血压的复苏应由护理人员在院外运送中

开始实施。到达急诊室后，在最初体检的同时，开放周围静脉并采用口径较粗的插管，进行交叉配血及血液常规化验。对低血压病人输液量尚有争议，大多数作者推荐仅将收缩压升至80～100mmHg。因为血压的进一步升高可以促使通过破裂的主动脉丢失更多的血液，应放置监测血压的动脉导管和监测尿量的尿管。如果时间允许，应做胸片和心电图。

8．修复腹主动脉破裂的正确手术技术是什么？

腹主动脉破裂病人应立即由急诊室转运至手术室，进行胸部、腹部和腹股沟部皮肤的准备，术野铺无菌巾。使用诱导麻醉，应由最有经验的血管外科医生处理主动脉近端。在隔或肾下水平分离出腹主动脉。如果病人不稳定，腹腔内有游离血液或腹膜后血肿向下扩大至左肾静脉水平，应迅速控制隔下的腹主动脉上段。一些作者推荐经左胸切开控制主动脉近端，或经肱动脉或破裂的动脉瘤将Fogarty气囊导管插入管腔内来控制出血。

9．修复腹主动脉瘤破裂中最常见的技术意外是什么？

在主动脉近端处置中过于仓促或不慎重解剖髂动脉可引起下腔静脉或髂静脉的损伤，静脉损伤比动脉损伤更难控制，引起大量出血，并导致凝血障碍。

10．修复腹主动脉瘤破裂的最好移植材料是什么？

最好使用机织涤纶材料的人工血管或聚四氟乙烯膨体(PTFE)人工血管，以避免移植血管渗血。手术中是否使用肝素仍有争议。通常没有时间对针织的人工血管进行预凝，但对于机织的涤纶血管可用胶原或白蛋白进行浸泡处理。

11．腹主动脉瘤破裂最常见术后并发症是什么？

按多至少的顺序排列，最常见并发症是呼衰、肾衰、败血症、心衰、出血、卒中、缺血性结肠炎、下肢缺血。截肢和下肢轻瘫极少见。

12. 即使采用现代化治疗，为什么腹主动脉破裂死亡率仍较高？

一些因素促使持续性的高死亡率，包括院前的治疗不当、转运不及时，高龄患者伴多种心血管危险因素。

13. 何种临床情况增加死亡率？

从多家医院收集到的资料提示，术前心脏病发作，入院时、手术前持续高血压的病人生存率较差。80岁以上病人死亡率高。

参考文献

1 Durham SJ, Steed DL, Moosa HH, et al: Probability of rupture of an abdominal aortic aneurysm after an unrelated operative procedure: A prospective study. J Vasc Surg 13:248, 1991.

2 Gloviczki P, Pairolero PC, Mucha P, et al: Ruptured abdominal aortic aneurysms: Repair should not be denied. J Vasc Surg 15:851, 1991.

3 Gloviczki P: Ruptured abdominal aortic aneurysms. In Rutherford RB: Vascular Surgery, 4th ed. Philadelphia, W.B. Saunders, 1995, p 1060.

4 Harris LM, Faggioli GL, Fiedler R, et al: Ruptured abdominal aortic aneurysms: Factors affecting mortality rates. J Vasc Surg 14:812, 1991.

5 Johansen K, Kohler RT, Nicholis SC, et al: Ruptured abdominal aortic aneurysm: The Harborview experience. J Vasc Surg 13:240, 1991.

6 Marston WA, Ahlquist R, Johnson G, et al: Misdiagnosis of ruptured abdominal aortic aneurysm. J Vasc Surg 16:17, 1992.

7 Meissner MH, Johansen KH: Colon infarction after ruptured abdominal aortic aneurysm. Arch Surg 127:979, 1992.

8 Ouriel K, Geary K, Green RM, et al: Factors determining survival after ruptured aortic aneurysm: The hospital, the surgeon, and the patient. J Vasc Surg 11:493, 1990.

第六十九节　静 脉 疾 病

Thomas A. Whitehill 医学博士　Robert B. Rutherford 医学博士

1. 深静脉血栓(DVT)形成起源何处?

95%以上的 DVT 发生在下肢静脉,大多数起源于腓肠肌静脉窦。

2. 肺栓塞栓子的来源是什么?

腓肠肌静脉血栓形成可向近侧蔓延入深静脉系统并累及腘、股和/或髂静脉。这些近侧的 DVT 是 90%肺栓塞的来源,仅腓静脉血栓形成造成有症状的肺栓塞者罕见。

3. 什么是 Virchow 三联征?

Virchow 三联征指静脉血栓形成和肺栓塞必需的 3 个因素:高凝性、静脉内膜完整性的破坏、静脉血流瘀滞。对于多数 DVT 病人来说,这 3 个因素中至少有 2 个是手术造成的。

4. 哪些危险因素伴随血液高凝固性?

恶性肿瘤(特别是胰腺、泌尿生殖道、胃,肺、结肠和乳腺);
年龄 40 岁以上;
女性;
肥胖;
既往有静脉血栓形成或肺栓塞病史;
手术操作;
妊娠;
经前妇女口服避孕药;

肾病综合征；

A 型血型；

吸烟史；

糖尿病。

5. 常见的增加血栓形成危险的促凝血因素有哪些?

肝素伴血小板减少症；

抗凝血因子Ⅲ缺乏；

C 蛋白缺乏；

S 蛋白缺乏；

纤维蛋白原血症障碍；

狼疮性抗凝；

抗磷脂抗体；

纤维蛋白溶解异常。

6. 什么引起静脉内膜损伤?

静脉内膜损伤可继发于静脉壁损伤、感染、炎症、导管置入或手术。麻醉和手术期间的静脉扩张可产生微小的内膜撕裂及血液瘀滞,受损的静脉内膜开始释放促凝血物质,激活凝血系统的瀑布样反应,内皮脱落促进血小板粘附在暴露的胶原和基底膜上,进一步形成血栓。

7. 什么引起静脉血流瘀滞?

静脉瘀滞常见于外科病人,可出现于麻醉中、某种类型创伤后和手术前后的卧床。

8. 哪些体征和症状提示 DVT? 如何明确诊断 DVT?

DVT 可引起压痛、皮温升高、水肿、浅静脉扩张、腓肠肌或大腿痛。但均缺乏特异性,公认的 Homen’征(背屈足部诱发腓肠肌痛)

也不可靠，临床诊断的总准确率接近50%。两种非创伤性血管检查—多普勒超声检查和阻抗容积描记法(IPG)——联合应用，在捡出腓肠肌近侧的DVT上其准确性超过90%，但它们对发现腓肠肌静脉DVT不敏感。

9. 采取什么措施预防DVT？用在哪些外科病人？

40岁以上，计划做较大普外或矫形手术的病人应采取预防的DVT措施。其他情况研究较少，但预防措施应该自由使用，对DVT最好的预防包括术前活动、术后早期行走。目前的方法不能提供全面的保护。常使用间歇性气囊压迫装置和/或小剂量肝素进行预防。

10. 什么是低剂量肝素，肝素如何发挥作用？

肝素与抗凝血因子Ⅲ结合(ATⅢ)，使其进一步激活，小剂量肝素(每8～12h皮下使用5000U直到病人能够行走)，激活ATⅢ，阻断血小板聚集，降低凝血因子的效力。小剂量肝素使用在髋、盆腔、前列腺手术中的效果是令人失望的，不能接受抗凝的高危病人(如异常出血、近期消化性溃疡或食管出血或近期眼内或颅内出血病史的病人)应采用间歇性气囊压迫袜和弹力袜。

11. 右旋糖酐作用是什么？

右旋糖酐通过减少血小板聚集(血小板－内皮因子Ⅷ相互作用)，降低血液粘滞性防止血栓形成，并通过扩张血浆容量改善静脉血流。

12. 什么是抗血小板药？

抗血小板药——阿司匹林和潘生丁——干扰血小板聚集沉积，它是DVT形成关键，然而，一旦血栓已经开始形成，抗血小板药品无效。除非结合间歇性气囊压迫袜共同使用，否则这类药物没有多少临床价值。低剂量华法令钠(香豆素)与低剂量肝素具有相同的保护作用,其在非矫形手术中的使用没有广泛的研究。

13. 慢性静脉瓣膜功能不全和静脉炎后综合征的特点是什么?

DVT 的主要后遗症是静脉瓣失效,造成远端静脉高压。DVT 后,受累静脉段最终可以达到某种程度的再通。然而脆弱的瓣膜功能由于疤痕或残留机化血栓而受限。结果是无瓣膜静脉段受到相当于从心脏到踝部长度血柱的压力,另外,瓣膜功能的丧失使静脉泵的作用消失。静脉壁变厚,顺应性减少,阻碍近侧血流。每当病人处于非卧位时,上述因素导致远端静脉高压。升高的踝静脉压通过功能不全的交通静脉传导到腓肠肌部位的浅表组织,因此,交通支的部位是发生瘀滞溃疡的部位。富含蛋白的组织液、纤维蛋白、红细胞通过扩张的微循环孔外渗而沉淀,引起炎症、疤痕、皮下组织纤维形成,由于含铁血黄素造成色素沉积。炎症反应、疤痕和间隙水肿进一步加重毛细血管血流和氧弥散障碍,阻止皮肤的充分营养,由于毛细血管血流减少,分流开放,导致营养进一步的丢失,使组织萎缩并产生溃疡(静脉瘀滞溃疡)。

14. 所有 DVT 病人都发生静脉炎后综合征吗?静脉炎后综合征的治疗是什么?

一般认为 1/2 的 DVT 病人在 5 年内发生瘀滞皮炎,另一半在 10 年内发生。新近的流行病学研究提示,静脉溃疡的发生率比较低, 约 5%,1/5 病人无症状,非创伤性血管检查结果也保持正常,首次瘀滞溃疡出现时间平均是 2.5 年。

通过适当的宣教,90%以上病人静脉炎后瘀滞后遗症可用非手术方式控制,特别是如果没有残留静脉流出梗阻而加重瓣膜功能不全时。非手术治疗包括穿用循序减压弹力袜和定期抬高患肢。指导病人有规律性(如每 2h 10~15min)将腿抬高超过心脏(大足趾高于鼻),使病人了解弹性长袜仅能减慢而不是预防肿胀。

15. 股白肿和股青肿间的区别

二者是髂股静脉血栓形成同一疾病过程的两种极端临床表现，髂股静脉血栓形成以整个下肢痛及水肿、变色、腹股沟压痛为主要特点，3/4 出现在左侧，可能因为右髂总动脉横跨左髂总静脉使之受压的缘故。股白肿临床表现为腿苍白、肿胀，动脉搏动保持正常，有进行性血栓形成，并向近侧或远侧繁延，可进入邻近侧支循环的分支中。如果整个腿显著水肿，呈花斑样或紫绀，则被称为股青肿，股青肿发生率占全部髂股静脉血栓形成病人的 5%，最终产生筋膜室综合征或静脉性坏疽。静脉流出道严重阻塞后，动脉血流可继发性减少 30%，动脉搏动微弱，肢体水肿明显，因有截肢的危险，因此需要大胆处理(静脉血栓切除或直接导管溶栓疗法)。

16. 什么是静脉性跛行?

髂股静脉血栓形成后，如果不能出现静脉的再通，便通过侧支循环完成静脉回流。休息时，这些侧支循环尚可满足需要，但是，腿的任何活动均促进动脉流入血流增加，当超过静脉侧支的负荷时将导致进行性静脉内高压，这种在静脉系统内增高的压力造成腓肠肌疼痛、沉重和/或胀痛 - 静脉性跛行。休息和抬高可有缓解，但症状消失不如动脉性跛行迅速。

17. 如何鉴别原发性静脉曲张(深静脉系统正常)与继发于深静脉系统疾病的继发性静脉曲张(静脉炎后综合征)?

原发性静脉曲张静脉是由于隐 - 股静脉瓣膜功能不全引起，主要分布于大隐静脉，止血带试验阳性。无淤滞性皮炎或溃疡，无晨间踝部水肿(淋巴水肿)。继发性静脉曲张继发于静脉炎后综合征、深静脉和交通静脉瓣膜功能不全。由于反向血流向下至浅静脉，并经交通静脉进入深静脉，因此，原发性静脉曲张可最终也可导致瘀滞性后遗症甚至溃疡。此阶段表现与静脉炎后综合征无法区别，但病史是完全不同的。

18. 为什么发生原发性静脉曲张?

最常见原因是隐股静脉结合近侧的静脉瓣先天性缺如。正常情况下,下腔静脉和髂总静脉中无瓣膜,偶尔在髂外静脉有瓣膜,这样在隐股静脉结合上方的股总静脉哨兵瓣膜是极其重要的。解剖研究发现有30%病人一侧或两侧的哨兵瓣缺如,仅此尚不足以产生生静脉曲张。但是静脉系统在增加返流压力的情况下(如妊娠时)易受损害,隐静脉近侧膨胀延长引起远侧瓣膜功能不全,病变逐渐发展,血管变薄、扩张、弯曲,导致静脉曲张形成。

19. 怎样治疗、何时治疗和应该对哪些静脉曲张病人进行治疗?

引起不适和严重外观改变的静脉曲张病人需要治疗,在持续反向压力流入浅静脉系统和交通支(站立时)并将其破坏前,早期施行高位隐静脉结扎治疗可获得较好结果。静脉曲张可选择静脉剥脱或选择性硬化剂治疗法,硬化剂疗法对控制较小静脉曲张较适宜。

参考文献

1 Cordts PR, Hanrahan LM, Rodriguez AA, et al: A prospective randomized trial of Unna's boot versus Duoderm CGF hydroactive dressing plus compression in the management of venous leg ulcers. J Vasc Surg 15:480～486, 1992.

2 Cordts PR, Hartano C, LaMorte WW, et al: Physiologic similarities between extremities with varicose veins and with chronic venous insufficiency utilizing air plethysmography. Am J Surg 164:260～264, 1992.

3 Heijboer H, Brandjes DPM, Buller H, et al: Deficiencies of coagulation－inhibiting and fibrinolytic proteins in outpatients with deep vein thrombosis. N Engl J Med 323:1512～1516, 1990.

4 Hull R, Raskub G, Pineo G, et al: A comparison of subcutaneous low－molecular－weight heparin with warfarin sodium for prophylaxis against deep－venous thrombosis after hip or knee implantation. N Eenl J Med 329:1370～1376, 1993.

5 Markel A, Manzo RA, Bergelin RO, et al: Valvular reflux after deep vein thrombosis: Incidence and time of occurrence. J Vasc Surg 15:377～384, 1992.

6 Raju S, Fredericks R: Venous obstruction: An analysis of 137 cases with hemodynamic, venographic and clinical correlations. J Vasc Surg 14:305～313, 1991.

第七十节 非创伤性血管诊断检查

Darrell N. Jones 哲学博士

1. 在评价和治疗可疑血管疾病病人中，血管诊断化验的作用是什么？

由有经验的临床医师对血管疾病进行传统评价仍是诊断的基础，但有其局限性。例如：在有明显颈动脉疾病的病人中仅1/3伴颈部杂音，2/3严重颈动脉疾病病人无颈部杂音。1/2下肢广泛深静脉血栓形成病人缺乏相应的体征和症状，多于1/2的伴有DVT临床体征病人静脉造影却正常，40%的糖尿病人有异常临床诊断而无周围动脉阻塞疾病。

血管诊断化验（VDL）提供客观的定量资料以确定和评价颅外脑血管病、周围动脉阻塞性疾病、急慢性静脉疾病的严重性。定量评价疾病的预后，药物及手术治疗的效果等。

2. VDL与诊断性X－线和超声有什么不同？

VDL提供的是功能性信息，放射检查和常规超声提供的是形态学资料。这些功能性信息对周围动脉阻塞疾病尤其重要，狭窄或闭塞部位的解剖学资料中如缺乏功能性信息其价值是有限的。

脑血管疾病

3. 颅外颈动脉疾病诊断可采用哪种非创伤性检查方法？

双功超声对颈动脉疾病的敏感性几乎达97%～99%，在颈动脉狭窄大于50%的病人中，准确性达90%～95%。其他非创伤性检查没有与之可比的准确性。

4. 什么是双功超声?

双功超声指使用多普勒超声在一个超声回波图(B型超声)中同时显示图像及速度资料(因此命名双功)和血流速度波形。在双功超声中,利用脉冲多普勒可从单一的小范围血管部位获得多普勒信号。对这样众多小区域的信号同时进行采样即可测量较大区域内血管内血液流速。如将每一个小区域的平均速度用某种颜色表示,并作为回波图像显示,可显示血流及其方向。这种装置被称为双功超声彩色血流仪,但它不能替代从多普勒速度波形得到的信息。

5. 为什么血流速度在评价颈动脉狭窄程度上是重要的?

在B超图像上准确测量残留动脉的管腔是困难的,因为非钙化斑、血栓及流动的血液的声学特点可以是相似的。但是动脉狭窄产生的血液动力学改变可以作为狭窄程度的特征,目前实际应用的颈动脉狭窄程度分类绝对范围完全依赖于多普勒速度资料。

6. 颈动脉狭窄的速度标准和绝对范围是什么?

华盛顿大学制定的标准已被广泛采纳:

0%狭窄,收缩速度峰值小于125cm/s,无速度障碍;

1%~15%狭窄,收缩速度峰值小于125cm/s,在收缩减速期出现湍流;

16%~49%狭窄,收缩速度峰值小于125cm/s,在整个心脏活动周期出现湍流;

50%~79%狭窄,收缩速度峰值大于125cm/s,舒张期速度小于140cm/s;

80%~99%狭窄,舒张期速度大于140cm/s;

100%狭窄,无血流速度信号。

大于80%的狭窄被称为危重的狭窄,因为此时病人疾病的进展呈高上升率,神经系统症状发生率也增高,

静脉疾病

7. 诊断急性深静脉血栓形成(DVT)可采用什么非创伤性检查?

双功超声已替代静脉阻抗容积描绘法。虽有时仅使用超声成像做出诊断,但准确性较差,双功彩色血流仪有助于确定来自肌肉和筋膜层的小静脉。超声检查包括下列步骤:

(1) 检查静脉并发现血栓回声;

(2) 在超声探头上加压以压迫静脉,直至萎陷,如静脉不能被压迫提示有血栓形成,部分压迫提示部分血栓形成;

(3) 从静脉获得多普勒信号。存在与呼吸相关的周期性信号提示血管近端无阻塞性栓子。有信号出现但无周期性则提示血流经过小的侧枝静脉绕过阻塞部位。静脉内缺乏多普勒信号提示无血流,但较小静脉常无自发血流并且需要压迫远端静脉使血流向头侧。

8. 静脉阻抗容积描绘法在 DVT 诊断上仍起作用吗?

是的,静脉阻抗容积描绘法(IPG)对膝以上的静脉阻塞有高度敏感性和特异性,特别是髂股静脉血栓(95%)。IPG 可提供腿部深静脉流出道的功能性信息,它可对胫静脉或髂股静脉血栓、慢性血栓基础上复发的急性血栓做出诊断,也可估计残余的或慢性流出道梗阻的静脉功能。

9. 什么是 IPG?

IPG 是静脉阻抗容积描绘法,应用广泛。在止血带阻断大腿部深静脉期间,首先测量腓肠肌容量的变化,然后放松止血带(气囊套袖)。测量静脉充盈引起的电阻抗变化可计算出容量变化,也可用气囊袖带或张力计测量腓肠肌容量进行容积描绘。充盈减少、容量增加和血液流出延迟可诊断近端静脉梗阻。

10．哪种非创伤性检查适用于静脉瓣膜功能不全的诊断？

多普勒超声可发现腿部深静脉及大、小隐静脉的血液反流。有经验者可用单功超声(连续波与脉冲多普勒)进行检查。双功超声常用于确定静脉节段和瓣膜，明确脉冲多普勒所检查病人的病变部位。一些实验室测量压迫静脉时的血液反流持续时间作为瓣膜功能不全的指标。除非进行瓣膜成形术或瓣膜置换术，否则这些确定瓣膜功能不全的特殊方法似乎没有临床实用性。对小腿静脉反流者进行容积描绘可评价瓣膜功能，包括光电容积描绘法(PPG)和空气容积描绘法(APG)。

11．如何做PPG检查？

PPG检查利用红外线光电管检测腓肠肌中下部皮下组织里的红细胞(原理同脉冲血氧测定法)以测定静脉再充盈时间。足部反复背屈运动收缩腓肠肌，使静脉空虚。肌肉放松后，由于动脉血液流入，使皮肤静脉再充盈。正常情况下，充盈时间应为25s或更长。如静脉存在反流，则再充盈速度加快。在大腿上、下部及腓肠肌上部使用止血带，反复测量再充盈时间，可以确定功能不全的交通静脉分布区域。

周围动脉闭塞性疾病

12．诊断下肢缺血的主要检查是什么？

测量踝动脉及肱动脉的收缩压，典型的踝/肱收缩压比(ABI)应大于或等于1.0。多普勒超声探头置于袖带远端，也可用容积描绘仪进行测量，在胫后动脉或足背动脉处监测多普勒信号。ABI不仅对周围动脉疾病特异、敏感，而且能评价疾病的严重性。

13．除踝部外还可在肢体哪些部位测压？

在大腿上部、下部、腓肠肌、踝部做节段性肢体血压测定(SLP)，可对周围动脉闭塞性疾病中受累的动脉节段进行定位。

14. 什么实验可用于估计由于中层钙化动脉不可压缩的糖尿病病人的 PAD

脉冲容积记录(PVR)为气体容积描计技术,可记录肢体容量在心脏运动周期间的变化,它测量气囊套袖节段内的压力变化作为肢体容量的变化,相关的 PVR 振幅表明 PAD 的存在和受累动脉节段的部位,PVR 不受血管中层钙化的影响。

拇趾血压也可用于诊断和估计糖尿病病人病情的严重程度,因为中层钙化很少影响末梢动脉。

15. 如何评价可疑间歇性跛行病人?

首先测量休息时踝压力指数或休息时的节段肢体压力。休息时已有缺血的病人通常不需要做进一步的评价,轻度动脉功能不全病人即使休息时压力正常,也应进行运动试验(标准是 2mile/h,12%的坡度)。病人行走的距离可估计功能性障碍的程度,运动后踝压力下降(或缺乏)可确定下肢功能障碍是由于动脉功能不全引起而不是骨骼肌或神经性疼痛。

争　论

16. 仅靠双功超声检查就可施行颈动脉内膜切除术吗?

在选择性病人中省略动脉造影的争论是有说服力的,因为颈动脉造影并发症发生率大于 1%,表明颈动脉内膜切除术病人总并发症发生率达 1/4。但是,如手术前要仅依赖双功超声对病情做出判断,其阳性率必须很高。幸运的是,对符合相对严格标准的严重病变,PPV 是高的(如:收缩速度峰值大于 290cm/s,舒张末速度大于 80cm/s)。

17. 双功超声在诊断 PAD 上有作用吗?

其作用是有限的,对周围动脉疾病必须要进行功能性的评价,而不是解剖学上的评价,通过 SLPs 和 PVRs 已经评价其功能后,可用双功超声进行定位。如果考虑经腔内动脉成形术的话,定位是重要的。

18. 经颅多普勒在脑血管疾病非创伤性诊断有作用吗?

没有。近来大量研究表明多普勒超声对颅内动脉的评价结果，未改变任何病人的临床治疗。

参考文献

1 Gerlock AJ, Giyanani VL, Krebs C: Applications of Noninvasive Vascular Techniques. Philadelphia, W.B. Saunders, 1988.

2 Journal of Vascular Technology. vol 18(5), 1994(Special Topics Issue).

3 Moneta GL, Edwards JM, Papanicolaou G, et al: Screening for asymptomatic internalcarotid artery stenosis: Duplex criteria for discriminating 60% to 99% stenosis. JVasc Surg 21:989～997, 1995.

4 Zierler RE: Arterial duplux scanning. In Rutherford RB(ed): Vascular Surgery, 4th ed. Philadelphia, W.B. Saunders, 1995, pp 120～130.

5 Zierler RE, Sumner DS: Physiologic assessment of peripheral arterial occlusive disease. In Rutherford RB(ed): Vascular Surgery, 4th ed. Philadelphia, W.B. Saunders, 1995, pp 65～117.

第八章 心胸外科

第七十一节 冠状动脉疾病

Joseph C. Cleveland 医学博士 Alden H. Harken 医学博士

1. 什么引起心绞痛?

典型的心绞痛是由于冠状动脉血流到心肌部位减少的结果。不变的梗阻,在心肌氧供应和需要以及需要过分供应时产生不平衡,从而引起心绞痛。

心绞痛的原因常与冠状动脉粥样化病有关,它对血流入冠状动脉产生相对不变的梗阻。这种不变的梗阻,在氧增加需要情况时限止了血液(氧供应)。这样,典型的病人在体力劳动,进食后或交感神经活动增加时感到胸痛。

2. 什么是心肌氧需要的决定因素?

Braunwald 证明,在实验室心肌有 9 个独立的氧需要决定因素。临床上,心率、心肌收缩力和心壁张力(一个扩大的心脏需要额外的氧,被称为 Laplace 定律)是心肌氧需要的主要决定因素。

3. 对心绞痛选择什么治疗?

通常,心绞痛可用内科的或介入性方法治疗。心绞痛的内科治疗是根据大多数冠状动脉病病人的血流与固定的氧供应限度原则,因此,内科治疗是直接朝着减低氧需要。内科治疗包括硝酸盐(硝酸甘油、异山梨醇)可以最小程度的扩张冠状动脉,作用主要是通过降低全身后负荷,从而减低心壁张力和收缩力。β阻滞剂,减低心率和心收缩力,和钙通道拮抗药,可以减低后负荷和防止冠状血管收缩。

如果内科治疗在减轻绞痛失败,经皮经腔冠状血管成形(PTCA, percutaneous transluminal coronary angioplasty);或冠状动脉搭桥术(CABG, coronary artery bypass grapting)可能适宜。

4. 什么是 CABG 的适应证?

(1) 尽管加强内科治疗仍继续绞痛。当病人有持续的绞痛和证明有冠状动脉病,影响日常活动,如果手术危险没有禁忌,CABG 是适应的。从冠状动脉手术研究所来的资料,对持续性心绞痛的病人,内科治疗和 CABG 比较,显示用手术治疗的病人很少有胸痛,活动很少受限,和客观锻练耐受力增力,比用内科方法治疗的病人要好。

(2) 左主冠状动脉狭窄。左主冠状动脉狭窄程度超过 50%,是一个内科治疗结果不良的预兆,因为心肌大部分的血供应靠这动脉。PTCA 治疗这种病变太冒险,即使病人无症状,用 CABG 充分提供生活力也是合理的。

(3) 三支冠状动脉病和左心室功能抑制。心室功能有一个明显的作用,即确定所有治疗形式的适应征和预后。三支冠状动脉病和心室功能抑制共同存在,内科治疗的长期效果不佳。因此,左心室功能抑制和三支冠状动脉病的病人,CABG 在生存上效果最满意。需要告诫的是,在射血分数小于 0.30;手术危险性明显增加。为此,介入手术的决定需要仔细考虑手术的利害。

(4) PTCA 的并发症。如果一个失败的 PTCA 导致血液动力学不稳定,或因不稳定的绞痛或进行中的心肌梗死,同时血液动力学不稳定,应急症进行 CABG。

5. CABG 能改善心肌功能吗?

是的。心肌分段,即运动不能,运动机能低下或运动障碍(表示功能障碍)在用 CABG 心肌血管再形成前,可能有改善手术后功能和增加区域灌注。研究描述 CABG 以后,总的收缩功能改善并也提示 CABG 改善了收缩和舒张两者功能。两者的观察,有助于相信心肌松弛的概念。

6. CABG 在充血性心力衰竭病人中有用吗?

CABG 有可能改善充血性心力衰竭是与心肌缺血、机能障碍有关。然而,假如心力衰竭长期间不能逆转心肌生存功能,CABG 不能证实有益。这方法是决定是否无功能心肌仍活着(冬眠中)。

7. 什么是顿抑心肌? 心肌顿抑状态和心肌冬眠一样吗?

顿抑心肌是指缺血后的心肌可逆性收缩功能障碍,对影响收缩力药物有反应。虽然顿抑状态开始认为只适用于实验室动物,但人的临床情况如心肌梗死溶栓治疗和 CABG 也强调有它的重要性。顿抑状态的定义要求是:不正常的收缩能力是完全可逆性的和心肌功能障碍有正常或近似正常的血流。实验观察指出两个机制可以解释心肌抑状态:① 产生氧无根源,继之损伤氧化(氧根假说);② 损坏了钙的内环境,引起细胞内钙增加和导致激发—收缩脱节或减低肌丝对钙的反应(钙假说)。

区别心肌顿抑状态和冬眠心肌很重要,冬眠心肌最初由 Braunwald 描述,指的是心肌收缩功能障碍合并冠状血流减低,但保存心肌生活力。冬眠心肌的机制研究比研究顿抑状态要少,但冬眠被认为是一个目的学上的机制,即在减低血流的背景下提供心肌的生活力。

8. 什么是再灌注损伤?

再灌注损伤由广泛的事件构成,包括再灌注心律,血管损坏,心肌顿抑状态,由缺血非致命损伤细胞的坏死加速,和由缺血早就不能可逆细胞坏死加速。再灌注损伤的病因与心肌缺血开始期间的代谢变化有关。来自几个实验室研究的假说是,再灌注损伤与钙的超负荷有关。实质上,缺血导致心肌无氧代谢,无氧代谢转而产生乳酸,为解决进行性的细胞内酸中毒发生一个复杂的,一系列的离子代偿。肌细胞泵出氢离子(酸)与钠离子交换。钠离子积聚和再灌注开始与钙交换,超负荷钙激发改变线粒体能量利用,继之肌纤蛋白和肌球蛋白丝一起挛缩,产生无根氧,通过激活膜蛋白酶,这样开始再灌注过程中有高度的破坏性。

9. CABG 在防止室性心律失常有价值吗?

没有。极大多数的室性心律失常病人中,有来自良好灌注的肌肉,和无生命的疤痕之间易受刺激的边缘心肌产生的冠状动脉病(CAD, coronary artery disease)。CABG 应该重建血流和抑制心律失常,但使每个人都失望,它看来并没有这样做。

10. PTCA 和 CABG 效果相等吗?

五个里的三个随机临床试验比较了 PTCA 和 CABG 并报告了暂时结果——Emory 血管或形术与手术相比(EAST, Emory Angioplasty vs. Surgery Trial),德国血管成形搭桥手术研究(GABI, German Angioplasty Bypass Surgery Investigation)和随机绞痛介入治疗(RITA, Randomized Intervention Treatment of Angina)。在这些试验中,随机组的病人略多于其他组病人 8%。很多病人因为心脏病专家没有选为 PTCA 的对象而被排除(由于冠状动脉完全闭塞或广泛的冠状动脉病)。

然而,结果说明两种疗法之间有重要的不同。方法与多血管病病人进行 CABG 和 PTCA 的死亡率关系是相等的(两组粗计为 1%)。但 CABG 组病人,在心肌梗死中与手术有关的死亡略高于 PTCA,8%:2%。CABG 病人的住院时间比 PTCA 长,可是发现 PTCA 组病人中很多需要再手术。来自 EAST 研究资料显示,PTCA 病人,3 年内超过一半(54%)需要再手术——再 PTCA 或 CABG。相反CABG组87%在3年内不需要再手术和RITA组显示，在2年随诊中，66%的CABG病人不需要服用抗绞痛药，而PTCA病人只有39%不需要服用抗绞痛药。最后，手术改善了小组多血管CAD病人和涉及左前降动脉或心室功能抑制病人的生存。虽然PTCA可以有同样的效果，但其有关生存的影响仍在考验中。

总之，在指导治疗疗法时，介绍PTCA或CABG必须个别病人个别对待。应该告诉病人CABG早期并发症略高于PTCA，但CABG结果更有效和解除绞痛持久，与PTCA比，2～3年内不需要再手术。

PTCA与CABG的比较

组	生存(%)	再手术(%)	抗绞痛药(%)	血管通畅(%)	绞痛(%)
PTCA	94	54	61	59	31
CABG	94	11	34	88	21

资料由RITA和EAST研究提供，生存率为2年生存率，再手术率为3年百分率，抗绞痛药指的百分率为2年中只少用一次，血管通畅指的百分率为治疗血管3年内仍开放，绞痛指病人在随诊2年中仍有绞痛的百分率。

11．有血管通畅的资料吗？

乳内血管(胸内)移植搭桥　10年通畅90%

隐静脉移植搭桥　10年通畅70%

狭窄血管PTCA　6个月通畅60%

完全闭塞血管PTCA　6个月通畅40%

12．是否每一个急性心肌梗死的病人需要CABG的治疗？

不需要。虽然急性心肌梗死永远表示有冠状动脉病，但在心肌梗死后不是绝对需要CABG或PTCA，实际上，不是每个心肌梗死的病人承受得了进行心导管。增强运动试验或潘生丁铊试验，在出院前能鉴明在危险中的病人有能存活的心肌。如果试验阳性，适宜进行心导管，选出可能的治疗。

13．怎样做 CABG 手术？

CABG 是一种动脉搭桥手术，做胸骨正中切开，同时取大隐静脉，左乳内动脉（偶尔右乳内或胃网膜动脉）完全游离。建立心肺搭桥，而隐静脉从升主动脉吻合到冠状动脉远端，到动脉粥样硬化的梗阻处。左乳内动脉通常只缝在心脏前面——典型的是缝合到左前降支冠状动脉。当所有吻合完毕，去掉心肺搭桥，关胸。

14．什么解剖的冠状动脉闭塞病病人手术后问题危险性最高？

很多有病的冠状动脉，只要在手术时所有血管都再血管化，不是 CABG 不良结果中的一个危险因素。病人有弥漫性疾病和流出不畅（有病的血管床限止了移植血管血的流出），则是以后问题所处的高危性，不良结果的主要预报者仍是左室功能抑制。

15．什么是 CABG 的有关技术问题？

像很多血管手术的情况一样，技术问题围绕在有关近端和远端的吻合。如果在主动脉（近端吻合）或冠状动脉（远端吻合）存在广泛的动脉粥样硬化，吻合将被受影响和可以发生闭塞。冠状动脉的吻合口放在相对没有动脉粥样硬化改变的动脉部位很重要。

16．什么是 CABG 的危险？

估计手术危险是发展手术疗法的关键部分。结果，对 CABG 的分析可能比任何其他手术更关键。增加 CABG 危险的因素按重要性排列是：左室射血分数，既往心脏手术，手术性质（选择或急诊），周围血管疾病，年龄，肺内水泡音，目前利尿剂的应用和慢性阻塞性肺疾病。虽然 80 年代正常心室功能病人选择性 CABG 的手术死亡率为 1%，但 90 年代 CABG 死亡率有所增加，粗计为 3%。这个增加的原因解释与 CABG 有关的技术因素无关，更正确说，它反映老年病人进行 CABG 增多。这一观察做出了关于粗死亡率缺点的要点。外科医生 A 和外科医生 B 进行同一的手术,但是有非常不同的粗死亡率。

17. 如果病人不能断掉心肺搭桥能做些什么呢?

假使一个病人没有外面的辅助装置(心肺搭桥)不能维持他和她自己的循环,事实上外科医生正在治疗休克,像任何类型休克一样,处理按以下步骤。

(1) 补充血容量直到左、右心室充盈压适当。

(2) 当血管内容量适当后,先用影响收缩力的药支持,常用的药包括多巴酚丁胺、肾上腺素或氨力农。

(3) 当容量和药物仍不足以维持循环,用机械支持装置,如主动脉内气囊或左、右心室辅助装置。右心室衰竭的作用,引起了手术前低心排出量,现已渐渐地增加了对它的认识,这样,保持动脉血 pH 在 7.45(硷血),和吸入笑气,掌握时机,在肺的血管循环内选择血管扩张剂(减低后负荷)。

参考文献

1 Bolli R: Myocardial stunning in man. Circulation 86:1671, 1992.

2 Boylan MJ, Lytle BW, Loop FD, et al: Surgical treatment of isolated left anterior descending coronary stenosis. J Thorac Cardiovasc Surg 107:657~662, 1994.

3 Braunwald E, Rutherford JD; Reversible ischemic left ventricular dysfunction: Evidence for the hibernating myocardium. J Am Coll Cardiol 8:1467~1470, 1986.

4 CASS Principal Investigators, et al: Coronary artery surgery study (CASS): A randomized trial coronary artery bypass surgery: Quality of life data in patients randomly assigned to treatment groups. Circulation 68:951~960, 1983.

5 Doyle AR, Dhir AK, Moors AH, Latimer RD: Treatment of peri - operative low cardiac output syndrome. Ann Thorac Surg 59:S3~S11, 1995.

6 Grover FL, Hammermeister KE, Burchfiel C, Cardiac Surgeons of the Department of Veterans Affairs: Initial report of the Veterans Administration Preoperative Risk Assessment Study for Cardiac Surgery. Ann Thorac Surg 50:12~289, 1990.

7 Hamm CH, Peimers J, Ischinger T, and Investigators for the German Angioplasty Bypass Surgery Investigation: A randomized study of coronary angioplasty compared with bypass surgery in patients with symptomatic multivessel coronary disease. N Engl J Med 331:1037～1043, 1994.

8 Harken AH: The surgical treatment of cardiac arrhythmias. In Wilmore D, Harken AH, Holcraft J, Cheung L(eds): Scientific American Surgery. New York, ScientificAmerican, 1993.

9 King SB, Lembo NJ, Weintraub WS, and Investigators for the Emory Angioplasty versus Surgery Trial(East): A randomized trial comparing coronary angioplasty with coronary bypass surgery. N Engl J Med 331:1044～1050, 1994.

10 Kirklin JW, Barratt－Boyes BG: Stenotic arteriosclerotic coronary artery disease. In Kirklin JW, Barratt－ Boyes BG(eds): Cardiac Surgery, 2nd ed. New York, Churchill Livingstone, 1993, pp 285～383.

11 Lazar HL, Plehn JF, Schick EM, et al: Effects of coronary revascularization on regional wall motion. J Thorac Cardiovasc Surg 98:498～505, 1989.

12 Opie LH: Reperfusion injury and its pharmacologic modification. Circulation 80:12049～1062, 1989.

13 Rankin JS, Newman GE, Muhlbaier LH, et al: The effects of coronary revascularization on left ventricular function in ischemic heart disease. J Thorac Cardiovasc Surg 90:818～832, 1985.

14 RITA Trial Participants: Coronary angioplasty versus coronary artery bypass surgery: The randomised intervention treatment of angina(RITA) trial. Lancet 341:573～580, 1993.

15 Sonnenblick EH, Ross JR, Braunwald E: Oxygen consumption of the heart. Am J Cardiol 22:328～336, 1968.

16 Yusif S, Zucker D, Peduzzi P, et al: Effect of coronary artery bypass graft surgery on survival: Overview of 10－year results from randomised trials by the coronary artery bypass graft surgery trialists collaboration. Lancet 344:563～570, 1994.

第七十二节　二尖瓣狭窄

Glenn. J. R. Whitman 医学博士　David Fullerton 医学博士

1. 二尖瓣狭窄的原因是什么?

最多见的原因是风湿热，2/3 的病人是女性。二尖瓣狭窄通常在急性风湿热后只少 10 年内不发展。所有风湿性瓣膜病的病人只有 1/3 的是真正的二尖瓣狭窄，剩下的有二尖瓣反流或二尖瓣狭窄和二尖瓣反流混合。罕见的二尖瓣狭窄由于胶原血管病引起。先天性狭窄是一个罕见病变，婴儿时出现症状，这不是成人问题。

2. 二尖瓣狭窄的病理生理学的是什么?

任何特定的瓣膜，Gorlin 公式所讲，穿过瓣膜的压力梯度是越过瓣膜的流率。梯度越过狭窄瓣膜增加心排出。因为血流越过二尖瓣发生在舒张期间，因此缩短了舒张充盈时间(心动过速)，为了一定量的心排出，升高穿过瓣膜梯度。一个较高的穿过瓣膜的压力梯度，转换为一个较高的左心房压力，再转而导致肺静脉和肺毛细血管高压。因为二尖瓣狭窄，在用力时则发生这个典型过程(增加心排出和心率)和引起呼吸困难症状。

3. 典型的二尖瓣大小是多少?

典型的二尖瓣圆周是 10cm，正常瓣膜面积是 $4\sim6cm^2$，有极度狭窄时小于 $1cm^2$。在极度狭窄时，尽管越过瓣膜压力梯度增加，流量不增加。

4. 什么是二尖瓣狭窄的第一个症状?

第一个症状通常是在用力时出现呼吸困难。例如：为了维持足够的左室充盈，越过 $1\sim2cm^2$ 的二尖瓣，需要 20mmHg 的压力梯度。一个正常的左室舒张终末压力为 5mmHg，而左房压为 25mmHg，这显然造成肺静脉持续充血和呼吸短促。此外，窦房结机能衰失，发作新的心房纤颤(经常发生)导致心动过速。为维持足够的穿过瓣膜流率，则缩短舒张间期和进一步提高左房压。这样心房纤颤可能伴有急性发作的症状。

5. 二尖瓣狭窄病人什么使突然爆发症状?

任何增加心排出或减低舒张充盈时间的情况(两者都是增加越

过狭窄瓣膜流量)。

6. 哪些二尖瓣狭窄的病人需接受抗凝?

随着时间,二尖瓣狭窄的左房压增加,左房扩张,引起心房纤颤。在纤颤的心房内可能形成血块,特别是在左心耳。在抗凝和手术治疗成为常规之前,25%的二尖瓣病的病人死亡是因为血栓栓塞。现在80%的栓塞病人是在心房纤颤。任何病人心房纤颤超过35次,特别是伴随低心排量大左心耳,应当抗凝。

7. 如何诊断二尖瓣狭窄?

用听诊能够在低音调的舒张期隆隆声后听到一个开放拍击音,在心尖都听得更清楚。最好的无创检查是多普勒超声心动描记术,它能量出二类瓣狭窄的严重度。

8. 手术适应征是什么?

二尖瓣膜面积小于1cm^{2}有症状的病人应当进行手术,而且有二尖瓣狭窄和以前有栓塞史的病人。

9. 什么样的方法可用于治疗二尖瓣狭窄?

闭合连合部切开术　二尖瓣瓣膜置换术

开放连合部切开术　气囊瓣膜成形术

10. 每个方法的优缺点是什么?

(1) 闭合连合部切开术(美国极少用);

优点:① 快而便宜;② 死亡率1%~2%;③ 1/3的病人长期受益。

缺点:① 瓣膜有明显钙化时结果差,腱裂或心房血栓;② 可发展严重的二尖瓣反流(1/200);③ 5年内有20%~50%复发率。

(2) 开放连合部切开术;

优点:① 可清除血栓;② 伸展连合部切开术,能够进行腱开窗术;③ 可用瓣膜成形环治疗轻度到中度的二尖瓣反流。

缺点:没有,如果瓣膜合理修补,无疑是最好的手术,年复发率为1%~2%。

(3) 二尖瓣瓣膜置换术;

优点:① 完全矫正穿越瓣膜的梯度;② 保存瓣膜下的装置,保存左室功能。

缺点:① 死亡率8%;② 10年存活率65%;③ 年1%~2%血栓栓塞发作,心内膜炎,和来自抗凝血死亡率;④ 切除整个二尖瓣瓣膜装置,损害左室功能。

(4) 气囊瓣膜成形术;

优点:与闭合连合部切开术比较,可能是高内科危险病人较好的选择。

缺点:① 与闭合式手术相同;② 早期死亡率为2%~3%,早期中风率2%~3%;③ 剩留房间隔缺损30%;④ 在危险差的病人(厚而不能活动的小叶,钙化,和小叶和腱裂)2年内死亡率为30%,而瓣膜置换发生率为45%。

参考文献

1 Bowe JC, Bland F, Sprague HB, White PD: Course of mitral stenosis without surgery: 10 and 20 year perspectives. Ann Intern Med 52:741, 1960.

2 Olesen KH: The natural history of 271 patients with mitral stenosis under medical treatment. Br Heart J 24:349, 1962.

3 Hoit BD: Medical treatment of valvular heart disease. Curr Opin Cardiol6:207, 1991.

4 Eguaras MG, Jimenez MAG, Calleja F, et al: Early open mitral commissurotomy: Long-term results. J Thorac Cardiovasc Surg 106:421~426, 1993.

5 Levine HJ: Which atrial fibrillation patients should be on chronic anticoagulation? J Cardiovasc Med 6:483, 1981.

6 Scott WC, Miller CD, Haverich A, et al: Operative risk of mitral valve replacement: Discriminant analysis of 1329 procedures. Circulation 72(Suppl Ⅱ): 108, 1985.

7 Rose EA, Oz MC: Preservation of anterior leaflet chordae tendineae duringmitral valve replacement. Ann Thorac Surg 567:768~769, 1994.

第七十三节 二尖瓣反流

Glenn J. R. Whitman 医学博士 David Fullerton 医学博士

1. 二尖瓣反流的原因是什么?

与二尖瓣狭窄一样,最常见的原因是风湿热。其他原因包括感染性心内膜炎伴有小叶穿孔或腱破裂。老年环形钙化或环形扩张和丧失小叶接合,胶原病,导致严重环扩张和/或腱破裂。急性或慢性缺血,由于乳头肌机能障碍也可以造成二尖瓣反流。

2. 什么是二尖瓣反流的病理生理学?

二尖瓣反流,左室血射出可以发生经过两条路,主动脉和二尖瓣瓣膜。全身后负荷越大(即血压)反流分数越大。慢性二尖瓣反流,左心房被动扩张而无明显压力增加,防止了早期呼吸短促(在二尖瓣狭窄中非常常见),可是,慢性增加左室内前负荷,导致左室扩张和收缩机能障碍。这样典型症状发作比二尖瓣狭窄要迟。当然急性二尖瓣反流立即就有症状,因为在左房没有顺应下,左房压突然升高。

3. 二尖瓣反流的第一个症状是什么?

急性二尖瓣反流立即引起左房压升高和呼吸短促,慢性二尖瓣反流只是适度的升高左房压,疲乏和失去活动能力是主要的症状。

4. 二尖瓣反流病人的治疗中,抗凝血的作用是什么?

和二尖瓣狭窄一样,所有有二尖瓣反流的病人和房颤病人都应抗凝。在病人依然为窦性心律时,是否需要抗凝还不太清楚。然而,当左房体积增加、流速变慢极易血栓形成。

5. 如何诊断二尖瓣反流?

用听诊,全收缩期杂音在心尖部听得最清楚,并向腋下放射。最好的检查是超声心动描记术,特别是经食管检查,经食管检查超声探头和瓣膜之间只有软组织,可迎面看到反流射流。

6. 什么是手术适应证?

二尖瓣反流处理的基础是减低后负荷(降低血压)和降低前负荷(利尿)。只有在尽管内科治疗但症状持续,或当左室发生机能障碍时需要手术治疗。在二尖瓣反流时,因为经两条路血液流出心室,左室收缩力增加,结果后负荷减低和射血分数增加。

7. 二尖瓣反流用什么方法治疗?

单纯的二尖瓣反流,需要二尖瓣置换的病人只有30%,余下的只需要二尖瓣修补。机械瓣膜一般用于置换术,因为组织瓣膜会变性,与主动脉相对部位似乎变性加快。二尖瓣修补涉及切除从腱破裂来的小叶器官。通过放置人造环形环,用摺叠术缩小环,这样只留下小叶组织和腱悬吊物。作为切除小叶器官的结果,环形周缘减少(通过一个环或移植片固定膜)使小叶器官接合。

8. 置换术与修补术比较有什么优缺点?

(1) 置换术

优点:① 瓣膜保证能胜任的;② 方法容易教和容易被广泛的外科医生操作。

缺点:① 切除了瓣膜下装置,可致收缩机能障碍;② 需要抗凝;③ 永远存在人造瓣膜内膜炎和血栓栓塞的危险(虽然每年<3%);死亡率2%~8%。

(2) 修补

优点:① 保存瓣膜下装置,维持手术后收缩功能;② 抗凝是选择性的;③ 心内膜炎和血栓栓塞非常罕见;④ 死亡率低(2%)。

缺点:① 手术时间长;② 难教,难学;③ 年失败率1%~3%。

参考文献

1 Bowe JC, Bland F, Sprague HB, White PD: Course of mitral stenosis without surgery: 10 and 20 year perspectives. Ann Intern Med 52:741,1960.
2 Hoit BD: Medical treatment of valvular heart disease. Curr Opin Cardiol 6:207,1991.
3 Levine HJ: Which atrial fibrillation patients should be on chronic anticoagulation? J Cardiovasc Med 6:483,1981.
4 Schneider RM, Helfant RH: Timing of surgery in chronic mitral and aortic regurgita-tion. In Frankl WS, Brest AN(eds): Valvular Heart Disease. Comprehensive Evaluation and Management. Philadelphia, F.A. Davis, 1986, pp361~374.
5 Scott WC, Miller CD, Haverich A, et al: Operative risk of mitral valve replacement: Discriminant analysis of 1329 procedures. Circulation 72(Suppl Ⅱ):108,1985.
6 Galloway AC, Colvin SB, Baumann FG, et al: A comparison of mitral valvereconstruction with mitral valve replacement: Intermediate - term results. Ann Thorac Surg 47:655~662,1989.
7 Rose EA, Oz MC: Preservation of anterior leaflet chordae tendineae during mitral valve replacement. Ann Thorac Surg 567:768~769,1994.

第七十四节 主动脉瓣狭窄

David Campbell 医学博士

1. 主动脉瓣狭窄最常见的原因是什么?

先天性异常和风湿热。

2. 先天性主动脉瓣狭窄最常见的解剖异常是什么?

双尖主动脉瓣瓣膜。

3. 在婴儿常见的表现是什么?

充血性心力衰竭。

4. 成人主动脉瓣狭窄最常见的症状是什么?

晕厥,活动时呼吸困难和心绞痛。

5. 发现什么体征应怀疑主动脉瓣狭窄?

婴儿,收缩期渐强—渐弱杂音,周围脉搏搏动差。成人,收缩渐强—渐弱杂音,脉搏高峰延迟。

6. 主动脉瓣狭窄最恐惧的并发症是什么?

突然死亡。

7. 如何证实诊断?

主动脉瓣狭窄用心导管证实。危重的婴儿诊断可用多普勒超声心动描记,诊断明确后,当时就将小儿直接送到手术室,做瓣膜切开术。儿童,必须辨明伴随病变,如动脉导管未闭和胸主动脉缩窄症。成人,估计冠状动脉的情况很重要,因为动脉粥样硬化心脏病常常共存,特别是有心绞痛的老年病人。

8. 手术指征是什么?

症状进展,进行性左室肥大,或测量左室压梯度为 50~60mmHg。

9. 主动脉瓣膜切开术对先天性主动脉瓣狭窄有效吗?

经常无效。很多儿童以后都需要主动脉瓣膜置换。

10. 主动脉瓣膜切开术,能用于钙化的主动脉瓣狭窄吗?

不能。在成人,主动脉瓣瓣膜置换是唯一选择的方法。

11. 主动脉瓣瓣膜置术的技术细则是什么?

主动脉瓣瓣膜置换是在心肺搭桥下进行。因为左室心肌非常厚,要特别小心避免因缺血损伤心肌。左室应该有出口以减低心壁张力,心脏用冷的钾心脏停跳液使心脏安静。在清创钙化瓣膜和环时,必须小心防止钙化小体落入心室,它以后能成一钙栓射出。最后,缝合瓣膜时,外科医生必须小心避免阻塞左冠状动脉开口。

12. 如果儿童必须瓣膜置换时,应该用什么类型的瓣膜?

15 岁以下的儿童应该用机械瓣膜,因为猪瓣膜很快钙化的发生率很高。猪瓣膜钙化在 15~30 岁之间的青年人中发生很快,因此,在这年龄段用猪瓣膜有争议。近年来出现很大热诚使用主动脉同种移植。同种移植瓣膜在儿童和青年是否有早期钙化还不知道。

13. 什么技术处理小主动脉环?

(1) Konno 主动脉心室成形术。沿主动脉瓣环劈开室间隔,用一补片缝到劈开处,以扩大主动脉瓣环。通常为两个瓣膜大小或更大。

(2) 通过主动脉瓣环向二尖瓣补片成形。经过没有冠状动脉的主动脉环的中心做一向二尖瓣环的切口,但不要切到瓣膜。用一 V 形补片缝到扩大环的部位内,约一个瓣膜大小。

(3) 二尖瓣小叶前内的 Manouguian 补片成形。切口如上面所说,向二尖瓣瓣膜伸展,这样使环扩大到约两瓣膜大小。

14. 什么是瓣膜体积?

修补瓣膜提供的数字与瓣膜直径相关。21 号瓣膜其直径为 21mm。面积增加的指数与瓣膜的直径有关。增加两个瓣膜面积是一个大数量。

15. 手术死亡率如何?

情况好的病人不到 3%,左室功能差的病人为 15%~20%。

16．主动脉瓣瓣膜置换术的并发症是什么？

低血排出(3%～5%)；

出血需要再手术(5%)；

心传导阻滞(1%～2%)；

中风(1%)由于空气或钙在主动脉切开术关闭后离开心内的。

17．主动脉瓣瓣膜置换术长期结果怎样？

长期结果非常好。除病人手术前有充血性心力衰竭或严重冠状动脉病外，10 年生存率在 60%～75%之间。

18．气囊瓣膜交界分离术能用在成人钙化主动脉瓣狭窄吗？

不能。气囊瓣膜交界分离术曾用于成人的钙化主动脉瓣狭窄，但长期结果非常差。最初希望气囊瓣膜交界分离术能替代手术和给因为心室功能减低、有高手术危险的老年病人长期减轻症状。可是，实际上这组病人的气囊瓣膜交界分离后结果极差，很少超过 50%活过 1 年的。

19．气囊瓣膜交界分离术的适应证是什么？

因为血液动力学早期恶化，气囊瓣膜交界分离术最初用于作为严重病人主动脉瓣瓣膜置换或移植的过渡。暂时改善心室功能，并对将来主动脉瓣瓣膜置换有好处。这也曾用于减轻妊娠第二个 3 个月主动脉瓣狭窄妇女的症状。此外，气囊瓣膜交界分离术主要用于婴儿和年幼儿童的一个柔韧融合的瓣膜和一个正常大小环的先天性主动脉瓣狭窄。在这种情况，其中间结果与手术瓣膜交界分离术一样。

争 论

20．在 3 个月以下的婴儿流入道闭塞可用瓣膜交界分离术吗？

赞成：① 死亡率低(20%)；② 低心排出量发生率低。

反对:① 时间有限,手术必须进行得快;② 明显的主动脉瓣反流发生率为20%。

21. 3个月以下婴儿应该在心肺搭桥中用刀行瓣膜交界分离术吗?

赞成:有充分的时间进行手术。

反对:手术后低心排出的发生率很高。

22. 在导管实验室,气囊瓣膜界分离术适合于婴儿、儿童、青年吗?

赞成:避免手术。

反对:小的主动脉瓣环,婴儿常常不成功。

23. 在15~30岁之间的青年中能用组织瓣膜吗?

赞成:不必抗凝,避免有效病人中明显出血并发症的危险。

反对:由于瓣膜钙化,早期瓣膜机能障碍的发生率较高。

参考文献

1 Aronow WS, Ahn C, Kronzon I, Nanna M: Prognosis of congestive heart failure in patients aged>or=62 years with unoperated severe valvular aortic stenosis. Am J Cardiol 72:846, 1993.

2 Banning AP, Pearson JF, Hall RJ: Role of balloon dilatation of the aortic valve in pregnant patients with severe aortic stenosis. Br Heart J 70:544, 1993.

3 Burch M, Redington AN, Carvalho JS, et al: Open valvotomy for critical aortic stenosis in infancy. Br Heart J 63:37, 1990.

4 Crumbley AJ Ⅲ, Crawford FA Jr: Long-term results of aortic valve replacement. Review article: 161 refs. Cardiol Clin 9:353, 1991.

5 Davidson CJ, Harrison JK, Leithe ME, et al: Failure of balloon aortic valvuloplasty to result in sustained clinical improvement in patients with depressed left ventricular function. Am J Cardiol 65:72, 1990.

6 Davidson CJ, Harrison JK, Pieper KS, et al: Determinants of one-year outcome from bal-

loon aortic valvuloplasty. Am J Cardiol 68:75, 1991.

7 Elkins RC: Congenital aortic valve disease: Evolving management. Ann Thorac Surg 59: 269, 1995.

8 Ettedgui JA, Tallman - Eddy T, Neches WH, et al: Long - term results of survivors of surgical valvotomy for severe aortic stenosis in early infancy. J Thorac Cardiovasc Surg 104: 1714, 1992.

9 Isner JM: Acute catastrophic complications of balloon aortic valvuloplasty. The Mansfield Scientific Aortic Valvuloplasty Registry Investigators. J Am Coll Cardiol 17:1436, 1991.

10 Judge KW, Otto CM: Doppler echocardiographic evaluation of aortic stenosis. Review article: 46 refs. Cardiol Clin 8:203, 1990.

11 Keane JF, Driscoll EJ, Gersony WM, et al: Second natural history study of congenital heart defects. Results of treatment of patients with aortic Valvarstenosis. Circulation 87: I16, 1993.

12 Konno S, Imai Y, Iida Y, et al: A new method for prosthetic valve replacement in congenital aortic stenosis assocciated with hypoplasia of the aortic valve ring. J Thorac Cardiovasc Surg 70:909, 1975.

13 Letac B, Cribier A, Eltchaninoff H, et al: Evaluation of restenosis after balloon dilatation in adult aortic stenosis by repeat catheterization. Am Heart J 122:55, 1991.

14 Logeais Y, Langanay T, Roussin R, et al: Surgery for aortic stenosis inelderly patients. A study of surgical risk and predictive factors. Circulation 90:2891, 1994.

15 Manouguian S, Abu - Aishah N, Neitzel J: Patch enlargement of the aortic and mitral valve rings with aortic and mitral double valve replacement. J Thorac Cardiovasc Surg 78: 394, 1979.

16 Olsson M, Granstrom L, Lindblom D, et al: Aortic valve replacement in octogenarians with aortic stenosis: A case - control study. J Am Coll Cardiol 20:1512, 1992.

17 Pentely G, Morton M, Rahimtoola SH: Effects of successful, uncomplicated valve replacement on ventricular hypertrophy, volume, and performance in aortic stenosis and in aortic incompetence. J Thorac Cardiovasc Surg 75:383, 1978.

18 Pupello DF, Bessone LN, Hiro SP, et al: Aortic valve replacement: Procedure of choice in elderly patients with aortic stenosis. J Card Surg 9:148, 1994.

19 Rao PS: Balloon aortic valvuloplasty in children. Review article: 78 refs. Clin Cardiol 13: 458, 1990.

20 Straumann E, Kiowski W, Langer I, et al: Aortic valve replacement in elderly patients with aortic stenosis. Br Heart J 71:449, 1994.

第七十五节 脓胸和结核

Marvin Pomerantz 医学博士 James M. Brown 医学博士

1. 什么是胸腔积液?

正常人,约每 1kg 体重有 1ml 润滑液在胸膜间隙内。液体靠流动动力通过胸膜间隙,然而,当产生过多的胸膜淋巴清除能力时,则产生液体积聚。在液量足以被机敏的临床医生认出,被称为积液。胸膜液体产生的速度可达 5~10L/24h。

2. 胸腔积液是怎么感染的?

当胸膜液发生感染时,70%的情况细菌来自邻近感染的肺(肺炎)。

3. 感染的胸腔积液能够是无菌的吗?

这种发现实际上常见。出现这种情况,可能是病人早就用了一段时间抗生素而胸膜液培养阴性。要在胸膜液中寻找细菌印迹,要有适当的糖(胸膜液的糖应该比血糖少 2/3)和 pH(胸膜液 pH 应该少于 7.2)。

4. 什么是脓胸?

当胸腔积液感染出现,身体防御本能试将其包裹起来,正像其他任何脓肿一样。包裹起来的或局限的感染胸腔积液就是脓胸。这种诊断的区别很重要,因为适当的引流局限脓胸,比引流游离胸腔积液要困难。

5. 什么是脓胸治疗的基本原则?

治疗脓胸的原则与治疗任何局限感染一样。第一,感染必须引流;第二,感染脓腔必须使其闭塞。在胸膜腔内肺通常充填空腔,但如果空腔内盖有薄层感染或炎症组织,如果开始时就不正常,空腔不能填充。

6. 有什么不同的治疗脓胸的引流技术?

小的简单的脓胸,可用胸腔穿刺治疗。大的积液,最好的治疗是插一根胸管引流。如果初始引流不成功,链激酶或尿激酶对治疗可能有价值。如果试用这些方法后,肺仍陷入为萎陷病或持续感染,应做皮层剥脱术,或电视帮助胸部手术,或开放的胸壁切开术。

7. 什么是皮层剥脱术?

皮层是一层外壁或如一层橘子皮。皮层剥脱术是用手术松懈和取除脓腔壁。皮层剥脱成功后,健康的肺应扩张和填充整个胸膜腔。

8. 切除术后出现脓胸是一个难处理问题。肺叶和全肺切除术后脓胸,有或没有支气管胸膜瘘,选择什么处理?

所有切除术后的脓胸做出诊断后,都应该用大口径胸管立刻引流。肺叶切除术后无支气管胸膜瘘,迅速引流和适宜的抗生素常常已足够,这个方法也可使小的支气管胸膜瘘闭合。如果不闭合,需要用肌肉瓣、网膜瓣或胸廓成形术,也可能需要进一步切除。全肺切除引流后无支气管胸膜瘘,可做埃莱塞皮瓣处理,胸膜腔经过冲洗,最后将胸壁关闭和滴入抗生素液。全肺切除后有脓胸和支气管胸膜瘘治疗较困难,不能进行冲洗,因为病人将会将液体从瘘管吸入。关闭瘘曾用肌肉或网膜瓣,或胸廓成形。如果行得通可经纵膈径路。

9. 在两种什么情况下脓胸不应该手术引流?

单纯的结核性脓胸和儿童的葡萄球菌肺炎后脓胸。

10. 世界人口中有多少人感染结核病?

约 33%,或 30 亿人。

11. 每年因结核死亡的人有多少?

2800 万人。

12. 什么是 Ghon 综合征?

Ghon 综合征包括周围肺结核病变,伴肺门淋巴结肿大。

13. 什么是药物敏感结核病的标准内科治疗?

药物敏感结核病的治疗包括 6 个月的异烟(INH)和利福平,及 2 个月的吡嗪酰胺(PZA)。

14. 手术在结核病治疗中扮演什么角色?

手术是制止结核病的并发症,包括支气管胸膜瘘、大咯血和支气管狭窄。在美国最常见的适应证是局限的、多药耐药结核病,此外是单个的肺结节。

15. 结核病微生物原因如何分类?

最重要的临床区别是在典型的和非典型的结核之间。典型的菌株包括结核杆菌、牛结核杆菌、非洲结核杆菌、非典型的包括龟鳖结核杆菌、淋巴腺结核杆菌,和很多其他的特别是细胞内鸟结核杆菌(MAI, mycobacterium avium intracellular)。这种区别很重要,因非典型感染象 MAI 生来就能抗药物治疗。在微生物学实验室,结核微生物可根据生长特性分类,如像生长率、需光性,此方法导致原始的 Runyon 分类(I～IV)其可能对临床无帮助。

16. 耐药结核病的意义是什么?

结核杆菌对一线药物的两种或几种耐药,称为多耐药也有用一种药物治疗时，含高失败率的意义。

参考文献

1 Blum BR, Murray CJL: Tuberculosis: Commentary on a re－emergent killer. Science 257: 1055～1062, 1992.

2 Clagett OT, Gelaci JE: A procedure for the management of post－pneumonectomy empyema. J Thorac Cardiovasc Surg 45:141, 1963.

3 DeMeester TR: The pleura. In Sabiston DC, Spencer RC(eds): Gibbon's Surgery of the Chest, 4th ed. Philadelphia, W.B. Saunders, 1983.

4 Elliot AM: The medical management of disease caused by drug susceptible *Mycobacterium tuberculosis*. In Chest Surg Clin North Am 3:707～713, 1993.

5 Girod CE, Neff TA: Daily monitoring of drainage is key to success: How to manage parapneumonic effusion/empyema. J Respir Dis 15:35～44, 1994.

6 Pomerantz M, Madsen L, Goble M, Iseman M: Surgical management of resistant mycobacterial tuberculosis and other mycobacterial pulmonary infections. Ann Thorac Surg 52:1108～1112, 1991.

7 Pothula V, Krellenstein DJ: Early aggressive surgical management of parapneumonic empyemas. Chest 105:832～836, 1994.

8 Robinson LA, Moulton AL, Fleming WH, et al: Intrapleural fibrinolytic treatment of multiloculated thoracic empyemas. Ann Thorac Surg 57:830～814, 1994.

9 Samson PC: Empyema thoracis. Ann Thorac Surg 112:210, 1971.

第七十六节　肺　癌

James M. Brown 医学博士　Marvin Pomerantz 医学博士

1. 肺癌常见吗？

1992 年仅美国因肺癌造成 168 000 人死亡并且不断增加，年新发病人数约为 190 000。虽然 1980 年男女发病率之比为 8:1，但实际上妇女的发病在上升，现在的比率已小到 2:1。在美国唯一的一组人中，吸烟发生率正在 10 几岁的女孩子中上升。肺癌的发病率在增加,死亡率没有下降,能存活 5 年的病人不足 10%,而且肺癌还在非吸烟者中增加。

2. 在肺癌发展中重要的危险因素是什么?

最突出的危险因素是吸烟和年龄;90%的病人有吸烟史。过去吸烟只认为与肺鳞状细胞癌有关;可是近来腺癌的发生率的增加使人不安,特别是在非吸烟者中。另一个具有煽动性的因素是包括化学(芳香族的碳氢化合物、氯乙烯),放射物(氡气和铀),石棉和金属(铬、镍、铅和砷)和环境因素(空气污染、煤焦油、石油产品)。

3. 家族性或后天遗传更叠对肺癌有关吗?

肿瘤物 ras 基因的表达与肺癌的预后有关。此外,肿瘤抑制基因,如 p53 基因在肺癌中常常丢失。

4. 什么是肺癌的主要组织学类型和它的相关发生频率?

非小细胞癌 80%

(1) 腺癌 45%

这是肺癌中常见类型,在非吸烟者中戏剧性的增加。

(2) 鳞状细胞癌 40%

这种类型的肺癌亦指表皮样癌,与组织学上角蛋白珠状物有关,并因吸烟和其他刺激物吸入生长加速。

(3) 大细胞癌 15%

支气管肺泡癌,是肺癌合并泡沫状的支气管瘘,是腺癌的一种亚型。直觉的恶性是表面活性分泌细胞过度生长产生泡沫状痰。虽然这种症状临床上极少遇到,但在检查中常见。

小细胞癌 20%

小细胞和非小细胞癌之间的区别非常重要,因为肿瘤的生物学和临床表现本质上不同。小细胞肺癌的病人可分类为有限病或广泛病。有限的意思众所周知是限于一半胸和区域淋巴结,包括纵隔、对侧肺门和同侧锁骨上淋巴结。广泛是指疾病超过这些限制，包括脑、骨髓和腹腔内转移。

5. 肺癌普查有意义吗?

没有意义。即使40～60岁的男性吸烟者进行胸部放射照相，也没有增加肺癌病人的治愈率。

6. 肺癌病人的发现如何?

不断增加。原发性肺癌是在常规胸部X线照相时发现的，偶尔病人有咳嗽、咯血丝或复发肺炎。多到10%的病人讲述副瘤综合征。

7. 什么是副瘤综合征(Paraneoplastic syndrome)?

肺癌副瘤综合征，有代谢的(高钙血症、Cushing's综合征)，神经的(周围神经病，多肌炎，或Lamber－Eaton综合征，像重症肌无力)，骨骼的(杵状变、肥大、骨关节病)，血液学的(贫血、血小板增多症、弥漫性血管内凝血)，或皮肤的(表皮角化病、黑色棘皮病、皮肌炎)。有趣的是出现副瘤综合征，不影响肺癌的最终可治愈性。

8. 分期系统对肺癌的预后和治疗重要吗?

是的。分类系统是根据临床和病理资料对非小细胞肺癌分期。病人通常是以临床与CT扫描结合分期的。

Ⅰ期 实质内病伴有或无扩展到脏层胸膜，只少离隆凸2cm，而无淋巴结转移或扩散。

Ⅱ期 原发肿瘤小如Ⅰ期，但扩展到支气管间淋巴结(N1)。

Ⅲa期 肺肿瘤扩展到壁层胸膜，胸壁或纵隔胸膜，和或扩散到肺门或纵隔(N2)淋巴结。

Ⅲb期 所有Ⅲa成分加扩展到纵隔结构(心或大血管)和或对侧肺门，气管旁，或锁骨上淋巴结(N3)。

Ⅳ期 恶性胸膜渗液,或转移病(M1)。

9. 描述一个病人胸部X线片上肿块处理的发展?

手术切除,仍是治疗肺癌最有效的方法,因此,要早期评估,强调开胸探查,接着集中诊断和肺肿瘤的分期。痰的细胞学诊断只能达到60%,支气管镜活检不足85%,CT扫描引导针刺活检只有80%~90%,这样,主要的诊断是肺肿块楔形切除。胸的CT扫描(寻找纵膈淋巴结)和标准腹部CT(寻找肾上腺转移)。其他措施,如骨或脑扫描可以省,除非病人讲述有特殊症状。病人承受开胸的能力需要评估心脏(心肌梗死,充血性心力衰竭,或绞痛等病史)和肺的储备(床旁肺量计测定FEV_1)。

10. 什么是肺癌切除最低限度的肺功能储备?

(1) 用力呼气容量1s内(FEV_1 forced expiratory volume in one second)应该大于1L/s。室内空气动脉血氧显示氧分压(PO_2)和二氧化碳分压(PCO_2)在适当的50侧(PO_2在50以上,而PCO_2在50以下)。

(2) 病人应当能够行走一段楼梯。

(3) 在边缘性病人,换气灌注扫描常常能够预测手术后能剩留多少功能肺。

11. 如何治疗肺癌?

对肺癌最有效的治疗是手术切除。不幸的是,50%的病人一发现已是明显的进展期疾病了。在所有的病人中,只有25%是能切除的对象,所幸的是手术后用含顺铂方案的化疗,增加了许多Ⅲ期病人成为可切除的病例。这个最近的革新方法,可能转变改善生存率。

12. 在肺癌治疗中有放射治疗的地位吗?

放射治疗对肺癌是有效的,但是姑息性的而不是可能治愈性的治疗,特别是有上腔静脉综合征或支气管阻塞合并远端肺炎者,用放射治疗,常能使其"开放"。放射治疗对姑息性病理骨痛也非常有效。

13. 肺癌治疗病人的生存率怎样?

对Ⅰ期非小细胞癌在完全切除后,5年生存率为60%~80%。5年生存率对Ⅱ期Ⅲa和Ⅲb分别为50%、15%和5%。5年生存率对小细胞癌仍不乐观,7%的病人为有限的疾病,而最好的能生存5年的病人只有1%。

14. 什么是纵隔镜检查?

纵隔镜检查是一种分期方法,它可从气管旁、隆凸下和近端支气管周围的淋巴结,经胸骨切迹上做的小切口取出标本。

15. 什么是纵隔镜检查的适应证?

在明显的或有根据的肺癌,需纵隔分期,它有:

(1) 已知的肺癌,有纵隔淋巴结肿大,经颈纵隔探查淋巴结大于1cm,和CT估计一样。

(2) 肺腺癌和多发纵隔淋巴结小于1cm。

(3) 中心或大的(>5cm)肺癌,有纵隔淋巴结小于1cm。

(4) 开胸和肺切除危险性高的肺癌病人。

如果纵隔镜检查阴性,外科医生应接着开胸,活检和做治愈性的肺切除。纵隔镜检查的作用只是证明病人的肺癌不能切除。阳性的纵隔镜检查结果,可免去病人开胸。

16. 有恶性胸膜渗液和/或肿瘤侵犯到喉返神经,是绝对的手术切除肺癌的禁忌证吗?

恶性胸膜渗液是手术切除治疗的绝对禁忌证。相反,King George V和Arthur Godfrey曾成功的切除面对侵犯喉返神经的肿瘤。

参考文献

1 American Jolnt Committee on Cancer (AJCC): Lung. In Beahrs OH, et al(eds): Manual for Staging Cancer, 4th ed. Philadelphia, J. B. Lippincott, 1992, pp 115～121.

2 American Thoracic Society: Clinical staging of primary lung cancer. Am Rev Respir Dis 127:1～6, 1983.

3 Boring CC, et al: Cancer statistician. Cancer 42:19, 1992.

4 Deslauriers J, et al: Current operative morbidity associated with elective surgical resection for lung cancer. Can J Surg 31:335, 1989.

5 Dristin L: The Price of Prevention. Sci Am: 124～127, 1995.

6 Johnston MR: Selecting patients with lung cancer for surgical resection. Semin Oncol 15: 246～254, 1988.

7 Martini N, Flelinger BJ: The role of surgery in N2 lung cancer. Surg Clin North Am 67: 1037, 1987.

8 McGee JM: Screening for lung cancer. Semin Surg Oncol 5:179, 1989.

9 Minna JD, Pass H, Glatstein E, Ihde DC: Cancer of the lung. In Devita VT, Hellman S, Rosenberg SA(eds): Cancer: Principles and Practice of Oncology, 2nd ed. Philadelphia, J. B. Lippincott, 1989.

10 Moossa AR, Schimpff SC, Robson MD(eds): Comprehensive Textbook of Oncology. Baltimore, William & Wilkins, 1991, pp 732～785.

11 Pass HI: Adjunctive and alternate treatment of bronchogenic lung cancer. Chest Surg Clin North Am 1:1, 1991.

12 Shields TW: General Thoracic Surgery, 4th ed. Baltimore, Williams & Wilkins, 1994, pp 1095～1277.

第七十七节　孤立性肺结节

James M. Brown 医学博士　Marvin Pomerantz 医学博士

1. 什么是孤立性肺结节?

孤立性肺结节或“硬币样病变”是一个大小在不超过 3cm 和 X 线胸片上独立的一个阴影,周围被肺实质围绕。

2. 肺孤立结节的原因是什么?

最常见的肺结节原因是肿瘤(癌)或传染性的(肉芽肿)。肺结节也可能是肺脓肿、肺梗死、动静脉畸形、肺炎实变、隔离肺、血肿和其他病变等的表现。一般凭经验,多半恶性病发病率与病人年龄成正比。因此,肺癌罕见于30岁之间的年龄。反之在50～60岁的吸烟者中,恶性病的机会可以高到50%～60%。

3. 怎样发现肺孤立结节的?

典型的,肺孤立结节是在常规胸部放射照相中得到的。在几个大数病例组中,75%以上的病变是在常规胸片上突然发现的。只有不足25%可归诸于肺的症状。

4. 有多少肺孤立结节出现转移病?

不足10%的孤立结节出现转移病。

5. 组织标本能通过X线透视或CT引导针刺活检获得吗?

可以。但结果不能改变治疗。如果针刺活检组织显示为癌,结节必须切除;如果针刺活检为阴性,结节仍旧必须切除。

6. 放射照相的所见重要吗?

只是相对的。现代CT扫描机的辨别能力,能够很好的辨认或提示癌的特征:

(1) 不清晰或不规则的针刺状结节边缘。

(2) 结节越大,越像是恶性的。

(3) 结节内钙化,一般与良性病有关。特别在中心,弥散的或薄层钙化,是典型的肉芽肿。钙化伴有较稠密和不规则、玉米花样的,与血肿有关。偏心圆钙化灶或小的钙斑点,可在恶性病变内发现。

7. 社交上或临床上发现什么能提示这结节是恶性的而不是良性的?

可惜,没有发现什么东西对病情调查是非常敏感的,或特别有影响的。年龄的不断增长和长期的吸烟史易诱发肺癌。温士顿邱吉尔应该得肺癌,但是他没有。这样,事实上并不影响肺孤立结节的发生。

8. 什么是最有价值的历史资料?

一张老的胸部 X 线片。如果结节是新的,这更像是恶性的结节。反之,如果结节与 2 年前的相比没有改变,这极少像肿瘤,但是即使这样观察也不是绝对的。

9. 如果一个病人在恶性病治疗期间,肺内出现一个新的孤立结节,是否安全的假定是出现了新的转移病结节?

不,即使知道病人是在恶性病期间,不足 50% 新的肺结节是转移,因此应该进行调查,证明病人确实是新的肺孤立结节。

10. 应该如何评估肺孤立结节?

完全的旅游和职业史是有趣的,但不影响评估,因为很多结节位于肺周边。支气管镜检查和诊断发现率在 50% 以下。即使是最好的能手,痰的细胞学发现率也不高。现在推荐 CT 扫描,因为它能分辨出其他潜在的转移结节,和描绘出纵隔淋巴结的情况。如上面指出的,经皮针刺活检可得到约 80% 的诊断率,但极少改变以后的处理。

在评估中主要的一步是决定病人是否有能力承受根治性手术治疗。心肺、肝肾和神经功能必须认为稳定。如果病人不像能生存几年时,手术切除没有症状的肺结节则毫无意义。

能耐受手术的病人,主要治疗是手术切除结节,为了诊断可用损伤小的胸腔镜方法或小切口的开胸切除结节。

11. 如果病变证实是癌,最适合的外科治疗的什么?

虽然有几组系列性病例曾认为楔形切除结节已足够,但解剖性的肺叶切除是可选择的方法。楔形切除后的局部复发癌比叶切除后的要高,5年生存率楔形切除后比叶切除后低。

参考文献

1 Cummings SR, Lillington GA, Richard RJ: Managing solitary pulmonary nodules: The choice of strategy is a "close call."Am Rev Respir Dis 134:453~460, 1986.

2 Higgins GA, Shields TW, Keehn RJ: The solitary pulmonary nodule: Ten-year follow-up of Veterans Administration-Armed Forces Cooperative Study. Arch Surg110:570~575, 1975.

3 Khouri NF, Meziane MA, Zerhouni EA, et al: The solitary pulmonary nodule: Assessment, diagnosis and management. Chest 91:128~133, 1987.

4 McKenna RJ, Libshitz HI, Mountain CE, McMurtrey MJ: Roentgenographic evaluation of mediastinal nodes for preoperative assessment in lung cancer. Chest 88:206~210, 1985.

5 Mountain CF: Value of the new TNM staging system for lung cancer. Chest 96:47s~49s, 1989.

6 Neff TA: When the x-ray shows a "spot"on the lung. Med Times 106:65~69, 1978.

7 Neff TA: The science and humanity of the solitary pulmonary nodule. Am Rev Respir Dis 134:433~434, 1986.

8 Ray JF, Lawton BR, Magnin GE, et al: The coin lesion story: Update 1976. Chest 70: 332~336, 1976.

第七十八节 主动脉夹层动脉瘤

David Neil Campbell 医学博士

1. 在急性剥离的病人中"主动脉夹层动脉瘤"这名称为什么不准确?

正确的名称应该是"主动脉夹层血肿",因为病变不是动脉瘤。

血液夹入在主动脉中层的中间和外层。

2. 如何做出诊断?

怀疑指数是最重要的因素,因为没有一种特征是病人在主动脉剥离时常出现的。在任何病人在出现严重的"刀割样,撕裂样"胸、背痛时,应该想到主动脉剥离的诊断。

3. 一旦诊断准备考虑,应该如何处理病人?

另一个必须考虑的诊断是急性心肌梗死。因此病人应该放在监护病房,严密监测使之稳定。2/3 的病人可能有高血压,必须控制血压。心电图常可排除心肌梗死,但是有些主动脉剥离撕脱了冠状动脉,这样累及的不仅有急性梗死,还有主动脉剥离。

4. 什么是最重要的诊断线索?

最重要的线索是新的主动脉瓣舒张杂音,表示主动脉瓣反流。神经系统的发现包括截瘫和偏瘫,也可能出现。

高血压常见四肢血压有差别。血流从夹层血肿包绕血管腔并收缩,或实际上切断了锁骨下和股血管的射血。

5. 胸部 X 线片上发现什么有助于诊断?

纵隔增宽和失去主动脉弓的轮廓。

6. 如何肯定诊断? 经食管超声心动描记术的检查有什么作用?

文献中现在有很多文章报告经食管超声心动描记(TEE, Transesophageal echocardiography)在主动脉剥离诊断中精确性很高,有些医院仅凭这诊断工具给病人进行手术,可是,主动脉造影依然是金本位的。如果有时间,病人稳定,应该做主动脉造影以取得明确诊断,如夹层的部位(升或降),主动脉瓣膜情况,冠状动脉情况和主动脉主要分支连累的范围等。事实上,两种方法可作为互要补充:TEE 明确诊断，主动脉造影确定部位和主动脉瓣和冠状动脉情况。

7．夹层怎样分型？

A型只累及升主动脉或升主动脉和降主动脉两者。

B型只累及降主动脉。

8．为什么夹层分型重要？

A型累及升主动脉，虽然撕脱可以在主动脉的任何部位，通常应该进行早手术修正。

B型或降主动脉剥离没有累及升主动脉，可以内科治疗也可以外科治疗(见争论)。

9．内科治疗的关键是什么？

联合使用硝普钠和心得安，必须使血压降到100～110mmHg(收缩压)。心得安特别重要，因为它减低心肌收缩力(DP/DT)，从而减低剪力和防止剥离向主动脉下蔓延。

10．樟脑磺酸三甲噻方(阿芬那)能代替心得安或硝普纳用吗？

不能。

11．外科处理的原则和优点是什么？

A型

(1) 闭塞最近端撕脱的内膜，闭合血肿。

(2) 恢复主动脉瓣的能力。

(3) 恢复主动脉任何分支的血流，这些分支曾经按受来自假腔的血流。

(4) 保护这些处理时的心脏，和如果冠状动脉曾被断流，有可能恢复冠状血流。

(5) 可寻找主动脉弓横部的撕脱。

操作：用深低温停止循环，有或没有逆行脑灌注，现在很流行。这操作可以观察主动脉弓和涤纶移植血管的远端吻合。可在开放式中精确的缝到远端降主动脉。是否置换或修补主动脉瓣有争议。

B型

(1) 闭塞最近端撕脱的内膜，闭合血肿。

(2) 恢复由假道供应的主动脉分支血流。

操作：能够用部分心肺搭桥进行手术，Gott 分流或 Grawford 手术。在手术时横断夹闭主动脉和移植，缝合越快越好(见争议)。

12. 试描写 Gott 分流

Gott 分流是一根两端略尖的空心塑料管，它的内壁盖有含肝素的 TOMA—C，血流通过不会凝块。一端置于主动脉动脉瘤的近端，另一端放在动脉瘤的远端。Gott 分流可以行切除或修补动脉瘤而不影响动脉瘤以外的血流。

13. 有什么手术并发症?

(1) 出血(10%～20%)。非常常见，因为用了肝素和主动脉质地差无法缝得很好。

(2) 肾功能衰竭(21%)。

(3) 肺功能不全(在B型修补中较高，30%)。

(4) 截瘫。常出现在手术前。作为一个手术并发症，通常仅发生在B型。

(5) 急性心肌梗死或低心排量(5%～40%)，慢性剥离修补(6%～20%)。

(6) 肠梗死。

(7) 死亡(8%～25%)，急性比慢性剥离高，A型比B型高。

14. 长期结果怎样?

手术生存病人，2/3 在 7 年内死亡，因为心脏和脑疾病。

争 论

15. B型剥离的外科或内科治疗

第一次外科治疗

(1) 约25%病人先是内科治疗最后需要手术。

(2) 死亡率今天(20%)大大低于过去。

(3) 内科治疗与外科在医院内的死亡率相同(20%)。

第一次内科治疗

(1) 避免不必要的手术和它所花费用和死亡率。

16. A型剥离中主动脉瓣机能不全的处理

主动脉瓣瓣膜置换术

(1) 容易(现在可用瓣膜导管)。

(2) 完全消除了主动脉瓣机能不全。

(3) Marfan's综合征病人必须手术。

主动脉瓣瓣膜修补术

(1) 原已瓣膜成形,当时估得准确的,在一些病例组中以后需要置换瓣膜的为5%～10%。

(2) 避免了抗凝需要。在置换机械主动脉瓣瓣膜时是必需的。

17. B型剥离的修补术

部分股动脉股动脉或主动脉股动脉搭桥

赞成:

(1) 使心脏负担减轻。

(2) 能远端灌注避免缺血。

(3) 使有很多为完成吻合需要的时间。

反对:需要肝素化。

Gott分流

赞成:

(1) 使心脏负担减轻。

(2) 能远端灌注避免缺血。

(3) 不需要肝素化。

(4) 使有很多为完成吻合需要的时间。

反对:在放置时可能损伤主动脉。

简单主动脉横断钳夹

赞成:快。

反对:移植物置换时间限在 30min 内,或并发症发生率,特别是截瘫明显增高。

参考文献

1 Adachi H, Omoto R, Kyo S, et al: Emergency surgical intervention of acute aortic dissection with the rapid diagnosis by transesophageal echocardiography. Circulation 84: III14, 1991.

2 Asfoura JY, Vidt DG; Acute aortic dissection. Chest 99: 724, 1991 [publishederratum appears in Chest 100: L1480, 1991].

3 Bachet JE, Termignon JL, Dreyfus G, et al: Aortic dissection. Prevalence, cause, and results of late reoperations. J Thorac Cardiovasc Surg 108: 199, 1994.

4 Banning AP, Masani ND, Ikram S, et al: Transesophageal echocardiography as the sole diagnostic investigation in patients with suspected thoracic aortic dissection. Br Heart J 72: 461, 1994.

5 Blanchard DG, Kimura BJ, Dittrich HC, DeMaria AN: Transesophageal echocardiography of the aorta. JAMA 272: 546, 1994.

6 Chirillo F, Cavallini C, Longhini C, et al: Comparative diagnostic value of transesophageal echocardiography and retrograde aortography in the evaluation ofthoracic aortic dissection. Am J Cardiol 74: 590, 1994.

7 Cigarroa JE, Isselbacher EM, DeSanctis RW, Eagle KA: Diagnostic imaging in the evaluation of suspected aortic dissection. Old standards and new directions. N Engl J Med 328: 35, 1993.

8 Coselli JS, Buket S, Djukanovic B: Aortic arch operation: Current treatment and results. Ann Thorac Surg 59: 19, 1995.

9 Crawford ES: The diagnosis and management of aortic dissection. JAMA 264: 2537, 1990.

10 Deeb GM, Jenkins E, Bolling SF, et al: Retrograde cerebral perfusion during hypothermic circulatory arrest reduces neurologic morbidity. J Thorac Cardiovasc Surg 109: 259, 1995.

11 Ergin MA, Phillips RA, Galla JD, et al: Significance of distal false lumenafter type A dissection repair. Ann Thorac Surg 57:820, 1994.

12 Glower DD, Fann JI, Speier RH, et al: Comparison of medical and surgical therapy for uncomplicated descending aortic dissection, Circulation 82: IV39, 1990.

13 Lourie JK, Appelbe A, Martin RP: Detection of complex intimal flaps in aortic dissection by transesophageal echocardiography. Am J Cardiol 69:1361, 1992.

14 Masuda Y, Yamada Z, Morooka N, et al: Prognosis of patients with medicallytreated aortic dissections. Circulation 84: III7, 1991.

15 Nienaber CA, von Kodolitsch Y, Nicolas V, et al: The diagnosis of thoracicaortic dissection by noninvasive imaging procedures. N Engl J Med 328:1, 1993.

16 Ueda Y, Miki S, Okita Y, et al: Protective effect of continuous retrograde cerebral perfusion on the.brain during deep hypothermic systemic circulatory arrest. J Cardiovasc Surg 9: 584, 1994.

17 Weiss P, Weiss I, Zuber M, Ritz R: How many patients with acute dissectionof the thoracic aorta would erroneously receive thrombolytic therapy based on the electrocardiographic findings on admission? Am J Cardiol 72:1329, 1993.

18 Wheat MW Jr, Shumacker HB Jr: Dissecting aneurysm: Problems of management. Chest 70:6450, 1976.

19 Wheat MW Jr, Palmer RF, Bartley TB, Seelman RC: Treatment of dissecting aneurysms of the aorta without surgery. J Thorac Cardiovasc Surg 50:364, 1965.

第九章 小儿外科

第七十九节 肥厚性幽门狭窄

Frederick M. Kerrer 医学博士 Denis D. Bensard 医学博士

1. 幽门狭窄的发生率是多少?

肥厚性幽门狭窄(Hypertrophic pyloric stenosis, HPS)在新生儿的发生率为1:300到1:900。男女比为4:1,有提示兄弟姐妹中的老大更易患病,但此资料并不是结论性的。相反,家族性模式已被充分证实。

2. 肥厚性幽门狭窄的典型表现是什么?

喂养最初正常的健康新生儿出生后2~6周,表现为进行性呕吐。最初,每次饭后的呕吐可以是间歇性,但很快发展为喷射性。呕吐是非胆汁性,但由于伴随的食管炎可有血液或"咖啡渣"物。呕吐后新生儿似有饥饿感,并会立即得到再次喂食。随着脱水和营养不良的恶化,致使父母寻求医学检查。家长可能述说改变多种喂养配方后症状仍无明显改善。

3. 查体有什么所见?

患病新生儿有不同程度脱水。无腹胀。偶尔通过腹壁可见到胃蠕动,能触到橄榄状的幽门肿物时便可确诊。根据检查者的经验和检查时间,在75%~90%的患儿身上可触摸到幽门肿物。相伴的其他所见包括腹股沟疝(10%)和由于葡萄糖醛酸转化酶活力降低的轻度巩膜黄染。

4. 应如何做出诊断?

在有可疑病史的患儿可触及"橄榄",对于肥厚性幽门狭窄的诊断是足够的。如果可疑的话,超声检查可证实幽门肿物的存在。超声检查的标准包括幽门直径大于1.4cm,壁厚大于4mm。幽门管长度大于1.6cm。也可选择钡剂上消化道检查(UGI),以证实诊断。诊断标准包括胃出口梗阻,有证明幽门管狭窄的"线"征,"肩"征或高度梗阻的幽门乳头。如果使用UGI检查,手术前应放人胃管,并用盐水冲洗以去除钡剂。

5. 有哪些可能的电解质异常?

低碱,低氯性代谢性碱中毒是肥厚性幽门狭窄伴随的典型的电解质异常。反复呕吐胃酸,如果用不充分的电解质液补充,可导致氯和氢离子的明显丢失。肾脏可通过保氢排钾来代偿。如果仍未纠正异常,肾脏代偿能力便会丧失.碱中毒和低碱血症将进一步加重。与碱中毒相矛盾的酸性尿表明肾脏无力保留氢离子。充分的液体补充是以静脉内输入0.45%盐溶液开始的.一旦有尿,应将20~20mEq/L氯化钾加入液体内以纠正缺钾,严重脱水病儿需要手术前24~48h的液体补充。

6. 纠正肥厚性幽门狭窄所推荐的措施是什么?

一般来说,Fredet - Ramstedt幽门切开术作为所选择的措施被广泛接受。尽管一些病人有效,药物治疗与手术治疗相比,前者具有高失败率和延长住院时间。近来,内镜球囊扩张和腹腔镜幽门肌切开术已有成功的报告,它们在得到支持之前,需要取得99%的手术幽门切开术成功率。标准的幽门切开术是经脐上右腹直肌的 横切口而实施的。经过分离的肌肉切口而松解幽门。在幽门肌肉上的无血管区做纵行浅表切口，切口贯穿整个幽门并略长于幽门窦。仔细分离肌纤维，完全暴露其下方的黏膜。幽门切开术的总结，胃黏膜应从切口中突出，幽门肌肉应相互独立活动。向十二指肠内逆行注入牛奶，观察幽门切开术中所忽略的黏膜漏口。

7. 如果确定有漏口应如何做？

如果未注意而进入十二指肠，应该用良好的缝合关闭黏膜，并且用网膜片覆盖。如果肌肉切开术受到损伤，或黏膜损伤很广泛，应缝合切开的肌肉。在原切开术的 45°～180°位置上做第两个相平行的肌肉切口。

8. 何时开始术后喂养？其限制是什么？

术后胃梗阻会持续 8～12h，在所有病人均有不同程度的胃松弛。因此，在术后 6～8h 可给予葡萄糖，水或电解质液。开始时需少量喂食(每 2～3h 15～30ml)。饮食的配方量及浓度在随后的 24h 可逐步提高。少量呕吐并不少见(20％)除非呕吐是持续性的，否则不应引起恐慌，如果术后胃出口梗阻持续 10～14d，一般要考虑到幽门切开不完全的可能。

9. 肥厚性幽门狭窄病因的一些假设

尽管肥厚性幽门狭窄原因不明，还是提出了一些假设。1960 年 Lynn 怀疑经过狭窄幽门管的奶酪产生导致完全性梗阻的水肿和肿胀。如果这个假设正确的话，为什么不是所有的新生儿都患病呢？这样家族性或遗传学的倾向肯定存在。对先天性幽门括约肌延迟开放的反应，出生后的幽门肥厚提示为一种可能的致病机制。近来，研究者指出肥厚性幽门狭窄致病中有氮氧化物产生缺乏的因素。氮氧化物作为一种平滑肌松弛剂，似乎在哺乳动物消化道的松弛中起着重要作用。对从 9 例肥厚性幽门狭窄新生儿得到的幽门组织研究，Vanderwinden 及同事们发现氮氧化物合成能力降低。研究者指出氮氧化物产生的降低可能是观察到的肥厚性幽门狭窄的幽门痉挛原因。

参考文献

1 Breaux CW, Hood JS, Georgeson KE: The significance of alkalosis and hyperkalemia in hypertrophic pyloric stenosis. J Pediatr Surg 24:1250～1252, 1989.

2 Forman HP, Leonides JC, Kronfeld GD: A rational approach to the diagnosis of hypertrophic pyloric stenosis: Do the results match the claims? J Pediatr Surg 25:262～266, 1990.

3 Georgeson KE, Corbin TJ, Griffen JW, et al: An analysis of feeding regimens after pyloromyotomy for hypertrophic pyloric stenosis. J Pediatr Surg 28:1478～1480, 1993.

4 Hernanz－Schulman M, Sells LL, Ambrosin MM, et al: Hypertrophic pyloric stenosis in the infant without a palpable olive: Accuracy of sonographic diagnosis. Radiology 193: 771～776, 1994.

5 Pollock WF, Norris WJ: Dr. Conrad Ramstedt and pyloromyotomy. Surgery 42:966, 1057.

6 Spicer RD: Infantile hypertrophic pyloric stenosis: A review. Br J Surg 69:128, 1982.

7 Vanderwinden JM, Mailleux P, Schiffman SN, et al: Nitric oxide synthetase activity in infantile hypertrophic pyloric stenosis. N Engl J Med 327:511～515m 1992.

8 Wooley MM, Felsher BF, Asch MJ, et al: Jaundice, hypertrophic pyloric stenosis, and glucuronyl transferase. J Pediatr Surg 9:359, 1974.

第八十节　新生儿肠梗阻

Luis A. Martinez－Frontanilla 医学博士

1. 新生儿肠梗阻的常见类型是什么?

(1) 从十二指肠到直肠的任何部位均可能有梗阻，但大肠部位罕见。

(2) 与肠旋转不良或异常固定(中肠扭转或 Ladd's 粘连带)有关的十二指肠梗阻。

(3) 由于胎粪阻塞的回肠梗阻。

(4) 由于 Hirschsprung's 疾病，小左结肠综合征，或胎粪阻塞综合征导致的结肠部位梗阻。

(5) 由于先天性闭锁(肛门闭锁)导致肛门直肠梗阻。

2. 新生儿肠梗阻的临床表现是什么?

出生后的第一周内常有胆汁性呕吐。根据梗阻的水平：有腹胀，顽固便秘或不排胎粪。

3. 对新生儿肠梗阻如何进行适当的检查和诊断?

仔细的体检包括胃管吸引胃液。直肠检查。两个方向的腹部 X 线平片。如果梗阻位于十二指肠或高位空肠水平，应做限制性的上消化道对比检查。如果梗阻位于空肠以下水平，则应做钡灌肠检查。如果怀疑有胎粪梗阻的话，Gastrografin 可以是一种对比剂(见争论)。目前，出生前的超声检查便可诊断出大多数的梗阻。

4. 所有消化道闭锁的病因学都是共同的吗?

不是，也许有不同的病因。肛门直肠和食道闭锁可能有相似的背景。它们可能是一种广泛异常的一部分(VACTER 综合征，见本章第八十一节)。十二指肠闭锁可能与 Down's 综合征有关。某些空回肠梗阻来自于系膜动脉阻塞或其他血管意外的后天性形式。除了 10%的空回肠闭锁病人伴有的囊性纤维化，及家族性"苹果皮"空肠闭锁外，很少伴有其他的综合征或异常。Hirschsprung's 病已有家族性的报告。

5. 空回肠闭锁应如何分类?

(1) 膜或隔膜型：肠腔有中断，其可以是部分性的。肠道外观是连续的。

(2) 条索型：在肠盲端之间有实性组织条索相连。

(3) 中断型：在闭锁盲端间无组织，在同一病人可出现多样和结合这三种类型的闭锁。

(4)“苹果皮”型:详见本节问题6。

6. 什么是“苹果皮”空肠闭锁?

是丧失有效的小肠长度的严重的闭锁形式。在闭锁近端留有较短的空肠。被完全分离的远端小肠由整个结肠和末端回肠的盘绕节段所代表,其血供来自结肠中动脉的边缘动脉。这种新生儿比其他种类的空肠闭锁的新生儿预后更差。家族性的发生及伴有其他的旋转不良已有报道。

7. 如何诊断小肠旋转不良?

通过胃肠对比X线片的异常位置,和十二指肠或盲肠的外形便可证实(钡灌肠或上消化道X线片,见争论)。

8. 什么是胎粪梗阻? 如何诊断?

胎粪梗阻是新生儿胃肠道囊性纤维化的表现。胎粪极度粘稠并阻塞回肠,产生回肠梗阻。下消化道对比检查或手术中可做出诊断。

9. 胎粪梗阻中汗液试验有用吗?

仅是回顾性的:此试验对表现在新生儿阶段的此疾病是不准确的。

10. 新生儿肠梗阻的治疗是什么?

对于大多数病人治疗方式是手术(搭桥或切除梗阻)。一些胎粪梗阻病例用Gastrografin灌肠而缓解。而大多数小左结肠综合征和胎粪梗阻综合征可自行缓解。见本章第八十二节,Hirschsprung's病。

11. 有哪些手术选择?

(1) 十二指肠空肠旁路吻合或十二指肠闭锁切除。

(2) 对于空肠闭锁:端背吻合。常需切除近端。(见争论)

(3) 对于胎粪性梗阻:经切开的回肠清除浓缩的胎粪,进一步的治疗将在下面的争论中阐述。

(4) 对于相关的旋转不良的梗阻:如果出现中肠旋转不良的扭转,要分离所有的在盲肠和十二指肠上的粘连带(Ladd's 带)。

(5) 对于 Hirschsprung's 病和肛门闭锁:分别见本章第八十二节及第十章第八十九节。

12. 矫正新生儿肠梗阻的手术并发症是什么?

闭锁近端肌肉过度紧张和肠扩张,使得吻合术后没有蠕动功能。常需另一次切除或肠整形术的再次手术,以减少肠直径。短肠综合征和吻合口漏也是可能的并发症。

争 论

13. 胃肠道的对比检查是必须的吗?或者说平片可以有效的做出诊断吗?

许多情况下腹平片可做出高度可疑的诊断。特别对十二指肠闭锁。对比检查对新生儿可有小的危险,因此赞同避免对比检查。然而,由熟悉新生儿的放射学家施行的钡灌肠或上消化道放射学检查可以提供有用的信息。如旋转不良,Hirschsprung's 病(在病变水平),胎粪梗阻,或短暂的结肠梗阻。其中的一些疾病对药物治疗可能有效,或采取不同的手术方法,或重点解决。

14. 上消化道与下消化道 X 线片对旋转不良的诊断

钡灌肠已成为显示盲肠错位 X 线检查的传统选择。但是,因为偶尔中肠扭转的旋转不良可能有正常旋转的盲肠,钡灌肠检查遇到了挑战。上消化道检查有显示上消化道梗阻其他可能原因的优点。

15. 空回肠闭锁的首次吻合与延迟吻合

闭锁引起的空肠近端扩张常有真正的肠蠕动的损害。它已成为为什么皮肤小肠造瘘的肠内容转流被作为暂时性治疗方法而使用的原因。然而，使用扩张肠道切除或折叠术的技术，以减少首次吻合近端肠道直径，已可以克服这个问题。

16. 对于胎粪梗阻的首次吻合与皮肤肠造瘘术

清除稠厚的梗阻胎粪后，一些人使用首次吻合，但是大多数小儿外科医生赞同某种形式的肠造瘘术，从 Bishop-Coop(端侧)“烟筒”到 Suntulli(侧端)“烟筒”，到 Mickulicz 肠造瘘术。它们在最终结果上有些小的差别，争论的问题仅是个人喜好事情。

参考文献

1 Benson CD, Loyd JR, Smith JD: Resection and primary anastomosis in the management of stenosis and atresia of the jejunum and ileum. Pediatrics 26:265, 1960.

2 deLorimier AA, Fonkalsrud EW, Hays DM: Congenital atresia and stenosis of the jejunum and ileum. Surgery 65:819, 1969.

3 Grosfeld JL: The small intestine. In Ravitch MM, Welch KJ, Benson CB, et al(eds): Pediatric Surgery, vol. 2. Chicago, Year Book, 1979, p 933.

4 Louw JH, Barnard CN: Congenital intestinal atresia: Observations on its origin. Lancet 2: 1065, 1955.

5 Nixon HH: Intestinal obstruction in the newborn. Arch Dis Child 30:13, 1955.

6 Puri P, Fujimoto T: New observations on the pathogenesis of multiple intestinal atresia. J Pediatr Surg 23:221, 1988.

7 Robertson FM, Crombleholme TM, Paidas M, et al: Prenatal diagnosis and management of gastrointestinal anomalies. Semin Perinatol 18:182, 1994.

8 Santulli TV, Blanc WA: Congenital atresia of the intestine: Pathogenesis and treatment. Ann Surg 154:939, 1961.

9 Simpson AJ, Leonidas JC, Krasna HH, t al: Roentgen diagnosis of midgut malrotation: Value of upper gastrointestinal radiographic study. J Pediatr Surg 7:243, 1972.

10 Weiss RG, Ryan DP, Ilstad ST, et al: A complex case of jejunocolic atresia. J Pediatr Surg 25:560, 1990.

第八十一节 气管食管畸形

Luis A. Martinez – Frontanilla 医学博士

1. 先天性气管食管畸形的常见类型是什么?

单纯性或联合形式的食管闭锁和气管食管瘘。瘘使气管与一个或两个食管闭锁盲端相连。

2. 联合的可能形式有哪些?

(1) 远端盲袋瘘的食管闭锁。

(2) 近端盲袋气管食管瘘的食管闭锁。

(3) 每个瘘与每个食管盲袋相连的双瘘管食管闭锁。

(4) 无瘘的食管闭锁。

(5) 无闭锁的气管食管瘘,有称为 H 型(见图)。

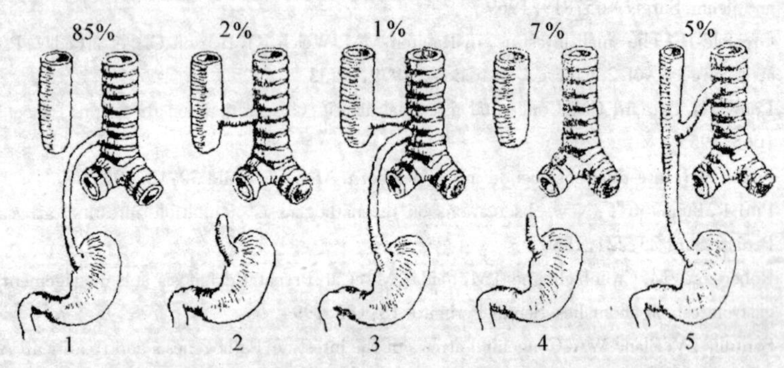

不同类型食管闭锁/气管食管瘘的相应发生率

3. 每一类型相应的发生率是多少?

很不均衡。最常见的类型是合并食管远侧闭锁盲袋气管食管瘘的食管闭锁(85%)(见上图的第一种类型)。

4．气管食管瘘还伴有其他异常吗?

30%以上的病例伴有其他器官和系统的异常。最常见的是心血管畸形,其次是肛门和十二指肠闭锁构成的消化道畸形。

5．什么是VACTER综合征?

是一种多系统的畸形。其中食管畸形是最重要的。VACTER是多个畸形首字母缩略语的说明:脊椎、肛门直肠、心脏、气管食管、肾和肢体(常在上肢的桡侧)。这些表现可以两个或两个以上的出现以构成此综合征。此综合征的重要性是一种畸形的出现,可引起对其它如果未被辨认出的话可能是致命的畸形的怀疑和检查。

6．临床表现是什么?

常与无吞咽能力有关(如果是闭锁)。唾液过多:“黏液婴儿”。出生后2~3d内有呛咳和紫绀发生。如果是单纯性瘘,新生儿出现症状较晚,类似与吸入性肺炎的表现。

7．如何做出诊断?

临床方面:多数诊断是从鼻放入胃管12cm后插入困难而证实。此检查应结合着整个婴儿的X平片(“婴儿相片”)。

8．从婴儿相片可得到什么信息?

观察胃管位置;

注意到脊椎和其他骨骼异常;

肺脏状况:肺炎,肺叶萎陷等。

肠道气体形式:远端盲袋在有瘘时气体增加,在无瘘的闭锁时无气体。如果伴随的是十二指肠闭锁,可有典型的“双泡”征。可伴有更远位置的肠闭锁异常。

9. 在食管上段盲袋使用对比剂的X线检查吗?

使用气体作为对比剂是安全的并是有帮助的。使用液体(钡或Gastrografin)对比带来很高的吸入性和肺炎的危险。对诊断不清的病例应保留对比检查,但应在透视下使用很少量的对比剂(少于1ml)(见争论)。

10. 这些畸形的治疗有哪些?

最终目的是切断瘘管并恢复食管的连续性。对不同的联合类型治疗有所不同。

11. 如何治疗最常见的类型(远端气管食管瘘的食管闭锁)?

明确的治疗是分离气管食管瘘并吻合闭锁的食管。手术可一次或分阶段的方式完成。胃造瘘可以是治疗的一部分(见争论)。分阶段治疗方式的指征是严重早产和/或肺炎,手术最初阶段病情出现恶化,以及靠近食管末端的技术困难。分阶段手术由胃造瘘术,经胸切开的瘘管结扎,食管吻合或替代术所组成。

12. 其他伴气管食管瘘的食管闭锁类型的治疗

无远端盲袋瘘或没有任何瘘的闭锁常表现为食管闭锁端间的长中断。对于这些类型要使用延迟食管修复法。对这样的所有病儿要早期做胃造瘘术,以利于喂养。观察一段时间或器械扩张闭锁盲袋8周。用放射照相法再次评估食管中断的情况。然后,施行胸廓切开术和吻合术。如果仍未成功,进一步治疗要在病儿1岁左右进行,那时用一段结肠或胃来连接食管中断。

13. 这些手术的并发症是什么?

即刻并发症:吻合口瘘、脓胸、气胸。延迟并发症:食管狭窄(常需扩张偶尔再次手术);吻合口水平反复出现的食物嵌顿;瘘复发;需手术治疗的胃食管反流;需用其他器官代替食管的病例会有更多的合并症。

14. 伴有气管食管瘘的先天性食管闭锁的治疗结果是什么?

两个因素可使死亡率明显增加:早产和出现的主要伴随异常。如果没有这些因素,目前生存接近100%。从长远看,许多病人需要食管扩张,一些人需再次手术。

争　论

15. 食管闭锁诊断中对比X线检查的使用

此检查提供最可靠的诊断依据,可证实近端瘘,可鉴别创伤性食管假憩室。然而,大多数儿科医生因为吸入的危险而避免使用对比检查。

16. 伴有或不伴肺炎或其他畸形的早产儿首次与分阶段的手术修复

做胃造瘘并观察一段时间具有提供治疗时机,评价伴随情况,对一些恶化情况有改善时间的优点。但是,它也产生了通过瘘胃酸持续污染肺脏的危险。目前,因为儿科麻醉,新生儿的加强护理,以及营养支持近年来以得到改善,对越来越小的婴儿有做较早期的明确手术的趋势。

17. 胃造瘘术

作为治疗瘘的一部分,一些外科医生比较喜欢选择使用胃造瘘术,但对无伴随情况的婴儿应避免使用。胃造瘘术的优点是易于胃减压,便于喂养,对狭窄病人利于逆行扩张。

18. 对于长中断的食管闭锁,结肠与胃或空肠替代术的相比

替代食管理想的器官仍在寻找中。结肠和反转或直接的胃代术被并发症所困扰。绝大多数儿科医生似乎赞成前者。因为这些原因，应用所有的办法以接近和修复病人的食管。替代术仅作为最后的方法。

19．经胸腔与经胸腔外的胸廓切开术

胸腔的方法技术较容易些，然而，经胸腔外手术后对吻合口瘘具有更好的耐受性。

参考文献

1 Ein SM, Shandling B, Wesson D, et al: Esophageal atresia with distal tracheoesophageal fistula: Associated anomalies and prognosis in the 1980s. J Pediatr Surg 24:1055, 1989.

2 Holder TM, Cloud DP, Lewis GE Jr, et al: Esophageal atresia and tracheoesophageal fistula. A survey of its members by the Surgical Section of the American Academy of Pediatrics. Pediatrics 34:542, 1964.

3 Martinez - Frontanilla LA, Janik J, Meagher DP Jr: Colon esophagoplasty in the orthotopic position. J Pediatr Surg 23:1215, 1988.

4 Myers MA, Aberdeen E: The esophagus. In Welch KJ, Ravitch MM, Aberdeen E(eds): Pediatric Surgery. 4th ed. Chicago, Year Book, 1979.

5 Spitz L, Kiely EM, Morecroft JA, et al: J Pediatr Surg 29:723, 1994.

第八十二节 先天性巨结肠症

Luis A. Martinez - Frontanilla 医学博士

1．什么是先天性巨结肠症？

由于病变肠道缺乏蠕动能力所引起的一种功能性远端肠梗阻的形式。

2．在病变肠道有哪些组织学改变？

在黏膜下及肌层的血管神经丛中无神经节细胞。在同一区域中神经纤维增加。

3. 什么是疾病的局部性和广泛性?

此病经常影响到低位直肠。此疾病从直肠可以连续侵犯的形式延伸到不同的长度(见争论)。75%以上的病人被证实有左结肠受累。小于10%的病人整个结肠受累。整个消化道受累是很罕见的。

4. 如何做出诊断?

临床可疑情况。常有可追述到幼儿园时期的终身便秘史(90%的正常新生儿在出生后48h解第一次大便)。病人生长发育较差。腹胀,腹部隆起。直肠壶腹常空虚,此点与心源性便秘病人相反。

5. 如何证实诊断?

最可靠的方法是经肛门的直肠活检。作为能够接受的选择方法,一些学者使用肛门直肠压力计(见争论)。

6. 钡灌肠在诊断中的作用是什么?

是强调临床可疑情况和帮助确定正常和无神经节肠管间的转变部位。但其不应作为一种明确诊断的方法。

7. 鉴别诊断

新生儿:胎粪嵌顿综合征(无胎粪绞痛)和小左结肠综合征。这两个是由钡灌肠检查明确,并可自限的短暂性梗阻。

较大儿童:心理性梗阻,其以直肠壶腹内粪便及粪块为特点。直肠测压和指肠活检可以是诊断性的。

8. 未治疗的先天性巨结肠症的并发症是什么?

慢性便秘,生长缓慢,急性小肠结肠炎,肠穿孔,死亡。

9．先天性巨结肠症的治疗

手术。常分阶段进行，在活检证实未受疾病侵犯的部位做转移性肠造瘘术为开始。数个月后进行受累肠管切除或搭桥的最终手术。偶尔，很短的先天性巨结肠症，肛门直肠肌肉切除（去除后侧肌肉束）也可达到治愈目的（见争论）。

10．在最终手术，能够接受的手术技术是什么？

Swenson：切除整个受累部位并且将正常肠管吻合在近肛门水平。

Soave：直肠内膜整个拉出，将保留的受累直肠外层套入正常的肠道内。

Duhamel：在肛门水平将未受累肠端背－背吻合到直肠。

11．这些手术可能的并发症是什么？

伴便秘的直肠狭窄，其产生于局部缺血或感染；复发性梗阻或小肠结肠炎；粪污或腹泻；泌尿生殖道神经性功能不良。

12．这些手术的结果是什么？

结果良好，75％～90％恢复正常的肠功能。

争　论

13．神经节细胞缺乏征的"遗漏区域"

已偶有报道无神经节细胞区域被正常肠管所分隔，或神经节细胞缺乏征区域位于直肠近端、而远端则有正常神经节细胞的病人。在这些病人，诊断和治疗的困难是显而易见的。但是，绝大多数小儿外科医生对此种类型的存在有激烈的争论。

14．直肠活检与直肠压力计对明确诊断的比较

两种方法具有等同的理想结果，根据作者们的经验，选择方式和准确性似有不同。直肠活检被使用的更广泛些。

15. 一次与分次手术治疗

作为第一步,改道的结肠造瘘术对新生儿和以严重小肠结肠炎为表现的病人,是一种可以选择的治疗。少数仅有轻度或慢性综合征的较大儿童,因能被充分减压,可以用一种能接受的明确手术一次治疗。

参考文献

1 Aaronson I, Nixon HH: A clinical evaluation of ano-rectal pressure studies in the diagnosis of Hirschsprung's disease. Gut 13:138, 1972.

2 Harrison MW, Deitz DM, Campbell JR, et al: Diagnosis and management of Hirschsprung's disease. A 25-year perspective. Am J Surg 152:49, 1986.

3 Klein MD, Philipart AI: Hirschsprung's disease: Three decades experience at a single institution. J Pediatr Surg 28:1291, 1993.

4 MacIver AG, Whiteside R: Zonal colonic aganglionosis, a variant of Hirschspung's disease. Arch Dis Child 47:233, 1972.

5 Sieber WK: Hirschsprung's disease. In Welch JJ, Ravitch MM, Aberdeen E, et al(eds): Pediatric Surgery, 4th ed. Chicago, Year Book, 1986, pp 995～1013.

6 Swenson O, Sherman JO, Fisher JH: Diagnosis of congenital megacolon: An analysis of 501 patients. J Pediatr Surg 8:587, 1973.

7 Tiffin ME, Chandler FR, Faber HK: Localized absence of the ganglion cells in the myenteric plexus in congenital megacolon. Am J Dis Child 59:1071, 1940.

8 Tobon F, Schuster M: Megacolon: Special diagnostic and therapeutic features. Johns Hopkins Med J 135:91, 1974.

第八十三节 肠 套 叠

Denis D. Bensard 医学博士 Frederick M. Karrer 医学博士

1. 特发性肠套叠最可能出现在什么年龄?

特发性肠套叠是一种新生儿疾病。几乎 2/3(63%)的病例出现在 2 岁以内。新出生的婴儿和较大儿童的肠套叠不多见。所报告病例的数目在夏季达到高峰。但是,这种季节性波动与呼吸和消化道病毒疾病的高峰不一致,后者常出现在冬季中旬。

2. 肠套叠的原因是什么?

原因仍未明了。但研究者已假设病毒感染导致淋巴增生。而主要位于回肠末端的肥厚的 Peyer 淋巴集结,作为引导点导致回肠进入结肠的套叠。这种肠套叠形式被称为特发性肠套叠。具统计占所报道病例的近 90%。其余的 10%病例是由可辨认出的引导点的肠套叠组成。

3. 何时怀疑引导点?

2 岁以上儿童应怀疑病理性引导点。Bruce 等报告病理性引导点仅占 2 岁以下儿童的 10%。相反,75%的 5 岁以上儿童被证实有病理性引导点。

4. 可导致肠套叠的一些病理性引导点的名称

Meckel's 憩室是所报告引导点中最常见的(75%)。其次,是肠息肉(青少年息肉,Peutz - Jeghers 综合征),血肿(腹部创伤、血友病、血液不调、Henoch - Schönlein 紫癜),恶性肿瘤(淋巴瘤、淋巴肉瘤)。少见引导点包括肠重叠、胃黏膜异位、异物、肠管内粪石、缝线。

5. 肠套叠最常出现在肠道的哪个部位?

因为特发性肠套叠是最常见的类型,并且主要累及回肠末端。因此,肠套叠最常见的部位是回肠结肠。如果引导点存在时,可出现典型的结肠-结肠和回肠-回肠套叠,但是这种情况少见。

6. 什么是肠套叠套人部和鞘部?

如果出现的话,先进的电子窥镜在肠内可明确套入部及所伴随的引导点。在推动肠管内电子窥镜的肠管外侧,可明确鞘部。

7. 儿童肠套叠的典型表现是什么?

既往健康,营养充足的新生儿突发腹痛。痉挛性腹痛产生典型的哭闹、出汗和停止走动。当腹痛减轻时新生儿正常如初。但如果持续发作,可出现疲劳及新生儿嗜睡。如果发生肠梗阻,可出现呕吐和发烧。排出混合胶冻状血和黏液便被认为是肠套叠诊断所特有的。不幸的是,典型的间断性血便,呕吐和痉挛性腹痛 的三联征仅在不到25%的病人出现。体检的表现依赖于肠套叠的持续长短,可出现不同程度的脱水,腹胀。在半数病人的右上象限或中腹可触及香肠状肿物。直肠检查发现肉眼血便或大便潜血阳性;在少数病人可触及到肠套叠。腹平片证实右下腹无脏器,被称为Dance征。腹内出现游离气体说明空腔脏器穿孔,此时不需进一步的化验,应准备做剖腹探查术。

8. 如果证实了诊断,检查前应做些什么?禁忌证是什么?

钡灌肠是选择性的诊断方法。但是,新生儿有潜在性的外科问题,必须要经相应的准备。应予以静脉内输液、抗生素、适当的镇静剂。应通知手术室及做钡灌肠的医生。阳性检查表现为远端梗阻无钡剂逆流到末端回肠。对败血症休克或查体有腹膜炎或腹平片有气腹病人不应做钡灌肠检查。

9. 治疗的选择是什么?

如果诊断成立,钡灌肠压力复位是比较好的最初治疗——如果没有立即手术的强制原因。在有经验的医疗中心,在70%～85%的病人压力复位可获得成功。须重申的是压力复位的绝对禁忌证包括临床休克、腹膜炎、气腹。相对禁忌证包括持续时间大于24h和年龄大于6岁。

10. 成功压力复位的原则是什么?

成功的非手术处理原则是从Mark Ravitch创新的工作中形成的,并以Ravitch的规则为典型代表。

(1) 病人做好手术准备(建立静脉通路,补液,查血型及交叉配血,应用抗生素,如果有梗阻存在进行胃肠减压)。

(2) 主管医生再次评估病人,并进行压力复位的尝试。

(3) 钡剂容器不应超过病人水平以上1m高度。

(4) 见到钡剂逆流入回肠末端说明复位成功。

11. 手术原则是什么?

对钡灌肠禁忌证或肠套叠复位失败的病人,有手术复位的指征。一旦需要手术复位,应尽可能迅速进行手术,以避免肠道缺血坏死。推荐右侧脐上横切口,它使所套迭的肠道得到了充分的暴露。如果需要的话,可较易经过中线延长切口,以提供更好的暴露视野。如果肠套叠可以活动,可在套入的头部轻柔地挤压出远端而复位。为防止肠穿孔,不要在近端肠管上牵拉。如果套叠的肠管不活动或已穿孔,则不要进行复位,而施行肠切除术。如果手术复位不成功要行肠切除术及一次吻合。如果复位成功,在缝合切口前须确定肠道的生存能力,一定要除外不可逆的缺血性损害。

12. 如果非手术或手术复位成功,肠套叠复发的危险是多少?

不管复位的方式如何,肠套叠复发的危险是5%～10%。因此,复位成功的病人必须要被观察 24～48h。

争　论

13. 超声是一项有用的诊断方式还仅是另外一种检查?

检查者已证实超声检查对肠套叠诊断有效。超声可证实可疑套迭的病变(横切面)或假肾(纵切面)。对假设肠套叠病人的研究中,Pracros 报告诊断超声有 100%的敏感性和特异性。但是,与钡灌肠不同,超声依靠于操作者的经验和技术,并且不能用于治疗,对出现有坏死威胁的肠管时延误治疗。因为这些限制和医疗费用意识的趋势,故不推荐超声检查。

14. 空气灌肠是非手术治疗的优点还是空话?

空气灌肠在肠套叠的非手术治疗中似乎有较高的成功率。此治疗在中国很发达,空气灌肠在 80%～90%的病人取得成功。灌入空气的最初压力为 60mmHg,然后增加到 120mmHg。复位成功是以气体进入小肠并有临床症状缓解的肠套叠 X 线检查证实为特点。穿孔的危险(0.5%～1.5%)与液体压力复位(0.5%～2%)无明显差别。如果发生穿孔,不会有腹腔内钡剂污染。所报告的空气灌肠优于液体灌肠,包括较短透视时间而使放射暴露减少,因为空气的特性,肠套叠复位更加简单,减少了肠套叠的复发率。因此,对肠套叠非手术处理中空气灌肠可以是一种代替液体灌肠的方法。

参 考 文 献

1 Bruce J, Huh YS, Cooney DR, et al: Intussusception: Evolution of current management. J Pediatr Gastroenterol Nutr 6:663～764, 1987.

2 Ein SH, Palder SB, Alton DJ, et al: Intussusception: Toward less surgery? J Pediatr Surg 29:433～435, 1991.

3 Ong NT, Beasley SW: The leadpoint in intussusception. J Pediatr Surg 25:640～643, 1990.

4 Palder SB, Ein SH, Stringer DA, et al: Intussusception: Barium or air? J Pediatr Surg 26:

271～275, 1991.

5 Pracros JP, Tran-Minh VA, Morin De Finfe CH, et al: Acute intestinal intussusception in children: Contribution of ultrasonography. Ann Radiol 30:525～530, 1987.

6 Ravitch MM: Intussusception in Infants and Children. Springfield, IL, Charles C Thomas, 1959.

7 Zheng JY, Frush DP, Guo JZ: Review of pneumatic reduction of intussusception: Evolution not revoiution. J Pediatr Surg 29:93～97, 1994.

第八十四节　先天性膈疝

Denis D. Bensard 医学博士　Frederick M. Karrer 医学博士

1. 先天性膈疝最常见的类型是什么?

先天性膈异常包括后外侧缺损(Bochdalek'疝),前中侧缺损(Morgagni'疝),膈膨升(中央性薄弱)。最常见的先天性隔疝(CDH)是后外侧缺损。3 600 个新生儿中便有 1 例发生;80%发生在左侧,19%发生在右侧,1%为双侧。现认为疝产生于妊娠 8 周内横膈与胸腹膜合拢融合缺如。这种缺如使得肠疝入胸腔,压迫了正在发育的肺脏,导致肺脏发育不全。前中侧缺损产生于乳内和上腹血管正常横越膈的部位。Mogagni 疝比 Bochdalek 疝少 20 倍。在新生儿很少有症状。如果缺损较大,可出现发作性咳嗽、窒息、呕吐或上腹不适。膈膨升可以是先天性或后天性的。如果半个膈仅由胸腹膜构成,与 CDH 的鉴别是明确的。相反,后天性膈膨升一般出现在继发中枢神经系统的障碍(Werdning - Hoffman or Erb - Duchnenne 综合征),或在膈神经损伤后。如同 Bochdalek 疝一样,如果新生儿发生呼吸窘迫时,可特异地识别出膈膨升;即胸部 X 线检查发现膈异常抬高并有矛盾运动。

2. 哪些体征和症状可提示先天性膈疝?

新生儿呼吸窘迫是 CDH 最常见的表现。在出生时或出生后的较短时间内，新生儿发生严重呼吸困难，气促和紫绀。体检中同侧呼吸音减弱，于对侧胸部更易听到心音，因为腹内脏器疝入胸腔，腹成舟状。由于新生儿努力呼吸，空气进入肠道，使其膨胀并导致通气进一步的损害。如果疝形成是进行性的，会出现纵膈移动，影响静脉回流和心脏排出。典型表现是新生儿皮肤发花和低血压。

3．如何证实诊断？

如果怀疑CDH，应做胸部X线平片。放射照像可证实在同侧胸腔内有多个充气的肠管。但是，如果大量气体进入肠道之前照像，可发现横膈抬高、心脏移位及半个胸腔模糊。插入胃管注入空气或对比剂，重拍胸片便可证实诊断。

4．CDH会伴有其他异常吗？

典型情况，多数先天性畸形会伴有其他异常。所报告的CDH伴随异常的发生率为40%～60%。多发性重要异常病人中不到10%可生存下来。对CDH死胎尸检研究证实，95%的病例有异常存在。Wilson提示所报告异常的变化性产生于包含或除外了某些异常（特殊的动脉导管、肠旋转不良、肺发育不全），死胎或来院前的死亡，以及尸检结果。他还提示CDH诊断时间影响到伴随异常的发现。尽管Wilson报告总的伴随异常发现率为39%，但此发生率在出生前便做出CDH诊断的病人较高。如果在妊娠25周内诊断出CDH，伴随异常会更加严重和更加威胁生命。结果，是对真正的发生率估计过低；因为死胎或出生后早期死亡，不能确定影响病人的更危急异常。除肠旋转不良和肺发育不全外，心脏异常是最常见的（63%），其次是泌尿生殖道（23%）、消化道（17%）、中枢神经系统（14%）和肺异常（5%）。

5．转院前或手术前，应开始做哪些治疗措施？

也许最早最有效的姑息性治疗是放置胃管并持续吸引。此策略可使得胃减压,防止进一步的肠膨胀,改善通气。气管内插管有两个目的:① 充分的通气和氧合;② 预防因为哭闹或面罩通气的肠膨胀。因为双肺发育不全和气压伤进一步损伤的危险,通气压要保持在低水平(<30mmHg),新生儿用快速通气率通气(40~60次/min)。要迅速建立静脉通路,输液纠酸。一旦完成这些措施,准备将新生儿紧急转运到新生儿中心。

6. 什么是"蜜月期"?

在CDH病人的表现范围中。65%以上的CDH新生儿是死胎或出生后短时间内死亡,仅5%~25%的肺容量不足病人是出世后发现的。如果病人出生后的第一个24h出现症状,生存率下降到50%~60%。呼吸道症状的程度和迅速进展与肺发育不全程度有关,症状轻微或无症状的新生儿说明有足够的适合生存的肺容量。相反,呼吸窘迫延长意味着肺容量不足,没有全力以赴的医学治疗难以保证生存;尽管有全部的治疗,病人的其他系统仍会受制于肺功能不足。蜜月期是指无最大限度治疗,新生儿有足够的氧和和通气的间隔时间。尽管随后恶化,蜜月期提示肺功能与生存是一致。

7. 手术方式

手术前病人必须要稳定,最理想的手术时间仍不清楚。对32例CDH病人随机的早期(<6h)或延迟手术(>96h)的回顾性研究,Nio等发现生存率和体外膜氧和(ECMO)的使用是一致的,无论手术是早还是晚。此研究和其他研究证实CDH的手术不是外科急症。对于CDH的手术可采取经胸腔或经腹腔的方式。经腹方式对下列原因是最优的首选方式:① 疝入的腹腔脏器复位是容易的;② 修复膈缺损时无视野障碍及无张力;③ 伴有或不伴梗阻的旋转不良较易辨认和纠正;④ 如果腹腔不能容纳所复位的脏器,可延伸腹部切口或用修复补片或硅袋建立一个腹壁疝。经胸腔方式一般用于复发性膈疝或较大儿童(>1岁)的修复。因为较大的半胸切口提供极好的暴露，较易分离粘连和膈关闭较好。

8．是什么是膈疝最可怕的并发症？可以纠正吗？如果可以纠正，应如何做？

在先天性膈疝，单侧或双侧肺发育不全，肺血管床减少，肺动脉肌层增厚，这是其对肺血管收缩介质的过度反应（低氧血症、高碳酸血症、酸血症）。这样，CDH 病人主要易于发生肺高压。如果 CDH 未纠正，新生儿会迅速发生持续性胎儿循环（PEC），这是最可怕的并发症。FEC 产生于肺动脉压力持续增加。血液从肺脏分流，未氧和的血液通过特殊的动脉导管和特殊的卵圆孔，被分流到体循环。PEC 导致酸中毒、休克，如果不可逆会导致死亡。酸中毒，高碳酸血症，低氧血症，全部的肺循环血管收缩均可引起 PEC。可使用不同的方法防止 PEC 的发生：

(1) 氧监测或动脉取样（右上肢前导管，下肢后导管）发现未氧和血液分流到体循环。

(2) 通过迅速，低压机械通气，充足的镇静剂，药物松弛，如果必要的话以加强预防高碳酸血症的理想通气。

(3) 通过充分通气和高浓度吸氧（一般 $FiO_2 = 100\%$）可避免类似的低氧血症。

(4) 通过恢复充足的静脉内输液或输血、正性肌力药、适当的碳酸氢钠可处理代谢性酸中毒。

如果这些方法失败，可选择的治疗包括通过通气回路（氧化氮）或体循环（盐酸苄唑啉、前列腺素 E_2）使用肺血管扩张剂，高频率通气，最后是 ECMO。此外，早期并发症包括由于气压伤和出血造成的肺损伤、气胸，特别是当用 ECMO 恢复时的。对需要 ECMO 的 CDH 病人的随访研究中，最常见的后期并发症是：生长缓慢，胃食管反流，慢性肺疾病，发生异常神经意识，膈疝复发。

9. CDH 病人的生存率是多少?

CDH 的准确生存率资料由许多不同的数字而变得混乱。尽管总的生存率在 50%~60%,在具有护理更危重的新生儿能力的医疗中心,可报告有较大范围的生存率。决定生存的主要原因是肺发育不全的程度和伴随的主要的先天性异常。在出生早期没有明显肺功能不良而存活的新生儿,生存率为 70%~100%。相反,有严重肺功能不良的新生儿,常在出生后短时间内死亡。正如 Harrison 提示的那样,这些病人代表 CDH 的隐匿死亡率。此外,诸如使用 ECMO 或氧化氮抢救治疗的医疗中心,生存率也未有改善;事实上,因为包含了以前出生后很快死亡的十分严重的病人,生存率已经降低。在 Michigan 大学,引入 ECMO 以前和之后的生存资料说明整体生存率从 75%降至 59%。此外,扩大 ECMO 内涵标准对以前认为不能抢救的病人仅增加 27%的生存。很明显由于 CDH 而严重的肺发育不全病人,尽管使用现代治疗也会死亡。除试验治疗如肺移植或胎儿手术证明有效外,整体生存率无改变。

10. 宫内干预对 CDH 的治疗有作用吗?

到目前为止,CDH 胎儿手术仍在试验阶段,胎儿手术的先驱,Harrison 逐步积累了 CDH 宫内手术的最丰富经验。1993 年他报告了 14 例宫内手术的结果,5 个胎儿手术死亡,9 例手术成功,4 例生存(29%)。在同一时期,评价了另外 47 例宫内手术病人,但未被认为是候选人。这些病人中 40%生存下来。这些资料提示如同 ECMO 一样,对很可能受益于大胆治疗的病人的准确界定仍未明确。对于 CDH 宫内手术遇到的困难,Harrison 报告了一种在动物体上选择的方法,使用宫内气管阻塞。在 CDH 的动物模型,气管阻塞导致肺生长和疝入的脏器复位,使无并发症的动物出生后再进行 CDH 修复。此结果在人类尚未报道。

参考文献

1 Bealer JF, Skarsgard ED, Hedrick MH, et al: The "PLUG" odyssey: Adventures in experimental fetal tracheal occlusion. J Pediatr Surg 30:361～365, 1995.

2 Breaux CW, Rouse TM, Cain WS, et al: Improvement in survival of patients with congenital diaphragmatic hernia utilizing a strategy of delayed repair after medical and/or ECMO stabilization. J Pediatr Surg 26:333～338, 1991.

3 D'Agostino JA, Bernbaum JC, Gerdes M, et al: Outcome for infants with congenital diaphragmatic hernia requiring extracorporeal membrane oxygenation: The first year. J Pediatr Surg 30:10～15, 1995.

4 Fauza DO, Wilson JM: Congenital diaphragmatic hernia and associated anomalies: Their incidence, identification, and impact on prognosis. J Pediatr Surg 29:1113～1117, 1994.

5 Gleeson F, Spitz L: Pitfalls in the diagnosis of congenital diaphragmatic hernia. Arch Dis Child 66:670～671, 1991.

6 Gross RE: Congenital hernias of the diaphragm. In Surgery of Infancy and Childhood. Philadelphia, W.B. Saunders, 1953.

7 Harrison MR, Adzick NS, Flake AW, et al: Correction of congenital diaphragmatic hernia in-utero. VI: Hard-learned lessons. J Pediatr Surg 28:1411～1418, 1993.

8 Nio M, Haase G, Kennaugh J, et al: A prospective randomized trial of delayed versus immediate repair of congenital diaphragmatic hernia. J Pediatr Surg 29:618～621, 1994.

9 Steimle CN, Meric F, Hirschl RB, et al: Effect of extracorporeal life support on survival when applied to all patients with congenital diaphragmatic hernia. J Pediatr Surg 29:997～1001, 1994.

10 Weinstein S, Stolar CJ: Newborn surgical emergencies: Congenital diaphragmatic hernia and extracorporeal membrane oxygenation. Pediatr Clin North Am 40:1315～1333, 1993.

第八十五节　肛 门 闭 锁

Kennith H. Sartorelli 医学博士　Frederick M. Karrer 医学博士

1. 肛门闭锁常见吗？还伴有其他异常吗？

肛门直肠畸形出现在 1/5 000 的新生儿，并是 VACTERL 复杂缺损的一部分(脊椎、肛门直肠、心脏、气管食管、肾和肢体)。10%病人有气管食管瘘，15%病人有心脏缺损，10%～15%病人有肾脏畸形，40%病人有脊椎异常，14%以上病人有脊椎未闭，肛门闭锁的新生儿必须要经仔细检查这些缺损。

2. 肛门闭锁的类型是什么？如何鉴别？

肛门直肠畸形可被分成高位和低位病变。高位病变在男婴中更常见(75%的病例)，而低位病变主要在女婴中。女婴中低位病变是以会阴或阴唇系带瘘为特点的。尿中有胎粪、气尿。阴囊分裂和"平坦底部"是高位病变的指征。如果不清楚病变水平，腹卧或反向腹部X检查可发现直肠气柱，并可帮助决定缺损的高度。

3. 高位或低位病变的治疗不同吗？

低位肛门直肠畸形通过立即的肛门成型术可以得到治疗(除阴唇系带瘘)。高位病变需结肠造瘘术以后完全拖出成形术。高位病变比低位病变更可能伴有异常。在高位肛门直肠畸形的男婴中，60%～80%有直肠尿道瘘，其必须在完全拖出时修复。

4. 什么是泄殖腔？

这种复杂的缺损占女婴肛门直肠畸形的10%，并常以开口位于直肠、阴道为特点。90%的病人有其他泌尿道异常。

5. 肛门直肠畸形儿童肠道有正常的连续性吗？

尽管低位肛门闭锁儿童易便秘，其肠道应有正常的连续性。高位畸形的自主肠功能与病变水平成比例。60%～70%中等高度缺损儿童有自主肠功能。膀胱水平的直肠闭锁病人仅10%～20%有自主肠运动。改变饮食及灌肠的处理，使绝大多数连续性差的儿童最大限度的减少粪污。

争 论

6. 高位肛门闭锁新生儿要做何种类型的肠造瘘术?

尽管提倡分离式结肠造瘘,但一直使用传统的袢式结肠造瘘术。分离式结肠造瘘术可防止形成粪便溢出的盲端巨结肠,可将粪便与泌尿道分开如果直肠尿道瘘存在的话,并可进入远端直肠做 X-线照相。

参考文献

1 Pena A: Atlas of Surgical Management of Anorectal Malformations. New York, Springer Verlag, 1992.

2 Pena A: Anorectal malformations. Semin Pediar 4:35~47, 1995.

第八十六节 腹部肿物和肿瘤

Kennith H. Sartorelli 医学博士 Frederick M. Karrer 医学博士

1. 最常见的新生儿腹部肿物是什么?

梗阻的肾脏(常来自输尿管骨盆部)是新生儿最常见的腹部肿物原因。其他原因包括先天性中胚层肾瘤,肠系膜囊肿,卵巢肿物,良恶性肝肿瘤或神经细胞瘤和 Wilms 瘤(罕见)。

2. 最常见的儿童恶性实性腹部肿瘤是什么? 来源于何处?

成神经细胞瘤、Wilms 瘤、肝胚细胞瘤、肝细胞肝癌是儿童最常见的实性腹部恶性肿瘤。成神经细胞瘤起源于神经嵴组织。在腹部它们来源于肾上腺和脊柱旁交感神经节。Wilms 瘤来源于肾脏。肝胚细胞瘤和肝细胞癌来源于肝脏。

3. 如何将 Wilms 瘤与成神经细胞瘤相鉴别?

两种肿瘤常以无症状肿物出现。Wilms 瘤很少越过中线,而成神经细胞瘤常超出中线。成神经细胞瘤以 1～2 岁儿童多见,而 Wilms 瘤以 3～4 岁儿童多见。Wilms 瘤常表现为无痛性血尿,成神经细胞瘤可有多种多样的伴随症状,包括儿茶酚胺释放的皮肤潮红、高血压、水样腹泻、眶周瘀斑和异常的眼运动。放射检查中成神经细胞瘤常有钙化表现。

4. Wilms 瘤和成神经细胞瘤的治疗是什么?

手术切除是这两种的主要治疗。辅助化疗以使 Wilms 瘤的治愈率有了引人注目的提高,但对于成神经细胞瘤病人的生存则无帮助。

5. 成神经细胞瘤主要预后因素是什么?

成神经细胞瘤有症状时的年龄是个重要预后因素。1 岁以下儿童总体生存率在 70%以上,而 1 岁以上的儿童生存率在 35%以下。Shimada 提出依赖于组织学参数(肿瘤分化、有丝分裂－核破裂指数)和年龄的预后分类。非整倍肿瘤和少于 10 个 n－myc 基因的复制肿瘤也有较好的结果。

6. 肝胚细胞瘤和肝细胞肝癌的差别是什么? 如何治疗这些肿瘤?

肝胚细胞瘤常发生于新生儿和年幼儿童,而肝细胞肝癌常发生在 10 岁以上的儿童。肝细胞肝癌伴有肝硬变和乙型肝炎,并有完全相同于成人类型的组织学改变。手术切除是这两类肿瘤的主要治疗。肝胚细胞瘤常对辅助化疗有良好反应,而肝细胞肝癌对化疗很少反应。

争　论

7. 肝胚细胞瘤病人应该接受术前化疗以缩小肿瘤吗?

已有报告术前化疗可缩小肿瘤,使肝切除术比较容易,并减少手术发生率。此点必须要与化疗药毒性相关的发病率相权衡。

参考文献

1 D'Angio GJ, Breslow N, Beckwith JB, et al: Treatment of Wilms' tumor—results of the third National Wilms' Tumor Study. Cancer 64:349~360, 1989.

2 Grosfeld JL, Rescorla FJ, West KW, et al: Neuroblastoma in the first year of life: Clinical and biological factors influencing outcome. Semin Pediatr Surg 2:37~46, 1993.

3 Pierro A, Langevin AM, Filler RM, et al: Preoperative chemotherapy for "unresectable" hepatoblastoma. J Pediatr Surg 24:24~29, 1989.

第八十七节　先天性囊肿和窦道

Kennith H. sartorelli 医学博士　Frederick M. Karrer 医学博士

1. 最常见的儿童颈部肿物是什么?

在儿童十分常见的是淋巴腺炎,其必须与甲状舌管囊肿、鳃裂囊肿、囊状水瘤(是常见的先天性颈部囊肿)相鉴别。

2. 什么是甲状舌管囊肿? 为什么应该切除?

甲状舌管囊肿表示甲状腺移动通道未闭。正常时甲状腺从盲孔降至下颌部的解剖位置。甲状舌管囊肿应予以切除防止感染。成功的切除依靠于切除舌骨的中央部分(Sistrunk 步骤),甲状舌管囊肿从此经过。

3. 甲状舌管囊肿含有甲状腺组织吗?

在甲状舌管囊肿中常发现甲状腺组织。如果未触及到甲状腺,应做超声或核素的甲状腺扫描。如果囊肿占据整个甲状腺,治疗选择是手术分离甲状腺,切除囊肿并用甲状腺激素替代,自身移植或非手术治疗。

4. 什么是腮裂囊肿?

鳃裂囊肿是由于第一、二、三对腮裂未完全闭合的畸形。

5. 腮裂畸形临床有什么表现?

腮裂畸形可以是囊肿、窦道或完全瘘管。囊肿常表现为一个肿块。窦道和瘘,有时有清亮或黏液样物流出。所有类型均可被感染。第一对腮裂异常在下颌骨下缘走行的耳前出现,来自外耳道管。第二对鳃裂囊肿是最常见的腮裂畸形。在胸锁乳突肌前缘出现,其来自于扁桃体窝,常在颈动脉杈经过。第三对鳃裂囊肿少见。它们在同一部位出现但低于第二对鳃裂囊肿。第三对鳃裂囊肿来源梨状窝。

6. 腮裂切除术的主要手术危险是什么?

第一对腮裂囊肿切除中,有损伤面神经的危险。而颈动脉和舌下神经损伤可发生在第二对腮裂囊肿手术中。

7. 什么是囊性水瘤?

囊性水瘤是产生于淋巴系统的畸形,其结果是充满淋巴液。囊性水瘤常累及神经血管结构,因为是良性肿瘤,试图切除时不应牺牲重要的神经血管结构。

争 论

8. 应如何治疗舌甲状腺?

舌甲状腺(甲状腺出现在舌里),可通过切除、自体移植切除术或甲状腺取出而治疗,其引起和保持舌甲状腺缩小。

参考文献

1 Knight PJ, Hamoudi AB, Vassay LE: The diagnosis and treatment of midline neck masses in children. Surgery 93:603～611, 1983.

2 Tapper D: Head and neck masses. In Holder TM, Ashcraft KW(eds): Pediatric Surgery. Philadelphia, W.B. Saunders, 1993, pp 923～933.

第十章 移 植

第八十八节 肝脏移植

Mark D. Stegall 医学博士 Frederick M. Karrer 医学博士
Igal Kam 医学博士

1. 何时,谁首次成功的实施了人类肝脏移植?

1963 年 3 月 1 日, Thomas Starzl 在丹佛的科罗拉多大学首次实施了人类肝脏移植。

2. 美国每年要实施多少例肝脏移植?

目前每年要实施 2 500 多例肝脏移植。但是,此数少于统计的肝脏移植是理想治疗的 5 000 例病人的一半。

3. 最常见的肝脏移植指征是什么?

坏死后肝硬变,原发性胆汁性肝硬变,硬化性胆管炎占成人诊断的 75%以上。胆道闭锁占儿童肝脏移植的一半多。

4. 肝脏移植的费用是什么?

平均最初费用为 125 000 美元。随访费用 10 000 美元/a。

5. 肝脏移植后的病人生存率是多少?

一年生存率是 77%,五年生存率为 65%。高危病人(术前脑病、加强护理、肾衰)有较高的早期死亡率,6个月生存率仅22%,而低危病人为96%。

6. 出现在移植受体的最常见的"Weirdo"感染的名称

巨细胞病毒(CMV),单一疱疹病毒(HSV),埃博拉病毒(EBV)常见在移植受体上。真菌感染如曲菌肺炎和念珠菌性食管炎在免疫抑制病人多见。

7. 移植受体更可能患癌吗?

是的,特别是皮肤和子宫癌。EBV感染与B-细胞淋巴瘤密切相连,其对抗病毒治疗常有反应,在免疫抑制时降低。

争 论

8. 酒精性肝病应该接受肝脏移植吗?

接受肝脏移植的饮酒再犯率仅11%。为末期酒精性肝病再次住院的费用很易超出肝脏移植费用。大多数医院对已至少戒酒6个月并有良好家庭支持的酗酒者提供移植。

9. 胆道闭锁的新生儿最初应做Kasai门肠造口术还是肝移植?

通过成功Kasai手术而胆道通畅的新生儿有70%的机会活到儿童期(5~10岁),有25%的长期生存机会依赖于适当的肝功能。1岁以下的儿童肝移植的死亡率高(60%~80%)。所以目前所推荐的治疗是Kasai门肠造口术,如果失败再转向肝移植。

10. 曾经将狒狒的肝脏移植给人吗?

是的。1992年6月及1993年1月,在匹兹堡实施了狒狒-人肝脏移植术。最初两个移植物均有功能但其后都丧失了。如果能够解决异体移植排斥,将来异体移植(两种类间的移植)可用于解决器官的缺乏。

11. 取自活的亲友肝脏移植的指征是什么？

取自活的亲友肝脏移植的大多数受者是找不到捐献者的儿童。父母常是捐献者。仅解剖出供者的小部分肝脏(常是左外叶)，尽管表面上并发症增加了，尤其是胆汁瘘和胆道狭窄，但是病人和移植物的1年生存率大于90%。

参考文献

1 Belle SH, Beringer KC, Detre DM: Trends in liver transplantation in the United States. In Terasaki PI, Cecka JM(eds): Clinical Transplantation 1993. Los Angeles, UCLA Tissue Typing Laboratory, 1994, pp 19～36.

2 Broelsch C, Emond J, Thistlewaite J, et al: Liver transplantation, including the concept of reduced - size liver transplants in children. Ann Surg 208:410, 1988.

3 Gish RG, Lee AH, Keeffe EB, et al: Liver transplantation with alcoholism and end - stage liver disease. Am J Gastroenterol 88:1337, 1993.

4 Penn I: The problem of cancer in organ transplant recipients: An overview. Transplant Sci 4:23, 1994.

5 Starzl TE, Fung J, Tzakis A, et al: Baboon to human liver transplantation. Lancet 341:65, 1993.

6 Starzl TE, Gordon RD, Tzakis AG, et al: Liver transplantation. In Sabiston DC(ed): Textbook of Surgery. Philadelphia, W.B. Saunders, 1991, pp 423～433.

7 Staschak S, Wagner S, Block D, et al: A cost comparison of liver transplantation with FK506 and Cy A as the primary immunosuppressive agent. Transplant Proc 22(Suppl l): 47, 1990.

第八十九节 肾 移 植

Mark D. Stegall 医学博士

1. 导致肾移植肾衰的最常见原因一览表

糖尿病、肾小球肾炎、高血压是主要原因。在许多病例原因不明。

2. 移植前离体的肾脏能保持多长时间?

使用UW液肾脏可储藏72h,并仍有功能。然而,实际上如果移植在24h内获得的肾脏,绝大多数肾脏有最好的功能。

3. 常见免疫抑制剂及作用机理一览表

环孢霉素是一种环行多肽,其通过IL－2合成而发挥作用,而IL－2是激活T辅助细胞的一个必需细胞因子。

硫唑嘌呤,是一种防止淋巴细胞增生的嘌呤类似物。

皮质类固醇,可阻断细胞因子,特别是IL－1。

Tacrolimus(FK506),像硫唑嘌呤一样抑制IL－2的产生,对肺移植可能特别有益。

Mycophrenic mofetil:抑制嘌呤利用途径,其对分裂淋巴细胞十分重要,可代替硫唑嘌呤。

4. 什么是OKT3?

OKT3是一种老鼠的单克隆抗体。其直接对抗出现在所有的T－细胞上CD3分子。OKT3可被用于免疫移植的序幕(如在移植初期)。但其主要用于治疗对皮质类固醇无效的排斥。OKT3是可用的最有力的抗排斥治疗。但如果受者出现抗鼠抗体其作用有限。

5. 移植的受者必须接受无限期的免疫抑制剂吗?

极少数的病人可以能够停服免疫抑制剂,而不排斥移植的肾脏。但绝大多数病人如果停药,就会排斥肾脏。目前,没有办法预测谁需要免疫抑制剂,由于移植后慢性排斥所致的晚期肾功能丧失,即使在使用免疫抑制剂的病人也是常见的。

6. 每年实行多少例肾移植?

1992年在美国实行了6 244例来自尸体的肾移植,1 616例活体肾移植。

7. 肾脏移植的移植物存活率是多少?

尸体肾的1年存活率近84%,3年存活率近70%。数百名病人移植肾脏维持功能超过20年。1964年接受尸体肾移植的病人脏仍有功能。

争 论

8. 哪些患者可接受肾-胰移植?

伴肾衰的任何糖尿病病人都是双肾和胰腺移植的候选人。大多数医疗中心仅对少量继发并发症的Ⅰ型糖尿病病人施行肾-胰移植。成功的肾-胰移植使血糖在不用胰岛素治疗时达正常水平。并极大的改善了受者的生存质量。

9. 哪些人可成为肾移植的活供体?

大多数移植肾脏的活供体是受者的同胞兄弟或父母。然而,取自无亲属关系的活供体肾脏(配偶,远亲或其他人)有优良的存活率。1年为92%,3年为85%,对供者并没有长期的健康问题。

10. HLA配型能改善肾移植物的生存吗?

较好的HLA配型对移植物生存有小的但有意义的改善。无错配的移植物3年存活率84%,而1或2,3或4,5或6个错配的存活率分别是75%,71%和67%。

参考文献

1 Barker CF, Naji A, Dafoe DC, et al: Renal transplantation. In Sabiston DC(ed): Textbook of Surgery. Philadelphia, W.B. Saunders, 1991, pp 374～393.

2 Cecka JM, Terasaki PI: The UNOS scientific renal transplant registry. In Terasaki PI(ed): Clinical Transplants 1994. Los Angeles, UCLA Tissue Typing Laboratory, 1995, pp 1～18.

3 Marshall SE, Waldmann H: Monoclonal antibody therapy in clinical transplantation. In Kupiec－Weglinski JW(ed): New Immunosuppressive Modalities and Anti－rejection Ap-

proaches in Organ Transplantation. Austin, TX, R. G. Landes, 1994, pp 107～124.
4 Matas AJ, Sutherland DER, Najarian JS: The impact of HLA matching on graft survival. Transplantation 54:568, 1992.
5 Ploeg RJ, Goossens, D, McAnulty JF, et al: Successful 72－hour cold storage of dog kidneys with UW solution. Transplantation 46:191, 1988.
6 Ploeg RJ, Pirsch JD, Stegall MD, et al: Living unrelated kidney donation: An underutilized resource? Transplant Proc 25:1532, 1993.
7 Sollinger HW, Stegall MD: Pancreas transplantation. In Sabiston DC(ed): Textbook of Surgery. Philadelphia. W. B. Saunders, 1991, p 433.
8 Takemoto S, Terasaki PI, Cecka JM, et al: Survival of nationally shared HL A－matched kidney transplants from cadaveric donors. N Engl J Med 327:834, 1992.
9 Young CJ, Sollinger HW: Mycophenolate mofetil(RS－61443). In Kupiec－Weglinski JW (ed): New Immunosuppressive Modalities and Anti－rejection Approaches in Organ Transplantation. Austin, TX. R. G. Landes, 1994, pp 1～18.

第九十节 心脏和肺脏移植

Daniel R. Meldrum 医学博士 Frederick L. Grover 医学博士

1. 谁,何时实施了首例人类心脏移植?

Norman Shumway 通过动物实验而建立了心脏移植基础, C.N. Bernard 于 1967 年 12 月实施了首例心脏移植。Shumway 和 Stanford 小组也首次完成了成功的临床实验。

2. 每年要施行多少例心脏移植? 此数目是在增加还是在减少?

1983 年施行了近 500 例心脏移植,到 1988 年此数目迅速增加到近 3 000 例,并在此数目保持相对稳定。

3. 哪些患者是心脏移值的候选人?

尽管由于技术和结果的改善候选人的选择正在逐步形成,但下列标准是规范的。年龄从新生儿到 65 岁之间;有不可挽救的 New

York 心脏协会功能Ⅳ级的心脏病；肾、肝、肺和中枢神经系统功能正常；肺血管阻力小于 6～8 Wood 单位；无恶性肿瘤、感染及近期的肺梗塞，无严重的周围血管或脑血管病存在。糖尿病是相对禁忌证，因为使用移植后免疫抑制的皮质类固醇，使糖尿病的控制更加困难。

4．心脏移植最常见的指征是什么？

在成年人：冠心病（缺血性心肌病）和特发性心肌病是心脏移植的最常见的指征。每一类几乎占了移植的 45％。

儿童：先天性心脏病和心肌病是心脏移植最常见的指征。左心发育不全是需要心脏移植的最常见的先天性畸形。

5．等待心脏移植期间，受者可能死亡的百分比是多少？

20％。

6．HLA 错配影响心脏移植后的排斥发生率吗？心脏移植术前要常规检测 HLA 类型吗？

是，也不是。Jarch 等做了多机构，多变量的 1719 例心脏移植受者的分析，HLA 错配增加了排斥发生率。但是因为 HLA 检测耗时太长，因而在心脏移植前不能常规施行。另外 6 个中的 3 个错配仅有增加与排斥相关死亡的趋势（$p=0.14$）。如果能获得较长的器官保存时间，供者/受者 HLA 配型将是可行的，并且可能改善存活率。

7．如何预防心脏异体移植的排斥？

通过使用其中一个方案而实施药物学诱导的免疫抑制。第一方案是三联疗法，即环胞霉素、硫唑嘌呤和泼尼松。第二个重要方案是在三联疗法中结合单抗 OKT3。在移植后的最初二周用环胞霉素代替 OKT3。

8．什么是OKT3？

OKT3是一种结合并封闭T－细胞CD3受体的鼠的单克隆抗体。单抗是一种从单细胞克隆产生的抗体。例如将CD3受体作为一种抗原(异物)识别的单个B细胞，在细胞培养中不死亡并且能够分泌无限制供应的单抗OKT3。所有T细胞均是常见的CD3受体，对抗原的识别和T细胞的激活是重要的。因此，OKT3是有力的免疫抑制剂。OKT3可有严重的副作用，包括肺水肿和高烧。高烧被认为来源于短暂的细胞因子释放。当OKT3结合到T－细胞激活部位，便可释放细胞因子。因为OKT3是一种抗原，病人体内迅速地产生OKT3抗体，导致敏感性降低。所以应慎重使用OKT3。

9．什么是心脏的预先处理？

心脏预先处理，首先被称为缺血预处理，是一个短暂的预先缺血或低氧发作使心脏对随后的缺血情况有更好的耐受现象。药物学预处理是使用药物，获得与缺血或低氧预处理中同样的内源性保护机制。α－1肾上腺能药物(去甲肾上腺素和新福林)和嘌呤样药物(腺苷A1)协同剂在实验中已显示出有良好前景。保护心脏的预处理药物可以延长心脏异体移植物的保存。

10．何时供者心脏的缺血时间会影响死亡率？

供者缺血时间大于6h肯定增加死亡。缺血时间在4～6h之间影响供者心脏。绝大多数移植试图将缺血时间保持在4h以内(从供者体上取下到接通到受体上)。

11．心脏移植的主要并发症是什么？

异体移植物的排斥(数天－数周)。

感染(数月)。

移植心脏的冠心病(数年)。

12．如何诊断心脏异体移植的排斥？

新出现的心率失常，发烧或高血压可增加临床的怀疑。诊断依赖于定期的心内膜活检，以便在体征或症状出现之前发现排斥的组织学证据。放射核素心室照相术和超声心动描记术在血液动力学的排斥表现有用。而心电图对排斥的诊断无帮助。

13．一个心脏可以被成功的移植两次吗？

可以。Meiser 等在 1991 年 3 月 19 日于首次移植后 42h 将同一心脏移植两次。从那时起，其他人也报告了同样的两次移植。

14．什么是"多米诺心脏移植"？

心肺移植受体好的心脏被移植进需要心脏移植的病人。一些主要肺功能不全的病人有不可挽救的心脏功能不全(如 Eisenmenger 综合征)；然而，其他的如囊性纤维化病人也有良好的心脏功能。良好心脏功能的病人可作为供者以增加供者来源。

15．心脏移植后 30 天总死亡率是多少？在成年人和儿童之间死亡率的详细情况是什么？

据国际心肺移植协会的登记，大约有 18 000 心脏移植，已报告 30d 死亡率为 10%。成年人 30d 死亡率是 8.5%，儿童死亡率稍高些(14%)。

16．心脏移植受者 5 年、10 年的实际存活率是多少？

分别为 75% 和 50%。

肺　移　植

17．肺移植的基本类型是什么？

单肺、双肺、心肺移植。

18. 首先实施的是哪个器官移植,心脏还是肺脏?

虽然最初心脏移植发展比较迅速,看起来肺移植落后。但是第一例肺移植实际上早于第一例心脏移植。

19. 谁,何时实施了首例肺移植?

James Hardy 于 1963 年施行了首例人肺移植。然而,20 多年后肺移植才常规用于临床实践。这个推迟是由于器官保存不足,长时间缺血,缺乏优良的免疫抑制剂和技术困难等,导致最初移植物衰竭问题。

20. 哪些患者是肺移植的候选者?

没有其他药物或手术选择,便可能在 12~18 个月内死于肺疾病的病人,年龄小于 65 岁,不依赖通气装置,既往无恶性肿瘤病史。

21. 单肺移植的最常见的指征是什么?

肺气肿(40%);

特发行肺纤维化(17%);

α-1 抗胰蛋白酶缺乏(17%);

原发性肺高压和继发于可治疗的先心病的肺高压(10%~20%)。

22. 双肺移植最常见的指征是什么?

囊性纤维化(40%);

肺气肿(15%);

α-1 抗胰蛋白酶缺乏(17%);

原发性肺高压和继发于可治疗的先心病的肺高压(15%)。

23. 心肺移植最常见的指征是什么?

原发性肺高压(30%)和囊性纤维化(16%)是功能差的肺脏损害

了功能好的心脏。相反,在先心病(27%),功能差的心脏也可损害功能好的肺脏。

24. 哪种诊断对单肺移植具有最好的结果?

肺气肿和 α-1 抗胰蛋白酶缺乏的病人具有明显的好结果,1 年存活率为 80%。

25. 每年实施多少例单肺移植? 数目在增加还是在减少?

1993 年实施了近 600 例,此数目从 1988 年的近 50 例的单肺移植已迅速的增加了。

26. 为什么心肺移植的数目每年正在减少?

1989 年实施了近 225 例心肺移植,1993 年减少到 150 例。由于单肺及双肺移植的改进,对孤立性肺疾病已经避免了心肺移植。

27. 肺移植后最常见的并发症是什么?

气管手术的愈合缺陷(早期);
排斥(早期);
细菌和巨细胞病毒感染(数周~数月);
闭塞性支气管炎(数月~数年)。

28. 什么是闭塞性支气管炎?

闭塞性支气管炎是肺移植术后一种主要的长期病态原因,是黏膜和呼吸性细支气管内皮下有组织学证据的瘢痕,其最终发展到阻塞细支气管的一种过程。认为发病机制是慢性排斥,以呼吸困难和气道阻塞为临床特点。

29. 如何诊断移植肺的排斥?

与心脏不同,移植肺排斥的诊断不明确。它依赖于症状和体征的收集。氧饱和度下降，发烧，活动耐量降低和放射学的侵润提示排斥。表明灌注减少的连续性定量肺灌注扫描有助于单肺移植后的排斥诊断。经支气管的肺活检在单侧或双侧肺移植后是有用的。

30．单肺移植后移植肺的肺血流百分比是多少？

50%～95%，依赖于对侧自身肺的肺血管阻力。

31．活的亲属肺移植可行吗？

可行。有亲属关系的活的肺叶移植是一种创新的增加肺来源的方法。

32．单肺及双肺移植3年的实际生存率有差别吗？

没有。每一种移植3年的实际存活率都大于50%。

33．心肺移植物的主要保存液类型是什么？

肺脏保存液为Euro－Collins(EC)和UW液，心脏保存液为晶体样的心麻痹液和UW液。

34．EC液和UW液之间组成有什么主要不同？

EC液是一种以葡萄糖为基本构成加上接近细胞内液的离子成分的液体。

UW液不含有葡萄糖，但包括下列EC液中未发现的成分：羟－乙基淀粉(防止间隙扩张)、Lactobionate和棉子糖(抑制低温诱导的细胞肿胀)、谷胱甘肽和别嘌呤醇(减少氧自由基产生的细胞毒性损伤)、腺苷(三磷酸腺苷和一种血管扩张剂的底物)。

参考文献

1　Arcidi JM, Patterson GA: Technique of bilateral lung transplantation. In Patterson CA,

Couraud L (eds): Current Topics in General Thoracic Surgery, vol. 3. New York, Elsevier Science, 1995.

2 Calhoon JH, Grover FL, Gibbons WJ, et al: Single lung transplantation: Alternative indications for the technique. J Thorac Cardiovasc Surg 101:816～825, 1991.

3 Cohen RG, Barr ML, Schenkel FA, et al: Living－related donor lobectomy for bilateral lobar transplantation in patients with cystic fibrosis, Ann Thorac Surg 57:1423～1427, 1994.

4 Costanzo－Nordin MR, Swinnen LJ, Fisher SG, et al: Cytomegalovirus infections in heart transplant recipients: Relationship to immunosuppression. J Heart Lung Transplant 13:561～570, 1994.

5 Fremes SE, Furukawa RD, Zhang J, et al: Cardiac storage with University of Wisconsin solution and a nucleoside－transport blocker. Ann Thorac Surg 59:1127～1133, 1995.

6 Fullerton DA, Campbell DN, Jones SD, et al: Heart transplantation in children and young adults: Early and intermediate term results. Ann Thorac Surg 59:804～812, 1995.

7 Hopkinson DN, Odom NJ, Bridgewater BJM, Hooper TL: University of Wisconsin solution: Which components are important? J Heart Lung Transplant 13:990～997, 1994.

8 Hosenpud JD, Novick RJ, Breen TJ, Daily OP: The Registry of the International Society for Heart and Lung Transplantation: Eleventh offcial report－1994. J Heart Lung Transplant 13:561～570, 1994.

9 Jarcho J, Naftel DC, Shroyer TW, et al: Influence of HLA mismatch on rejection after heart transplantation: A multiinstitutional study. J Heart Lung Transplant 13:583～596, 1994.

10 Jeevanadam V, Barr ML, Auteri JS, et al: University of Wisconsin solution versus crystalloid cardioplegia for human donor preservation. A randomized blinded perspective trial. J Thorac Cardiovasc Surg 103:194～199, 1991.

11 Mitchell MB, Meng X, Ao L, et al: Preconditioning of isolated rat heart is mediated by protein kinase C. Circ Res 76:73～81, 1995.

12 O'Connell JB, Bourge RC, Costanzo－Nordin MR, et al: Cardiac transplantation: Recipient selection, donor procurement, and medical follow－up. Circulation 86:1061～1079, 1992.

13 Ortho Multicenter Transplant Study Group: A randomized clinical trial of OKT3 monoclonal antibody in cardiac transplant recipients. N Engl J Med 313:337～342, 1985.

14 Patterson GA: Double lung transplantation. Clin Chest Med 11:227～233, 1990.

15 Starnes VA, Lewiston NJ, Luikart H, et al: Current trends in lung transplantation: Lobar transplantation and expanded use of single lungs. J Thorac Cardiovasc Surg 104:1060～1066, 1992.

16 Starnes VA, Stinson EB, Oyer PE, et al: Single lung transplantation: A new therapeutic option for patients with pulmonary hypertension Transplant Proc 23:1209～1210, 1991.

《美国最新临床医学问答》系列丛书书目（第一批）

中文名	原文名	作者	估价
内科学	MEDICAL SECRETS	Anthony J. Zollo	38.00 元
儿科学	PEDIATRIC SECRETS	Richard A. Polin Mark F. Ditmar	66.00 元
外科学	SURGICAL SECRETS	Alden H. Harken Ernest E. Moore	36.00 元
疼痛治疗	PAINMANAGEMENT SECRETS	Ronald Kanner	28.00 元
泌尿学	UROLOGY SECRETS	Martin I. Resnick Andrew C. Novick	27.00 元
口腔学	DENTAL SECRETS	Stephen T. Sonis	35.00 元
心血管学	CARDIOLOGY SECRETS	Olivia Vynn Adair Edward P. Havranek	30.00 元
呼吸学	PULMONARY/RESPIRATORY THERAPY SECRETS	Polly E. Parsons John E. Heffner	49.00 元
麻醉学	ANESTHESIA SECRETS	James Duke Stuart G. Rosenberg	62.00 元
急诊学	EMERGENCY MEDICINE SECRETS	Vincent J. Markovchick	56.00 元
妇科学	OB/GYN SECRETS	Helen L. Frederickson Louise Wilkins - haug	46.00 元
内分泌学	ENDOCRINOLOGY SECRETS	Michael T. McDermott	38.00 元
皮肤学	DERMATOLOGY SECRETS	Fitzpatrick, Aeling	44.00 元
危害处理	CRITICAL CARE SECRETS	Hanley & Belfus, Inc	40.00 元
神经学	NEUROLOGY SECRETS	Loren A. Rolak	56.00 元
放射学	RADIOLOGY SECRETS	Katz. Math, Groskin	68.00 元
消化学	GI/LIVER SECRETS	Peter, McNally	68.00 元
感染学	INFECTIOUS DISEASE SECRETS	Robert H. Gates	40.00 元
眼科学	OPHTHALMOLOGY SECRETS	James F. Vander	40.00 元